Disfagias Orofaríngeas

Disfagias Orofaríngeas

Ana Maria Furkim

Fonoaudióloga Formada pela Pontifícia Universidade Católica de São Paulo (1990). Especializada em Psicopedagogia pela Universidade São Marcos (1995), no Método Bobath pela Sociedade Brasileira de Fisioterapia (1994) e em Anatomia de Face e Pescoço pela Universidade de São Paulo (1997). Pós-Graduanda da Universidade Federal de São Paulo – Escola Paulista de Medicina. Presidente do Comitê Científico de Disfagia da Sociedade Brasileira de Fonoaudiologia. Docente do Curso de Fonoaudiologia da Universidade Camilo Castelo Branco e dos Cursos de Especialização em Motricidade Oral e Voz do Centro de Especialização em Fonoaudiologia Clínica (CEFAC). Trabalha com Desordens da Deglutição, desde 1991, com pacientes com múltiplas deficiências, e atualmente é Coordenadora da Clínica de Disfagia da Associação de Assistência à Criança Defeituosa - Hospital e Centro de Reabilitação, que realiza um trabalho especializado e multidisciplinar em pacientes com disfagia orofaríngea neurogênica.

Celia Salviano Santini

Fonoaudióloga Formada pela Pontifícia Universidade Católica de São Paulo (1982). Curso de Especialização em Fonoaudiologia Clínica no CEFAC (1983/1984). Mestrado na Pontifícia Universidade Católica de São Paulo (1989). Doutorado na *University of Florida*, em *Gainesville*, Flórida. Ph.D., em 1995. Ex-Professora do Curso de Fonoaudiologia da Pontifícia Universidade Católica de São Paulo, do Curso de Especialização do CEFAC e da *University of Florida*. Atualmente trabalha como fonoaudióloga no *Florida Hospital*, em Orlando, nas áreas de Disfagia, Voz e Paralisia Facial.

(organizadoras)

PRÓ FONO

Carapicuiba
Pró-Fono Departamento Editorial
1999

Composição e Diagramação: Beatriz Kleinert
Fotolitos: Pró-Fono Departamento Editorial
Revisão de Português: Claudia Maria de Carvalho Barros
Lourdes Serapião

Capa de Beatriz Kleinert

ISBN: 85-85491-37-X

PRÓ-FONO DEPARTAMENTO EDITORIAL
Diretoria Executiva: Heliane Campanatti Ostiz
Avenida Antonio Roberto, 160 - Centro
Carapicuiba - São Paulo - 06315-270
Telefax: (011) 429-3250 e 429-3973
E-mail: profono@centerlink.com.br
Home Page: http:\\www.profono.com.br

Dados Internacionais de Catalogação na Publicação (CIP)
(Câmara Brasileira do Livro, SP, Brasil)

Disfagias orofaríngeas / [organizadoras] Ana Maria Furkim, Celia Salviano Santini. -- Carapicuiba, SP : Pró-Fono, 1999.

Vários autores.

ISBN 85-85491-37-X

1. Deglutição - Distúrbios 2. Fonoaudiologia
I. Furkim, Ana Maria. II. Santini, Celia Salviano.

CDD-16.855
99-2293 NLM-WI 143

Índices para catálago sistemático:

1. Deglutição : Distúrbios : Fonoaudiologia : Medicina 616.855
2. Disfagias orofaríngeas : Fonoaudiologia : Medicina 616.855
3. Distúrbios da deglutição : Fonoaudiologia : Medicina 616.855

Impresso no Brasil

Dedicamos esse livro a todos os fonoaudiólogos que tanto têm lutado pela profissão.

Esse livro é dedicado a vocês, por todas as noites maldormidas, por todos os livros que tiveram de ser comprados, por todas as horas de supervisão e cursos de extensão... tudo para tornar nosso trabalho *melhor*.

Ana Maria Furkim
Celia Salviano Santini

Agradeço a Deus ter me proporcionado as condições necessárias à realização deste livro. Agradeço-Lhe, em especial, ter me dado: uma família maravilhosa, com pais que me ensinaram a amar os livros; filhos (Lucas e Gabriel) que enchem minha vida de alegria; um marido que me dá força e me "empurra" quando quero parar.

Celia Salviano Santini

Agradeço a Deus todas as oportunidades que, ao longo dos anos, generosamente me ofereceu: um marido que tanto me incentiva; uma família maravilhosa, que só tem palavras de otimismo; amigos sinceros e presentes em todos os momentos importantes de minha vida; profissionais sérios, competentes e conscientes do espírito de equipe, que se tornaram fundamentais na realização deste livro, que muito me ensinaram e com os quais divido o que sei.

Ana Maria Furkim

Agradecemos a todos os autores que aceitaram participar deste livro e que trouxeram valiosas contribuições e experiências profissionais, convertidas em benefícios para o paciente, nesta busca de uma melhor compreensão dos fenômenos disfágicos.

Ana Maria Furkim
Celia Salviano Santini

Colaboradores

Alexandre Marini Isola

Médico Formado pela Faculdade de Medicina da Fundação do ABC, 1992. Médico Especialista em Pneumologia e Clínica Médica pela Escola Paulista de Medicina - Universidade Federal de São Paulo e pela Sociedade Brasileira de Pneumologia e Tisiologia. Médico Pneumologista e Clínico Geral da Clínica de Disfagia da Associação de Assistência à Criança Defeituosa e Plantonista da Unidade de Terapia Intensiva da Associação de Assistência à Criança Defeituosa. Pós-Graduando da Universidade Federal de São Paulo - Escola Paulista de Medicina.

Ana Lúcia de Magalhães Leal Chiappetta

Fonoaudióloga Responsável pelo Setor Neuromuscular da Universidade Federal de São Paulo - Escola Paulista de Medicina. Especialista em Motricidade Oral. Mestranda em Neurociências pela Universidade Federal de São Paulo - Escola Paulista de Medicina.

Ana Lucia Tubero

Fonoaudióloga pela Faculdade de Medicina da Universidade de São Paulo em 1979. Mestre em Distúrbios da Comunicação pela Pontifícia Universidade Católica de São Paulo, em 1992. Professora Assistente-Mestre da Faculdade de Fonoaudiologia da Pontifícia Universidade Católica de São Paulo. Fonoaudióloga Supervisora do Hospital Geriático e de Convalescentes D. Pedro II da Santa Casa de Misericórdia de São Paulo. Doutoranda em Lingüística no Instituto de Estudos de Linguagem da Universidade de Campinas (UNICAMP).

Ana Maria Furkim

Fonoaudióloga Formada pela Pontifícia Universidade Católica de São Paulo (1990). Especializada em Psicopedagogia pela Universidade São Marcos (1995), no Método Bobath pela Sociedade Brasileira de Fisioterapia (1994) e em Anatomia de Face e Pescoço pela Universidade de São Paulo (1997). Pós-Graduanda da Universidade Federal de São Paulo - Escola Paulista de Medicina. Presidente do Comitê Científico de Disfagia da Sociedade Brasileira de Fonoaudiologia. Docente do Curso de Fonoaudiologia da Universidade Camilo Castelo Branco e dos Cursos de Especialização em Motricidade Oral e Voz do Centro de Especialização em Fonoaudiologia Clínica (CEFAC). Trabalha com Desordens da Deglutição, desde 1991, com pacientes com múltiplas deficiências, e atualmente é Coordenadora da Clínica de Disfagia da Associação de Assistência à Criança Defeituosa - Hospital e Centro de Reabilitação, que realiza um trabalho especializado e multidisciplinar em pacientes com disfagia orofaríngea neurogênica.

Andréa Cristina Cardoso

Fonoaudióloga e Psicopedagoga do Serviço de Fonoaudiologia do Hospital da Real e Benemérita Sociedade Portuguesa de Beneficência de São Paulo e Sócia da Clínica de Desenvolvimento Integrado (CDI). Especialização em Fonoaudiologia na Área Hospitalar e Preventiva. Mestranda em Multidisciplinariedade nas Áreas de Cognição, Cultura e Comunicação.

Annica Mollerstrand

Fonoaudióloga formada pela Pontifícia Universidade Católica de São Paulo em 1988. Freqüentou Curso de Especialização em Distúrbios da Comunicação Humana na Universidade Federal de São Paulo - Escola Paulista de Medicina em 1989. Aperfeiçoamento em Fonoaudiologia Clínica no Centro de Especialização em Fonoaudiologia Clínica (CEFAC) em 1993/1994. Iniciou Atuação com Pacientes Disfágicos em 1991 no Hospital Israelita Albert Einstein e Assumiu a Chefia do Serviço de Fonoaudiologia dessa Instituição desde 1997.

Ariovaldo Armando Silva

Professor Doutor em Otorrinolaringologia pela Faculdade de Medicina da Universidade de Campinas (UNICAMP). Especialista em Otorrinolaringologia pela Universidade de Campinas (UNICAMP). Especialista em Distúrbios da Comunicação pela Universidade de Buenos Aires.

Carla Brauer

Registered Speech-Language Pathologist. Director of STEP Associates (Swallowing Treatment and Educational Program). Member of CASLPO (The College of Audiologists and Speech-Language Pathologists of Ontario). Member of OSLA (The Ontario Association of Speech-Language Pathologists and Audiologists). Associate Member of The Dysphagia Research Society.

Celia Salviano Santini, Ph.D.

Doutorado na *University of Florida*, em *Gainesville*, Flórida. Ph.D. Atualmente trabalha como fonoaudióloga no *Florida Hospital*, em Orlando, nas áreas de Disfagia, Voz e Paralisia Facial.

Cristina Lemos Barbosa Fúria

Fonoaudióloga do Hospital do Câncer A.C. Camargo. Mestranda em Fisiopatologia Experimental pela Faculdade de Medicina da Universidade de São Paulo (FMUSP)

Dayse Manrique

Mestre em Otorrinolaringologia e Cirurgia de Cabeça e Pescoço pela Universidade Federal de São Paulo - UNIFESP. Otorrinolaringologista da Clínica de Disfagia da Associação de Assistência à Criança Defeituosa (AACD). Médica Assistente do Serviço de Otorrinolaringologia e Cirurgia de Cabeça e Pescoço do Hospital do Servidor Público Estadual de São Paulo "Francisco Morato de Oliveira". Professora do Centro de Especialização em Fonoaudiologia Clínica (CEFAC).

Denise Marchi Ranieri

Médica Otorrinolaringologista. Mestre em Otorrinolaringologia e Distúrbios da Comunicação Humana pela Universidade Federal de São Paulo – Escola Paulista de Medicina.

Dyanne Frame

Registered Speech-Language Pathologist. Consultant - STEP Associates (Swallowing Treatment and Educational Program). Member of CASLPO (The College of Audiologists and Speech-Language Pathologists of Ontario). Member of OSLA (The Ontario Association of Speech-Language Pathologists and Audiologists).

Elisabete Carrara de Angelis

Fonoaudióloga e Diretora do Departamento de Fonoaudiologia do Hospital do Câncer A.C. Camargo. Mestre em Distúrbios da Comunicação Humana e

Doutoranda em Neurociências pela Universidade Federal de São Paulo - Escola Paulista de Medicina (UNIFESP - EPM). Docente do Centro de Especialização em Fonoaudiologia Clínica (CEFAC) e do Centro Universitário São Camilo.

FRANCISCO CARLOS MATIAS

Fonoaudiólogo do Hospital Ipiranga. Docente do Centro Universitário São Camilo. Mestrando em Administração.

GISZELE PREVIATO

Fonoaudióloga do Serviço de Fonoaudiologia do Hospital da Real e Benemérita Sociedade Portuguesa de Beneficência de São Paulo e Sócia da Clínica de Desenvolvimento Integrado (CDI).

IAMARA JACINTHO DE AZEVEDO RIOS

Graduada em Fonoaudiologia pela Universidade Sagrado Coração - Bauru. Aperfeiçamento em Berçário de Alto Risco, na Santa Casa de Misericórdia de São Paulo. Integrante do Corpo Docente do Centro de Especialização em Fonoaudiologia Clínica (CEFAC).

INGRID GIELOW

Fonoaudióloga. Especialização em Distúrbios da Comunicação Humana pela Universidade Federal de São Paulo - Escola Paulista de Medicina (UNIFESP - EPM). Mestre e Doutoranda em Distúrbios da Comunicação Humana: Campo Fonoaudiológico pela Universidade Federal de São Paulo - Escola Paulista de Medicina (UNIFESP - EPM). Professora do Curso de Especialização em Voz do Centro de Estudos da Voz (CEV), São Paulo.

IRENE QUEIROZ MARCHESAN

Diretora e Professora do Centro de Especialização em Fonoaudiologia Clínica (CEFAC). Doutora em Educação pela Universidade de Campinas. Membro da American Speech and Hearing Association (ASHA). Membro da Academia Brasileira de Fisiopatologia Crâneo-Oro-Facial (ABFCOC).

Lúcia Figueiredo Mourão

Mestre em Neurociências pela Universidade Federal de São Paulo - Escola Paulista de Medicina (UNIFESP - EPM).

Maria Ângela dos Santos Ueda Russo Martins

Fonoaudióloga Responsável pelo Serviço de Fonoaudiologia do Hospital da Real e Benemérita Sociedade Portuguesa de Beneficência de São Paulo e Sócia-Diretora da Clínica de Desenvolvimento Integrado (CDI). Especialização em Fonoaudiologia na Área Hospitalar e Preventiva. Professora de Comunicação Oral do Instituto de Organização Racional do trabalho (IDORT).

Maria Carolina Prado Paes de Barros

Fonoaudióloga do Setor de Fonoaudiologia da Clínica de Otorrinolaringologia do Hospital do Servidor Público Municipal de São Paulo. Membro Fundador da Associação Brasileira de Reabilitação do Laringectomizado (ABREL) (1984) e do Comitê de Fonoaudiologia em Cancerologia - Fundação Oncocentro de São Paulo (1995). Especialista em Gerontologia (1997) e em Administração Hospitalar (1998).

Maria Cristina Borges de Oliveira

Fonoaudióloga Clínica. Responsável pelo Setor de Fonoaudiologia da Unidade de Terapia Intensiva Adulto do Complexo Hospitalar São Luiz.

Maria Inês Rebelo Gonçalves

Pós-Doutorada pela *University of California, Davis, School of Medicine,* EUA. Docente do Curso de Fonoaudiologia da Universidade Camilo Castelo Branco e da Universidade Federal de São Paulo - Escola Paulista de Medicina. Fonoaudióloga do Hospital Israelita Albert Einstein. Fonoaudióloga Responsável pelo Laboratório de Voz e Imagem do Instituto da Laringe (INLAR).

Maria Izabel Martins Redondo Botelho

Graduada em Fonoaudiologia pela Pontifícia Universidade Católica de Campinas (PUCCAMP), em 1980. Responsável pelo Departamento de Fonoaudiologia Neonatal da Maternidade de Campinas. Professora no Curso de Especialização em Motricidade Oral com Enfoque Hospitalar - Centro de Especialização em Fonoaudiologia Clínica (CEFAC) - Disciplina: Bebês de Alto Risco. Mestranda no Departamento de Otorrinolaringologia da Faculdade de Medicina da Universidade de Campinas (UNICAMP).

Maria Lúcia Nascimento Vidigal

Mestranda em Fisiopatologia Experimental pela Faculdade de Medicina da Universidade de São Paulo (FMUSP). Graduação e Especialização em Distúrbios da Comunicação Humana pela Universidade Federal de São Paulo - Escola Paulista de Medicina. Docente do Módulo de Disfagias do Centro de Especialização em Fonoaudiologia Clínica (CEFAC) - São Paulo. Fonoaudióloga Coordenadora da D-Alfa (Deglutição, Audição, Linguagem e Fala).

Michael E. Groher, Ph.D.

Clinical Professor and Chief of Speech Pathology Section - The University of Florida Health Sciences Center - Gainesville - Florida.

Michael A. Crary, Ph.D.

Professor and Chairman - Department of Communicative Disorders - University of Florida Health Science Center.

Monique Donata Tonini

Estagiária do Setor de Fonoaudiologia da Clínica de Otorrinolaringologia do Hospital do Servidor Público Municipal de São Paulo, durante o ano de 1996. Aprimoramento Profissional pelo Curso de Fonoaudiologia da Faculdade de Medicina da Universidade de São Paulo (FMUSP) (1997). Mestranda em Fisiopatologia Experimental em Cirurgia de Cabeça e Pescoço pela Faculdade de Medicina da Universidade de São Paulo (FMUSP). Fonoaudióloga da Disciplina de Cirurgia de Cabeça e Pescoço do Hospital das Clínicas da Faculdade de Medicina da Universidade de São Paulo (FMUSP).

Patrícia Stanich

Bacharel em Nutrição. Especialista em Nutrição Materno-Infantil - Universidade

Federal São Paulo - Escola Paulista de Medicina (1993). Nutricionista Clínica Responsável pelo Setor de Produção de Dietas Enterais do Serviço de Nutrição e Dietética do Hospital São Paulo - Universidade Federal São Paulo - Escola Paulista de Medicina. Professora Assistente do Curso de Engenharia Química de Alimentos, da Universidade Paulista - UNIP. Nutricionista da Clínica de Disfagia da Associação de Assistência à Criança Defeituosa - Hospital e Centro de Reabilitação. Membro da Comissão de Nutrição Enteral e Parenteral da Universidade Federal de São Paulo - Escola Paulista de Medicina - Hospital São Paulo.

Ricardo Katsuya Toma

Gastroenterologista Pediátrico do Departamento de Pediatria da Escola Paulista de Medicina da Universidade Federal de São Paulo. Preceptor dos Residentes de Pediatria da Escola Paulista de Medicina da Universidade Federal de São Paulo. Pós-Graduando da Disciplina de Gastroenterologia Pediátrica da Universidade Federal de São Paulo. Gastroenterologista do Hospital de Assistência à Criança Defeituosa da Associação de Amparo à Criança Defeituosa.

Roberta Gonçalves Silva

Especialista e Mestre em Distúrbios da Comunicação Humana pela Universidade Federal de Sao Paulo - Escola Paulista de Medicina. Docente do Curso de Fonoaudiologia da Universidade Estadual Paulista - Campus de Marilia.

T. Neil McKaig

Medical Speech Pathologist. Island Rehabilitation - Naples - Marco Island Florida - Managing Editor ASHA - SID # 13 - Newsletter.

Tania Quintella

Doutora em Medicina pela Universidade de Campinas. Membro do Departamento de Pneumologia da Sociedade de Pediatria de São Paulo.

Zuleica Camargo

Fonoaudióloga do Setor de Fonoaudiologia da Clínica de Otorrinolaringologia do Hospital do Servidor Público Municipal, de São Paulo. Doutoranda em Lingüística Aplicada pelo Programa de Lingüística Aplicada e Estudos da Linguagem (LAEL) da

Pontifícia Universidade Católica de São Paulo (PUC-SP). Professora Assistente Mestre do Departamento de Lingüística da Faculdade de Comunicação e Filosofia da Pontifícia Universidade Católica de São Paulo (PUC-SP). Professora do Centro de Especialização em Fonoaudiologia Clínica (CEFAC).

Apresentação

Entender as Disfagias é uma tarefa terrivelmente complicada. Uma das razões talvez esteja na quantidade de pequenas informações que recebemos das diversas áreas de saúde. O médico vê as disfagias como mais uma complicação do paciente, o neurologista como uma característica do quadro neurológico, o fonoaudiólogo como um distúrbio de motricidade oral, e/ou faríngea, o nutricionista como um risco de desnutrição, o pneumologista como uma possibilidade de complicação pulmonar, e o gastroenterologista está atento às complicações gastrointestinais. A família vê a alimentação como sinal de melhora, e o paciente tem apenas fome e sede. Como a disfagia não pertence exclusivamente a nenhuma especialidade o quebra-cabeça continua por ser montado.

O objetivo deste livro é instrumentar o fonoaudiólogo que, sendo o especialista dos distúrbios de deglutição, portanto, estará juntando todas as peças do quebra-cabeça. O fonoaudiólogo deve ter um entendimento profundo do assunto, conhecimento que vai da função de deglutição normal à patológica, passando por entendimento de aspectos neurológicos, fisiológicos, e de comportamento envolvidos nas disfagias.

Em diversos capítulos da primeira parte desse livro estão organizados conhecimentos importantes de autores que, atuantes e com nome conhecido na área, deram sua valiosa contribuição, discorrendo sobre diversos temas: anatomia e fisiologia normal, disfagias neurogênicas, disfagias mecânicas, traqueostomia, refluxo gastroesofágico, avaliação clínica, terapia, aspectos nutricionais, pneumologia e avaliações instrumentais - videofluoroscopia da deglutição, nasolaringofibroscopia, ausculta cervical e eletromiografia de superfície.

A segunda parte do livro é composta de uma série de relatos de serviços de atendimento de disfagia orofaríngea, que oferece ao leitor uma visão dinâmica e atual destes atendimentos, de como estão estruturados, qual a população atendida e de que recursos dispõem, entre outros tópicos importantes.

A importância do trabalho em disfagia já está claramente estabelecida. Agora, é necessário que todos os profissionais envolvidos trabalhem em conjunto, em prol do paciente. Esperamos que esse livro acrescente informações suficientes para enriquecer nosso trabalho com o paciente disfágico, melhorando significativamente sua qualidade de vida e que seja um incitador para novos trabalhos e discussões sobre este tema.

Ana Maria Furkim
Celia Salviano Santini

Sumário

Parte I - Capítulos

Parte II - Relatos de Serviços de Atendimentos a Pacientes Disfágicos

Parte I
Capítulos

Capítulo 1

Deglutição - Normalidade

Irene Queiroz Marchesan

Trabalhar com deglutição pode, em um primeiro momento, parecer simples a todos nós, fonoaudiólogos. No entanto, os atos que parecem simples a olho nu, são em geral complexos quando vistos com óculos apropriados. Talvez a Fonoaudiologia no Brasil, por ter começado a trabalhar com o ato de deglutir para simplesmente cooperar com os odontólogos, não tenha percebido, de início, a importância de estudos mais aprofundados sobre o assunto. Só mais tarde, quando começou a trabalhar com disfagia, é que o fonoaudiólogo percebeu a importância de conhecer em profundidade as estruturas e o funcionamento deste simples e ao mesmo tempo complexo ato de deglutir.

Podemos dizer que, no Brasil, a deglutição só passou a ser estudada mais detalhadamente, e por um maior número de fonoaudiólogos, a partir da década de 90, e isto ocorreu pela preocupação com as disfagias propriamente ditas, independentemente da patologia. Nos Estados Unidos, a revista "*Dysphagia*", voltada exclusivamente para este campo, aparece pela primeira vez em 1986, e, em 1992, organiza-se a "*Dysphagia Research Society*" para realizar pesquisas nesta área.

A disfagia afeta a rotina e a vida diária de quem sofre deste mal. Os pacientes precisam estar o tempo todo conscientes da forma de deglutir, passando de um processo que é inconsciente para um outro consciente. Podemos dizer que deglutir começa nos lábios e termina no estômago. A disfagia pode resultar de anormalidades na deglutição ocorridas em qualquer lugar deste caminho. O fonoaudiólogo tem que estar preparado para o atendimento, e este preparo começa pelo conhecimento do que é a normalidade. Em geral, quase todos os profissionais que trabalham com patologias, sejam elas quais forem, quando abrem um livro, procuram sempre os capítulos que abordam o modo de tratar a doença em questão. Os capítulos que tratam de diagnóstico ficam em segundo plano para uma possível leitura, e os que tratam de aspectos ligados à normalidade rarissimamente são lidos; assim, temos a impressão de que estes capítulos estão ali colocados apenas para fazer volume. Esperamos que, neste livro, isto seja uma exceção, pois gostaríamos de sensibilizar nosso leitor, a fim de que tenha sempre em mente a base de qualquer tratamento está no profundo conhecimento da anatomia e da fisiologia.

Introdução

A deglutição é um processo contínuo, mas, apesar disso, ele pode ser dividido em fases, para ser melhor compreendido. Alguns autores dividem a deglutição em três fases: oral, faríngea e esofágica, e outros em quatro, acrescentando a fase preparatória. Estas fases envolvem muitas estruturas, tanto moles como duras.

Para uma compreensão melhor destas fases, discorreremos sobre a anatomia de algumas estruturas que realizam ou participam da deglutição.

As estruturas duras são compostas de: ossos hióide, esfenóide, mandíbula e vértebras cervicais. Os músculos e outros tecidos importantes são: músculos constritores faríngeos, palato mole, língua (genioglosso, hioglosso e estiloglosso), epiglote, esôfago, cartilagens cricóide e tireóide e os músculos do pescoço. Dos nervos encefálicos fazem parte: o trigêmeo V (motor e sensitivo), o facial VII (motor e sensitivo), o glossofaríngeo IX (motor e sensitivo), o vago X (motor e sensitivo), o hioglosso XII (motor) e o espinal - cervical 1-3 (motor). Se considerarmos a necessidade do pescoço estar bem posicionado para uma deglutição harmoniosa, poderíamos também incluir o nervo acessório XI (motor).

Anatomia da Cavidade Oral

Estas são as principais estruturas: maxila, mandíbula, lábios, assoalho da boca, bochechas, língua, dentes, palato duro, palato mole e arcos palatoglosso e palatofaríngeo (pilares anteriores e posteriores). Existem também os espaços chamados de vestíbulos: vestíbulos anteriores (espaço entre os maxilares e os músculos do lábio) e vestíbulos laterais (espaços entre os maxilares e as bochechas).

Anatomia da Faringe

A faringe é dividida em três áreas anatômicas: nasofaringe, orofaringe e hipofaringe. As paredes da faringe são constituídas por três músculos envolvidos no ato da deglutição. Estes músculos são os constritores da faringe superior, médio e inferior. As fibras musculares estriadas originam-se na rafe mediana no meio da parede posterior da faringe. Estas fibras se estendem lateralmente e se inserem no osso e nas estruturas do tecido mole localizadas na parte anterior. No recém-nascido, a faringe faz uma discreta curva desde a nasofaringe até a hipofaringe. À medida que o crescimento e o desenvolvimento ocorrem, esta curva aproxima-se dos 90º. A faringe estende-se desde a base do crânio até o nível da sexta vértebra cervical. Seu tamanho é de cerca de 12 cm.

Nasofaringe

A nasofaringe é igual à estrutura de uma caixa e está localizada na base do crânio. Conecta a cavidade nasal com a orofaringe, servindo como um conduto de ar, área de drenagem para o nariz, para os seios paranasais e para a tuba auditiva e, por último, como um ressonador para a produção da voz. Contém a abertura da tuba auditiva e, na parte lateral, o recesso faríngeo; na parede posterior, a tonsila faríngea. A nasofaringe comunica-se com a cavidade nasal pelas aberturas nasais posteriores (coanas). É limitada na posição anterior pela coana nasal posterior, na antero-inferior pelo palato mole, na posterior pela base do crânio e na inferior pela orofaringe. Tem um papel limitado no ato de deglutir e fica fechada em relação ao resto da faringe durante a deglutição. A adenóide fica no teto da nasofaringe. Embora a adenóide não tenha relação direta com a deglutição, quando está hipertrófica pode obstruir parcial ou totalmente o fluxo aéreo e interferir na deglutição.

Orofaringe

A orofaringe é a extensão da cavidade oral; na sua parte posterior vai desde os pilares anteriores (arcos palatoglosso) até a parede da faringe. A tonsila palatina repousa entre os pilares anteriores e posteriores. A valécula é um espaço em forma de cunha entre a base da língua e a epiglote. As paredes laterais e posterior da orofaringe são formadas pela parte mediana e inferior dos músculos constritores da faringe. A maior parte do osso hióide está contida na parede lateral da faringe (Donner, Bosma, Robertson, 1985); o corpo do osso hióide está inserido na base da língua. A base da língua e a laringe descem durante os quatro primeiros anos de vida. A partir dos 4 anos a base da língua forma parte da parede anterior da orofaringe (Caruso & Sauerland, 1990). Algumas das fibras superiores do constritor superior e do palato faríngeo formam uma faixa muscular que, durante a deglutição, elevam uma crista transversa (crista de Passavant) na parede posterior da faringe que, com a elevação do palato mole, separa a parte nasal da faringe da parte oral.

HIPOFARINGE

A hipofaringe vai da ponta da epiglote (na altura do osso hióide) até o músculo cricofaríngeo (parte do constritor faríngeo inferior). Termina sobre a laringe, na mesma altura das falsas pregas vocais. O músculo cricofaríngeo na entrada do esôfago não possui rafe mediana, em contraste com os constritores e, em estado de contração tônica, funciona como o esfíncter faringoesofágico* (Caruso & Sauerlander, 1990). As fibras do constritor inferior inserem-se nas laterais da cartilagem tireóide, formando espaços entre as fibras musculares e cada lado da cartilagem tireóide. Esses espaços são conhecidos como seios ou fossas piriformes e estendem-se para baixo do músculo cricofaríngeo. Explicando de outra maneira: a parte laríngea da faringe (laringofaringe ou hipofaringe) estende-se da borda superior da epiglote à borda inferior da cartilagem cricóide, continuando até o esôfago. A laringe projeta-se na hipofaringe dorsalmente, contendo as fossas piriformes em ambos os lados da abertura laríngea. As fibras oblíquas do músculo constritor inferior terminam onde as fibras horizontais do músculo cricofaríngeo começam. As paredes laterais e posterior da hipofaringe são sustentadas pelos constritores médio e inferior. A parede anterior é formada pela laringe e por suas estruturas.

ANATOMIA DA LARINGE

A laringe é uma estrutura complexa constituída de cartilagens, músculos e ligamentos. As cartilagens incluem: tireóide, cricóide, aritenóides, cuneiformes, corniculadas e epiglote. Os músculos intrínsecos da laringe controlam os movimentos de abertura e fechamento das pregas vocais durante a respiração, a fonação e a deglutição. Controlam ainda a tensão para produção de sons agudos e graves. O músculo que corresponde ao corpo da prega vocal é chamado músculo vocal, que também é o músculo das pregas ventriculares (falsas cordas). Os ligamentos tiro-hióideo e cricotiróideo ajudam na suspensão e estabilidade da laringe. A laringe possui três funções básicas, que, em ordem de prioridade, são: protetora, respiratória e fonatória. A laringe e a traquéia estão suspensas no pescoço pela musculatura supra-hióidea, superior e anterior ao osso hióide. A membrana tíreo-hióidea e os músculos tiro-hióideos conectam a laringe ao osso hióide, formando a base de

* *Cada autor usa uma terminologia para a mesma estrutura: esfíncter esofágico superior ou esfíncter faringoesofágico ou cricofaríngeo.*

sustentação da língua. A porção posterior ou laríngea da epiglote forma a parede anterior e o telhado do vestíbulo laríngeo. As paredes do lado do vestíbulo laríngeo são formadas pela cartilagem tireóide e suas demais estruturas, que incluem os músculos tiroepiglóticos e, em parte, pelos músculos tiroaritenóideo em cada lado. O fechamento esfincteriano da via aérea superior é realizado em três níveis dentro da configuração laríngea por estimulação bilateral do nervo laríngeo recorrente. As pregas ariepiglóticas (músculo ariepiglótico) aproximam-se para cobrir a entrada superior da laringe. Neste nível mais alto, o espaço anterior é preenchido pelo movimento descendente da epiglote. O espaço posterior é preenchido pela cartilagem aritenóide (Sasaki & Isaacson, 1988). As pregas ventriculares, que formam o teto do ventrículo laríngeo, constituem o segundo nível de proteção. Os músculos tiroaritenóideos ajudam na adução das pregas ventriculares. O terceiro nível de proteção corresponde às pregas vocais, com o feixe interno dos músculos tiroaritenóideos. As pregas vocais verdadeiras ligam-se ao processo vocal da cartilagem aritenóide posterior. Estas parecem constituir o nível mais eficaz de proteção contra a aspiração.

Anatomia do Esôfago

O esôfago é um tubo muscular que propulsiona o alimento da hipofaringe ao estômago. O músculo cricofaríngeo, ou esfíncter esofágico superior, é formado pela junção da hipofaringe com o esôfago. A mucosa logo acima do músculo cricofaríngeo é rarefeita e vulnerável a lesões e perfurações por corpos estranhos (Caruso & Sauerlander, 1990). O esfíncter gastroesofágico, ou esfíncter esofágico inferior, forma a junção entre o esôfago e o estômago. Estes dois esfíncteres conservam o esôfago vazio entre as deglutições.

O esôfago está bem próximo de outras estruturas do pescoço e do tórax. No pescoço, o esôfago está na frente das vértebras cervicais, atrás da traquéia e entre as artérias carótidas. Os nervos laríngeos recorrentes estão localizados em cada lado do esôfago, na fissura traqueoesofágica. Outras estruturas importantes relacionadas com a alimentação e a respiração, que estão próximas do esôfago, incluem o principal brônquio-fonte esquerdo, o arco aórtico, o pericárdio, os nervos esofágicos e as veias sang íneas. A parede do esôfago é composta de três camadas de tecido: o epitélio, a lâmina própria e a *muscularis mucosae*. Os músculos são encontrados em camadas longitudinais externas e em camadas circulares internas. As porções posterior e laterais do músculo longitudinal circundam as camadas dos músculos internos em um padrão espiral. Estas porções estão ligadas, na parte superior, à porção posterior das cartilagens da laringe. O terço superior do esôfago é composto de músculo estriado, similar ao da faringe, e os dois terços inferiores são compostos de fibras musculares lisas. A faringe e o esôfago proximal são as únicas regiões do corpo humano onde a musculatura estriada não está sob o controle neurológico voluntário. Ambas as fibras, simpáticas e parassimpáticas, inervam o esôfago.

Diferenças Anatômicas Entre Crianças e Adultos

Existem significativas diferenças anatômicas entre crianças e adultos. Na criança, a língua preenche a cavidade oral e repousa em posição mais anterior do que a do adulto. A criança tem "almofadas de sucção" (*sucking pads*), as quais são descritas como densas massas compactas de tecido gorduroso. Estas "almofadas" (*pads*) ajudam a estabilizar a bochecha, e geralmente desaparecem por volta dos 4 a 6 meses de idade. O tamanho da cavidade oral da criança é pequeno por causa do tamanho da mandíbula, e isto faz com que a língua pareça grande em relação ao espaço em que se situa. A íntima proximidade da língua, do palato mole e da faringe com a laringe, a qual está mais elevada no pescoço da criança, facilita a respiração nasal em relação ao adulto.

Esta relação é mantida nos três ou quatro primeiros meses de vida, quando a maioria das crianças começa a respirar normalmente pela boca, tão bem quanto pelo nariz.

No nascimento, a boca já mostra uma notável integração sensorial e neuromotora. Estudos têm demonstrado que durante o desenvolvimento fetal a região perioral desenvolve-se bem cedo. É a primeira área a responder aos estímulos táteis (sete semanas de gestação). Padrões de sucção / deglutição são estabelecidos por volta de 15 a 18 semanas de gestação. O fato destas respostas estarem prontas tão cedo garante ao recém-nascido a sua sobrevivência.

Controle Neurológico das Fases da Deglutição

O controle neurológico da deglutição foi estudado por meio de eletromiografias, estudo de lesões no sistema nervoso central e periférico, remoção de músculos específicos e também por estimulação elétrica (Miller, 1986).

O controle neurológico da deglutição envolve 4 grandes componentes (Dodds, 1989; Dodds, Stewart, Logemann, 1990):

1. Fibras sensoriais aferentes contidas nos nervos encefálicos.
2. Fibras cerebrais, do mesencéfalo e cerebelares que fazem sinapse com os centros da deglutição no tronco cerebral.
3. Os pares centrais da deglutição no tronco cerebral.
4. As fibras motoras eferentes contidas nos nervos encefálicos.

A deglutição pode ser disparada por diferentes centros nervosos, mesmo depois da remoção total das regiões corticais e subcorticais, acima do tronco cerebral. Isto indica que o córtex cerebral não é essencial para os estágios faríngeo e esofágico (Miller, 1972), embora facilite a fase oral e a iniciação da fase faríngea.

Controle Neurológico da Fase Oral

Controle Motor: três nervos encefálicos possibilitam o controle eferente da fase oral da deglutição. O controle motor dos lábios, das bochechas e da boca é feito pelo nervo facial - VII par craniano, que controla não apenas a musculatura envolvida na fase oral, mas também os músculos controladores da expressão facial. Os movimentos da língua na fase oral são realizados pelo hipoglosso - XII. Os movimentos da mandíbula são controlados pelo trigêmeo - V.

Controle Sensorial: a região oral possui muitos receptores de tato e de pressão que determinam a forma, a textura e as qualidades estereognósticas do estímulo oral. A entrada sensorial é alimentada pelo trigêmeo - V. A entrada sensorial em relação à posição da mandíbula, a qual é continuamente fornecida pelo posicionamento das articulações temporomandibulares, e do comprimento e tensão dos músculos que elevam a mandíbula, é também alimentada pelo trigêmeo - V. O paladar é estimulado pelo facial - VII e pelo glossofaríngeo - IX. A retroalimentação sensorial periférica do palato e da faringe também ajuda os movimentos da língua na fase oral da deglutição.

Visualizando melhor a fase oral:

Sensorial		**Motor**
V (forma e textura)	**boca**	VII
VII e IX (paladar)	**língua**	XII
V (posição da ATM)	**mandíbula**	V

Resumindo e aprofundando o controle motor da fase oral:

1. Músculos da mastigação – ramo mandibular V-3.
2. Esfíncter do lábio e os músculos da face – VII.
3. Língua:

. músculos intrínsecos – XII;
. músculos extrínsecos – Alça Cervical C1 - C2;
. palatoglosso – X.

Controle Neurológico da Fase Faríngea

Controle Motor: a inervação motora dos componentes faríngeos da deglutição ocorre por meio dos seguintes pares: V, VII, IX, X e XII, com algumas contribuições dos segmentos cervicais C1-3.

Controle Sensorial: a inervação sensorial da fase faríngea da deglutição é controlada primeiramente pelos pares V, IX e X. A maior parte da entrada sensorial da faringe e da laringe que elicia e guia a deglutição é transmitida pelos nervos glossofaríngeo (IX) e vago (X). Sensações iniciadas na parte posterior da língua, na úvula e no palato mole são captadas pelo IX par craniano.

Visualizando melhor a fase faríngea:

Sensorial		**Motor**
V e IX	**palato**	V, VII, IX e X
IX	**língua**	V, VII e XII
V e X	**faringe**	IX e X
X	**laringe**	IX e X
	cricofaríngeo	X

Resumindo e aprofundando a seqüência motora da fase faríngea:

1. Movimento da língua para trás em direção ao palato mole: V, VII e XII.
2. Movimento do palato mole em direção à língua: V.
3. Elevação palatal e constrição da parede posterior da faringe: V, IX e X.
4. Elevação do hióide e da língua: VII, XII e segmento espinal C1-3.
5. A epiglote desce e a laringe eleva: IX e X.
6. Ação dos constritores faríngeos: IX e X.
7. Abertura do esfíncter cricofaríngeo: X.
8. Após a deglutição o palato mole retorna à posição de repouso: V.
9. A língua retorna à posição de repouso: XII e C1-3.
10. A laringe se reabre e desce: IX, X e C1-3.

Controle Neurológico da Fase Esofágica

Controle Motor: a fase esofágica motora da deglutição começa com a inibição simultânea de ambos os músculos estriados e lisos em toda a extensão do esôfago. Isto ocorre de cima para baixo por meio dos sinais excitatórios descendentes. Ambos os sinais, inibitórios e excitatórios, são estimulados pelo vago - X. Os impulsos motores descendentes fazem sinapse por meio dos interneurônios da medula do tronco cerebral, o qual pode interagir com os núcleos corticais e subcorticais que controlam a fase faríngea da deglutição. Por intermédio dessas interações a fase esofágica pode ser modificada.

Controle Sensorial: a retroalimentação sensorial durante o peristaltismo vem pelo vago. O nervo laríngeo superior inerva o esfíncter esofágico superior e o esôfago superior; o nervo laríngeo recorrente inerva o esôfago inferior. Os ramos torácicos do nervo vago inervam o esôfago distal e o esfíncter esofágico inferior. O toque na mucosa esofágica ou pressão dos mecanorreceptores profundos podem excitar os receptores e afetar o peristaltismo esofágico. A retroalimentação sensorial do bolo alimentar em si, à medida que ele passa pelo esôfago, torna-se um componente importante na iniciação do peristaltismo esofágico.

Visualizando melhor a fase esofágica:

Sensorial		**Motor**
X (nervo laríngeo superior)	**esfíncter esofágico superior**	X
X (nervo laríngeo recorrente)	**esôfago inferior**	X
X (ramos torácicos)	**esfíncter esofágico inferior**	X

Numa outra visão, a partir dos pares encefálicos que participam da deglutição, teríamos o seguinte:

TRIGÊMEO – V

Controle aferente: transmitem sensação geral.

Ramo mandibular: 2/3 anteriores da língua; mucosa da bochecha, chão da boca, gengivas e articulação temporomandibular; dentes inferiores; pele do lábio inferior e da mandíbula.

Ramo maxilar: mucosa da nasofaringe, das gengivas, do palato mole e do palato duro; dentes superiores e tonsilas.

Controle eferente:

Ramo mandibular: músculo miloióideo; ventre anterior do digástrico; músculo tensor do véu palatino e os quatro músculos da mastigação – temporal, masseter, pterigóide medial e lateral.

Ramo alveolar inferior: músculos miloióideo e ventre anterior do digástrico.

FACIAL – VII

Controle aferente: paladar nos 2/3 anteriores da língua.

Controle eferente: músculos da expressão facial, estilo-hióide, platisma e ventre posterior do digástrico.

GLOSSOFARÍNGEO - IX

Controle aferente: sensação visceral da faringe; paladar no terço posterior da língua; sensações de toque, dor e temperatura advindas da membrana mucosa da orofaringe, das tonsilas palatinas, dos arcos das fauces (pilares) e do terço posterior da língua.

Controle eferente: músculo estilofaríngeo e glândula parótida.

VAGO - X

Controle aferente - sensação geral.

Ramo faríngeo: mucosa do véu palatino e dos constritores superior e médio.

Ramo interno do nervo laríngeo superior: mucosa da laringofaringe, da epiglote, da laringe acima das pregas vocais, dos receptores localizados na laringe, das pregas ariepiglóticas e da parte posterior da língua.

Ramo recorrente da laringe: mucosa da laringe abaixo das pregas vocais, do constritor inferior e do esôfago.

Ramo esofágico: mucosa estriada e músculos do esôfago.

Controle aferente - paladar.

Epiglote.

Controle eferente: músculos elevador do véu palatino, da úvula, cricofaríngeo, tiroaritenóideo, aritenóide transverso, aritenóide oblíquo, cricoaritenóide lateral, cricoaritenóide posterior e tiroepiglótico.

ACESSÓRIO – XI

Controle eferente: músculos elevador do véu palatino, úvula e palatoglosso.

HIPOGLOSSO - XII

Controle eferente: músculos da língua (intrínsecos e extrínsecos) - longitudinal superior e inferior, transverso, vertical, hioglosso, genioglosso e estiloglosso; músculo gênio-hióideo e músculo tiro-hióideo.

Após esta revisão da anatomia e da neurologia, discutiremos a fisiologia da deglutição.

Fisiologia da Deglutição

A deglutição tem por função transportar material da cavidade oral para o estômago, não permitindo a entrada de nenhuma substância na via aérea. Para deglutirmos de forma segura, necessitamos de uma coordenação precisa, principalmente entre as fase oral e faríngea. A passagem do bolo sem ser aspirado é o resultado da interação complexa entre os diversos músculos e nervos que participam da deglutição.

A divisão da deglutição é baseada em suas características anatômicas e funcionais.

Fase Oral Preparatória

A fase oral é voluntária e dividida em preparatória e oral propriamente dita. Em um indivíduo normal, a cavidade oral funciona como um órgão sensorial e motor para preparar o alimento para que ele seja deglutido de forma segura. O estágio preparatório nada mais é do que a mastigação nas suas três fases: incisão, trituração e pulverização. Nesta fase o bolo se mistura com a saliva, e se isto não ocorrer de maneira adequada comprometerá a fase seguinte. Em bebês, a sucção e deglutição de líquidos é feita em tempo mínimo na fase oral preparatória. Quando as crianças começam a experimentar texturas mais grossas, esta fase dura mais tempo. Quanto maior o tempo de mastigação, mais longa será essa fase. A manipulação oral de líquido por meio do copo varia significativamente de uma criança a outra, mas em geral, o líquido é manipulado na cavidade oral, não mais do que dois a três segundos. O fechamento labial é necessário uma vez que o material é colocado dentro da boca e, assim, nenhum líquido escorrerá para fora. Algumas crianças podem mover o líquido ao redor da boca antes de formar um bolo coeso. O bolo é então colocado entre a língua e o palato duro antes do início da deglutição voluntária. Durante a fase oral preparatória, o palato mole encontrar-se-á em uma posição mais baixa, ajudando a prevenir que o bolo caia na faringe antes da deglutição ser produzida. Esta ativa inferiorização do palato mole ocorre pela contração do músculo palatoglosso. A faringe e laringe estão em repouso. A via aérea está aberta e a respiração nasal continua até que a deglutição ocorra.

Fase Oral Propriamente Dita

A fase oral é voluntária e começa com a propulsão posterior do bolo pela língua terminando com a produção da deglutição. A iniciação de uma deglutição, do bolo alimentar ou líquido, é feita sob controle voluntário, embora os estágios finais da deglutição sejam involuntários. A presença de comida ou líquido exige uma iniciação voluntária da deglutição. No entanto, o processo de salivação na deglutição parece ser diferente e pode ser mais automático no início de uma deglutição. O fato de que a deglutição continua durante o sono, embora em índice significativamente reduzido, fornece evidência da existência de um processo automático no início da deglutição. Na fase oral, a ponta da língua apóia-se contra as bordas do alvéolo maxilar ou dos incisivos superiores. A parte anterior da língua toma uma forma de xícara para conter bolos de grandes volumes e leva o alimento para ser mastigado em ambas as laterais. A língua, portanto, exerce vários papéis importantes nestas duas fases: leva o alimento para ser mastigado, junta este alimento, contém o bolo formado, acomoda este bolo e o propulsiona para trás. O tamanho da cavidade oral pode alterar o tamanho, a forma, o volume, o pH, a temperatura e a consistência do bolo. Quando o bolo é levado para a faringe, o palato mole deve se fechar para que a comida não vá para a nasofaringe. Os músculos que participam neste momento são o elevador do véu palatino, o tensor do véu e o palatofaríngeo. O total selamento da cavidade oral ajuda a manter as forças de propulsão necessárias para o transporte do bolo pela hipofaringe, esfíncter esofágico superior e para dentro do esôfago. A fase oral dura menos de um segundo.

Fase Faríngea

A fase faríngea começa com a produção de uma deglutição e a elevação do palato mole para fechar a nasofaringe, e consiste na contração peristáltica dos constritores faríngeos para propulsionar o bolo pela faringe. Simultaneamente, a laringe é fechada para proteger a via aérea. Não há interrupção do movimento de posteriorização do bolo em uma deglutição normal. A laringe protege de duas formas a via aérea. A mais importante é o fechamento completo e automático da glote durante a deglutição. Contrariamente ao que se acreditava, a epiglote não é essencial para o fechamento glótico ou para prevenir a aspiração; no entanto, ela tem um papel ativo e importante. A epiglote é trazida para baixo sobre a glote durante a deglutição e leva o bolo deglutido lateral e posteriormente em direção ao esfíncter esofágico superior. Por meio de exames mais precisos, quatro cituações associadas ao fechamento laríngeo foram descritas. Em primeiro lugar há a adução das pregas vocais associada à aproximação horizontal das cartilagens aritenóides. Em segundo, há a aproximação vertical das aritenóides em direção à base da epiglote. Em terceiro, ocorre a elevação da laringe e, por último, a epiglote desce.

Na orofaringe existem inúmeros sensores que podem desencadear a fase faríngea da deglutição. Simples toques ou pressões, mesmo que suaves, são capazes de desencadear a deglutição. Isto ocorre quando estes contatos são realizados no palato mole, úvula, dorso da língua, superfície faríngea da epiglote, pilares, seios piriformes, parede posterior da faringe e na articulação faringoesofágica.

Durante a fase faríngea, que dura aproximadamente um segundo, a deglutição é reflexa e envolve uma seqüência complexa de movimentos coordenados. Podemos dividir esta fase em dois movimentos básicos. O primeiro, de elevação de todo o tubo faríngeo, incluindo a laringe. O segundo, de uma onda peristáltica descendente. Durante o primeiro movimento, a porção posterior da língua desce seqüencialmente (movendo-se caudalmente) enquanto mantém contato com a parede posterior da faringe. Os constritores faríngeos se contraem seqüencialmente numa ordem descendente, trazendo maiores possibilidades para a onda peristáltica faríngea. O bolo propaga-se pela faringe numa média de 9 a 25 cm por segundo, uma ação que nos adultos leva 100 milissegundos. Durante a fase faríngea, a laringe se eleva, movendo-se na posição anterior e superior. Isto é realizado por contrações dos músculos supra-hióideos, tais como o miloióideo, gênio-hióideo e digástrico, além do músculo tiro-hióideo. A laringe, movendo-se desta forma, permite a melhor apreensão do bolo que deve ser levado à faringe, além de ajudar na abertura do esfíncter superior esofágico. Durante a deglutição, o orifício laríngeo se fecha, na altura da epiglote e das pregas vocais, pela contração do tiroaritenóideo, do ariepiglótico e dos músculos oblíquos aritenóides. Além disso, o fechamento do vestíbulo laríngeo ocorre quando a laringe é posicionada abaixo da base da língua. O bolo líquido é desviado em duas correntes, para dentro da fossa piriforme, no momento em que flui ao redor da epiglote. Os constritores faríngeos e elevadores "injetam" alimento da faringe para dentro do esôfago com uma grande força e enorme velocidade, variando em torno de 100 cm por segundo. A propulsão faríngea do alimento para dentro do esôfago tem sido comparada com a pressão forçada do compressor de uma seringa. Aproximadamente 600 a 900 milissegundos depois do início da fase faríngea, o alimento passa pelo esfíncter esofágico superior e entra no esôfago. O músculo cricofaríngeo, que é o principal componente do esfíncter esofágico superior, relaxa por aproximadamente 500 milissegundos durante a deglutição para permitir a passagem do bolo. Adultos normais completam a deglutição faríngea em aproximadamente 1500 milissegundos. Não existem dados exatos sobre quanto tempo dura a fase faríngea em crianças.

Fase Esofágica

Iniciamos agora a fase esofágica que consiste em uma onda peristáltica automática, a qual leva o bolo para o estômago, conseqüentemente reduzindo o risco de refluxo gastroesofágico ou a reentrada de material alimentar do esôfago para dentro da faringe. O refluxo gastroesofágico é também evitado pela contração tônica do músculo cricofaríngeo. O refluxo ocasional em pequenas quantidades é considerado normal em crianças. O processo de peristaltismo movimenta o bolo pelo esôfago e termina quando o alimento passa pela junção gastroesofágica. O esfíncter esofágico superior (EES), também conhecido como segmento faringoesofágico, é uma zona de alta pressão definida manometricamente, que está localizada na região distal em relação à hipofaringe. O esfíncter é fechado tonicamente no repouso e aberto durante a deglutição, vômito ou arroto. O comprimento da zona de alta pressão nos adultos é de 2,5 a 4,5 cm, com média de 3 cm. Embora o músculo cricofaríngeo seja o maior componente do esfíncter superior, seu comprimento é de 1 cm e, portanto, outros músculos adicionais, tais como o constritor faríngeo inferior mais as fibras do músculo esofágico proximal, provavelmente contribuam para manter a zona de alta pressão. O perfil da pressão do EES é assimétrico, com pressões mais altas nas direções anterior e posterior. Existem duas origens para a pressão no EES, uma proveniente de um componente ativo secundário da contração do músculo cricofaríngeo e outra, de forças passivas atribuídas ao tecido elástico. O músculo cricofaríngeo está inserido em posição bilateral, nas margens laterais inferiores da lâmina cricóide, e como resultado, cartilagem e esfíncter movem-se em uníssono. O EES, que está fechado quando em repouso, relaxa-se durante a deglutição, assim como a laringe se eleva. O relaxamento do esfíncter precede a abertura em aproximadamente um décimo de segundo. O esfíncter se abre por força de tração em sua parede anterior, exercida pela contração dos músculos supra-hióideo e infra-hióideos. A duração e diâmetro da abertura do esfíncter são influenciados pelo tamanho e viscosidade do bolo, confirmando-se assim que a resposta do esfíncter não é estereotipada, mas responsiva ao *feedback* sensorial. As funções do esfíncter esofágico superior incluem prevenção da distensão esofágica durante a respiração normal e proteção da via aérea contra a aspiração seguida de um episódio de refluxo gastroesofágico. Esta última informação é controversa. Estudos anteriores demonstraram que a pressão do EES aumentava em resposta à acidificação intra-esofágica em crianças e adultos, sugerindo que o EES funciona como uma barreira dinâmica contra o refluxo gastroesofágico. No entanto, estudos recentes usando metodologia mais sofisticada não confirmam estes resultados. Outros modificadores da pressão do EES incluem sono associado à pressão diminuída do esfíncter, e outros fatores associados à pressão aumentada, incluindo respiração, distensão esofágica e estresse. O padrão de peristaltismo do esôfago durante a deglutição é essencialmente o mesmo nas crianças e nos adultos.

CONSIDERAÇÕES FINAIS

A deglutição nos seres vivos é uma função existente desde o útero materno, e é inconsciente. Durante toda a vida deglutimos milhões de vezes sem nos darmos conta da complexidade deste ato tão simples e natural. Quando passamos a ter dificuldade de deglutir por alguma doença é que nos damos conta de que esta função existe, e é tão importante, que pode até mesmo vir a ser exercida por controle voluntário.

O fonoaudiólogo, profissional que ensina a deglutir, reeduca ou cria alternativas de deglutição quando os problemas aparecem nesta área, precisa conhecer profundamente como esta função ocorre, valorizar estes conhecimentos que podem salvar uma vida, pois salvar a vida não significa só manter o paciente vivo. Quando ajudamos nossos pacientes a terem de volta a possibilidade de comer seus alimentos prediletos por via oral, ou quando recriamos a possibilidade dele poder estar à mesa com seus familiares, estamos lhe devolvendo mais do que o ato de deglutir, estamos devolvendo sua alegria de viver. Muitas vezes o fonoaudiólogo não percebe o quanto ele pode ser importante na vida de quem perde esta simples função de deglutir. O fonoaudiólogo pode entender que este trabalho é apenas mecânico, como o próprio ato em si. O fato é que esta simples mecânica, quando bem dominada pelo técnico, pode ser mais do que uma simples técnica, pode ser a possibilidade de reestruturação de uma vida e de uma família. É preciso não imaginar que trabalhar com disfagia envolva apenas conhecimento da normalidade da deglutição e das doenças em que este sintoma aparece, nem que trabalhar com disfagia consista apenas em decorar uma seqüência de técnicas para serem aplicadas no paciente. Trabalhar com disfagia é tudo isto e algo mais. É a possibilidade de perceber as relações entre os fatos observados e adequar cada procedimento ao sujeito em questão e àquele momento único. Conhecer normalidade, aliada a diagnósticos bem feitos, mais a aplicação correta da metodologia terapêutica, torna qualquer terapia objetiva e agradável, tanto para o paciente como para o terapeuta, com maiores possibilidades de resolução do problema.

Referências Bibliográficas

CARUSO, V.G. & SAUERLAND, E.K.- Embriology and anatomy. *In:* BLUESTONE, C.D.; STOOL, S.E.; SCHEETZ, M.D. (Eds.)- *Pediatric otolaryngology.* 2.ed. Philadelphia, W.B. Saunders, 1990. p. 807-15. v. 2.

DODDS, W.- The physiology of swallowing. *Dysphagia, 3*;171-8, 1989.

DODDS, W.J.; STEWART, E.T.; LOGEMANN, J.A.- Physiology and radiology of the normal oral and pharyngeal phases of swallowing. *Am. J. Radiol., 154*;953-63, 1990.

DONNER, M.W.; BOSMA, J.F.; ROBERTSON, D.L.- Anatomy and physiology of the pharynx. *Gastrointest. Radiol., 10*:196-212, 1985.

MILLER, A.J.- Characteristics of the swallowing reflex induced by peripheral nerve and brain stem stimulation. *Experiment. Neurol., 34*:210-22, 1972.

MILLER, A.J.- Neurophysiological basis of swallowing. *Dysphagia, 1*:91-100, 1986.

SASAKI, C.T. & ISAACSON, G.- Functional anatomy of the larynx. *Otolaryngol. Clin. North Am., 21*:196-9, 1988.

Bibliografia Consultada

ARVEDSON, J.C. & BRODSKY, L.- *Pediatric swallowing and feeding assessment and management.* San Diego, California, Singular Publishing Group, Inc., 1993.

GROHER, M.E.- *Dysphagia diagnosis and management.* USA, Butterworth-Heinemann, 1992.

KENNEDY, J.G. & KENT, R.D.- Physiology substrates of normal deglutition. *Dysphagia, 3*:24-37, 1988.

LOGEMANN, J.A.- *Evaluation and treatmente of swallowing disorders.* Austin, Texas, Pro-Ed Inc., 1983.

McMINN, R.M.H.; HUTCHINGS, R.T.; LOGAN, B.M.- *Atlas colorido de anatomia da cabeça e do pescoço.* Porto Alegre, Artes Médicas, 1983.

MARCHESAN, I.Q.- Disfagia. *In:* MARCHESAN, I.Q.; BOLAFFI, C.; GOMES, I.C.D.; ZORZI, J.L.- *Tópicos em fonoaudiologia.* São Paulo, Lovise, 1995. v. 2.

NETTER, F.H.- *Atlas de anatomia humana.* Porto Alegre, Artes Médicas, 1996.

PERMAN, A.L. & KONRAD, S.D.- *Deglutition and its disorders anatomy, physiology, clinical diagnosis, and management.* San Diego, London, Singular Publishing Group, Inc., 1997.

STEPHEN, G.- *Descomplicando anatomia clínica.* Porto Alegre, Artes Médicas, 1993.

TUCHMAN, D.N. & WALTER, R.S.- *Disorders of feeding and swallowing in infants and children pathophysiology, diagnosis, and treatment.* San Diego, California, Singular Publishing Group, Inc., 1994.

WOLF, L.S. & GLASS, R.P.- *Feeding and swallowing disorders in infancy assessment and management.* Tucson, Arizona, Therapy Skill Builders A Division of Communication Skill Builders, 1992.

Capítulo 2

Disfagia Neurogênica

Celia Salviano Santini

Disfagias neurogênicas são desordens no processo de deglutição e/ou alimentação causadas por doença ou trauma neurológico. As disfunções neurológicas podem afetar a ação muscular responsável pelo transporte do bolo alimentar da cavidade oral para o esôfago. Raramente o comprometimento ocorre em nível esofágico, sendo que a grande maioria do casos de disfagia neurogênica apresentam alterações em nível oral e/ou faríngeo. Há pacientes que também podem apresentar disfagia ligada a diversos tipos de problemas mecânicos, mas nesse capítulo estaremos enfocando as disfagias orofaríngeas neurogênicas.

Clinicamente as disfagias orofaríngeas podem manifestar-se por meio de uma série de sintomas, como: desordem na mastigação, dificuldade em iniciar a deglutição, regurgitação nasal, controle de saliva diminuído ou tosse e/ou engasgos durante as refeições. O paciente também pode estar com desidratação, desnutrição, pneumonia aspirativa ou com quaisquer outros problemas pulmonares, que podem estar ligados a uma disfagia sem sintomas aparentes. Quanto à queixa do paciente, esta pode revelar-se de diversas formas, como dor no peito, sensação de alimento parado na garganta, regurgitação, tosses/engasgos ou algum outro tipo de desconforto.

As evidências clínicas são sutis e as indicações de uma provável disfunção aparecem durante a entrevista, em comentários como: perda de peso lenta e gradual, tempo de refeição prolongada, diminuição no apetite, etc. É comum o paciente fazer modificações voluntárias ou involuntárias na alimentação, evitando certas consistências, aumentando a freqüência das refeições e diminuindo sua quantidade ou ainda isolando-se dos demais membros da família durante as refeições. Essas modificações diminuem o sintoma, mas não o distúrbio. Também é comum haver nos quadros neurogênicos uma diminuição da sensibilidade e do reflexo de tosse, além de comprometimento cognitivo, prejudicando a percepção e a demonstração do problema. Portanto, deve-se ter em mente que os processos citados acima poderão mascarar o quadro clínico, dificultando o julgamento dos profissionais da saúde envolvidos no caso.

Durante a avaliação clínica é importante ajudar o paciente a perceber modificações que possam ter ocorrido, voluntária ou involuntariamente, como formas compensatórias da disfagia. Principalmente nos casos de problemas progressivos, mudanças podem ter ocorrido gradativamente, mascarando o grau de severidade da disfagia. O examinador deve, por exemplo, investigar mudanças na seleção dos alimentos em relação à consistência, tamanho e temperatura. Algumas mudanças podem estar relacionadas com a posição da cabeça e pescoço, com o uso de líquidos para ajudar na deglutição de sólidos, com múltiplas deglutições, com tosse após deglutir ou ainda com outras alterações comportamentais criadas pelo paciente. É importante investigar quanto tempo o paciente demora em cada refeição, pois isso pode indicar não só possíveis dificuldades, mas também revelar dados quanto à energia gasta em sua alimentação.

A diminuição da sensibilidade laríngea e do reflexo de tosse, comum nas disfagias neurogênicas, pode mascarar o quadro, assim como as modificações voluntárias e involuntárias. O reflexo de tosse diminuído pode ser tanto decorrente de um componente sensorial (nervo laríngeo superior interno) como de um motor (nervo laríngeo recorrente). Ambos são ramos do X par craniano (vago), porém com funções diferentes. O nervo laríngeo superior interno é responsável pela sensibilidade laríngea interna. Quando algum organismo penetra na laringe, este ramo manda informação por via do tronco cerebral ao laríngeo recorrente para que o reflexo de tosse seja desencadeado. O nervo laríngeo recorrente, além da motricidade laríngea (com exceção do músculo cricotiróideo), é responsável tanto pela tosse como proteção, quanto pela tosse em geral, de outra etiologia que não aspirativa. Esta distinção é bastante importante, por permitir que se entenda que a aspiração tem possibilidade de ocorrer de forma silenciosa, sem a resposta normal de tosse e engasgo (Linden & Siebens, 1983; Honer & Massey, 1988; Kahrilas, 1989; Liden, Kuhlemeier, Patterson, 1993). Essa diminuição do reflexo de tosse pode ocorrer por vários motivos inclusive por doenças neurológicas como o acidente cerebral de tronco cerebral, o qual pode causar perda da sensação laríngea, com conseqüente perda da resposta motora em relação ao material que penetra a laringe (Buchholz & Robbins, 1997). Nas desordens motoras puras, como doenças neuromotoras ou miopatias, é comum ocorrer uma diminuição do reflexo laríngeo de tosse (componente motor). Esta diminuição pode ocorrer em virtude de um processo de dessensibilização causado por estimulação crônica, em caso de aspiração crônica, causando habituação nos receptores sensitivos laríngeos. Outro fator alarmante é o fato da própria desordem motora ter a capacidade de comprometer a função motora dos componentes responsáveis pelo reflexo da tosse, como por exemplo a laringe e o diafragma (Buchholz & Robbins, 1997). Outros fatores podem causar a diminuição do reflexo de tosse, como intubação endotraqueal, traqueostomia, medicamentos e estado mental diminuído.

O fato de pacientes neurológicos freqüentemente apresentarem problemas cognitivos também mascara o índice de queixa de disfagia nesta população. Indivíduos com demência ou retardo mental podem ter dificuldade em entender e/ou comunicar seus sintomas. Portanto, é de extrema importância que pacientes que apresentam grande risco de aspiração devido a problemas neurológicos sejam observados cautelosamente durante a ingestão de alimentos. No entanto, é preciso lembrar que esses indivíduos, apesar de não mostrarem sinais clínicos, têm grandes chances de aspirar de forma silenciosa (Linden, et al., 1993; Groher, 1994).

Às vezes o problema com a alimentação é o primeiro sinal de doença neurológica, que pode não ter sido identifica ainda. O clínico deve investigar o problema atentando para o histórico do paciente e para a evolução da dificuldade de alimentação e de outros possíveis sintomas. De forma geral, a instalação rápida dos sintomas sugere acidente vascular cerebral (AVC) ou trauma, enquanto a instalação progressiva está mais relacionada com doenças degenerativas e/ou tumores. O estudo videofluorográfico pode ajudar a caracterizar o tipo de disfagia e descartar outras possíveis causas.

Durante a videofluoroscopia, pacientes neurológicos costumam apresentar redução e/ou incoordenação das atividades orofaríngeas, regurgitação nasal, retenção de bário na cavidade oral e/ou faríngea, diminuição no movimento da epiglote, redução na excursão do osso hióide, diminuição na elevação da laringe, diminuição no relaxamento do esfíncter faringoesofágico, penetração laríngea e aspiração (Chen et al., 1990; Chen et al., 1992). O exame videofluorográfico é considerado bastante sensível na avaliação da disfagia neurogênica, mas não é topográfico em relação à desordem neurogênica causadora da disfagia. Havendo então suspeita de distúrbio neurológico baseado nas características da deglutição e história clínica, um exame neurológico deve ser indicado.

Existem alguns casos em que os dados do exame videofluoroscópico, a queixa do paciente, o histórico e o exame clínico não se encaixam, sugerindo uma disfagia psicogênica (Buchholz et al., 1994). Em sua maioria, os pacientes são relativamente jovens, apresentam sintomas esporádicos e demonstram um bom estado de saúde geral. Ao ser feito exame clínico, nenhuma anomalia pode ser identificada e a voz tem boa qualidade. Freqüentemente há um aparente atraso na deglutição dado a um prolongado estágio oral da deglutição, mas a função faríngea, uma vez disparada a deglutição, está dentro da normalidade, ou seja, os pacientes apresentam evidências de ótimo controle oral, uma vez que o bolo alimentar permanece na boca sem escorrer pelos lábios ou pela parte posterior da língua. Isso sugere uma "aversão" ou "receio" ao alimento mais do que uma dificuldade oral propriamente dita. Durante a deglutição, as estruturas parecem funcionar adequadamente, e após a deglutição não há acúmulo de resíduo faríngeo. Algumas vezes, é possível identificar com o paciente o início do problema ou sintoma que pode ter desencadeado uma mudança no padrão normal de sua deglutição. No entanto, esses casos devem ser tratados com cuidado, e outras doenças neurológicas ou mecânicas devem ser exaustivamente investigadas antes de descartadas.

CAUSAS DAS DISFAGIAS NEUROGÊNICAS

As doenças neurológicas afetam a deglutição uma vez que causam interrupção ou distúrbio em um ou mais estágios da complexa cadeia neuromuscular responsável pela deglutição (Buchholz & Robbins, 1997). As desordens podem afetar o córtex cerebral, tratos subcorticais, tronco cerebral, nervos cranianos, junções neuromusculares e músculos. O quadro das várias desordens neurológicas que causam disfagias, sugerido por Buchholz & Robbins (1997), está representado na tabela 1.

Tabela 1. Desordens neurológicas que causam disfagia.

- **Acidente Vascular Cerebral**
- **Traumatismo Craniano**
- **Mal de Parkinson e outros distúrbios de movimento ou neurodegenerativa**
- **Paralisia Supranuclear Progressiva**
  - Atrofia olivopontocerebelar
  - Doença de Huntington
  - Doença de Wilson
- **Torcicolo**
  - Discinesia tardia
- **Doença de Alzheimer e outras demências**
- **Doença do neurônio motor (Esclerose Lateral Múltipla)**
- **Síndrome de Guillan-Barré e outras polineuropatias**
- **Neoplasmas e outras desordens estruturais**
  - Tumores cerebrais
  - Tumores de tronco cerebral intrínsecos e extrínsecos
  - Tumores de base de crânio
  - Meningites neoplásticas
- **Esclerose múltipla**
- **Síndrome pós-poliomielite**
- **Infecções**
  - Meningite infecciosa crônica
  - Sífilis e doença de Lyme
  - Difteria
  - Botulismo
  - Encefalite virótica
- **Miastenia** *Gravis*
- **Miopatias**
  - Polimiosites, dermatomiosite, miosite, sarcoidose
  - Distrofia muscular miotônica e oculofaríngea
  - Hiper e hipotiroidismo

Doenças Iatrogênicas

Efeitos colaterais de medicamentos

Disfagia neurogênica pós-cirúrgica

- cirurgia de pescoço
- cirurgia de fossa posterior
- radioterapia de cabeça e pescoço

As características das disfagias orofaríngeas encontradas nas diversas doenças neurológicas são similares e portanto, difíceis de distinguir, com base apenas no tipo de desordem encontrada. Pacientes com AVC, trauma craniano, mal de Parkinson, doenças neuromotoras, esclerose múltipla, síndrome pós-poliomielite e miopatias apresentam características semelhantes no exame videofluorográfico. Isso se dá em virtude de vários fatores como: presença de outras doenças, manifestação diversificada das doenças nos pacientes, idade, tipo e extensão da lesão cerebral.

Alguns dados encontrados no exame videofluorográfico podem ajudar no diagnóstico. No entanto, esses dados não podem ser analisados isoladamente, mas sim em relação a outros sintomas específicos encontrados nas diferentes desordens neurológicas. O melhor entendimento dos sintomas e do quadro em geral pode ajudar no diagnóstico e indicar o tratamento adequado.

A seguir, estaremos discutindo as características das diversas desordens neurológicas e seu efeito no mecanismo da deglutição.

Acidente Vascular Cerebral (AVC)

Há poucos estudos observando os efeitos do AVC na deglutição, o que parece ser a causa mais comum das disfagias (Kuhlemeier, 1994). Aproximadamente 25% a 50% dos AVCs resultam em disfagia orofaríngea (Groher & Bukatinan, 1986; Wade & Hewer, 1987; Chen et al., 1990; 1992 Heart and Stroke Facts, 1991; Palmer & Duchane, 1991). O dado mais alarmante está no fato da disfagia decorrente de AVC ser a principal causa de morbidade relacionada com complicações respiratórias e desnutrição (Veis & Logemann, 1985; Gordon, Langton-Hewer, Wade, 1987; Honer, Massey, Brazer, 1989; Greshan, 1990).

Estudos recentes têm indicado que a disfagia é bastante comum após o AVC, especialmente durante os primeiros dias, estando presente em cerca de 51% dos pacientes, dois dias após o derrame e caindo para 27 % após sete dias. Depois de seis meses, a maioria das dificuldades relacionadas com deglutição estão resolvidas, mas cerca de 8% dos pacientes ainda mantêm disfagia orofaríngea (Smithard et al., 1997).

Os AVCs do tipo isquêmico parecem ocorrer com maior freqüência e tendem a ter conseqüências mais brandas que o AVC hemorrágico, mais grave e com maiores chances de causar disfagias. Os acidentes de tronco cerebral tendem a causar disfagia com bastante freqüência, uma vez que o tronco cerebral compreende a maioria dos núcleos dos nervos cranianos. Parece que os AVCs do tronco, no entanto, acontecem em menor freqüência do que os acidentes em um dos hemisférios cerebrais (Honer et al., 1991; Teasell, Bach, McRae, 1994).

Os grandes AVCs isquêmicos unilaterais são freqüentemente causados por arterioembolismo da artéria carótida interna ou por embolismo cardíaco (Buchholz & Robbins, 1997). A artéria carótida interna subdivide-se em artéria cerebral média, artéria oftálmica e artéria cerebral média. A artéria cerebral média é o maior ramo da carótida interna e subdivide-se em inúmeros ramos que suprem a maior parte do córtex, principalmente os hemisférios e as áreas corticais motoras e somatossensoriais, além dos gânglios da base e da cápsula interna. A cápsula interna contém fibras descendentes do córtex cerebral para o tronco cerebral e para a medula espinhal. Os AVCs na região da artéria cerebral média são caracterizados por hemiparesia contralateral, e, se o acidente for no hemisfério esquerdo, a afasia também pode estar presente. Aparentemente, os grandes AVCs unilaterais causam disfagia, pela interrupção da comunicação corticobulbar ipsilateral (cápsula interna) que liga o centro de controle cortical da deglutição (na região frontal inferior) ao núcleo bulbar (tronco cerebral inferior), que coordena a deglutição (Buchholz & Robbins, 1997).

As lesões cerebrais no hemisfério direito parecem afetar mais a fase faríngea da deglutição, enquanto as lesões no hemisfério esquerdo parecem afetar mais a fase oral da deglutição. Quanto maior o comprometimento da fase faríngea, em pacientes com lesão cerebral direita, maior o risco de aspiração (Logemann, et al., 1993). Naturalmente, as lesões cerebrais bilaterais apresentam quadros de disfagias ainda mais severos por envolverem as duas fases, oral e faríngea.

Os AVCs unilaterais lacunares, por serem pequenos e profundos, envolvem em geral tratos periventriculares e gânglios da base, e são mais freqüentes em pacientes com idade avançada, história clínica de hipertensão e diabete. Como os pacientes desse grupo apresentam uma idade avançada, não está claro ainda se as mudanças e a alteração na deglutição estão relacionadas com um acidente lacunar ou com um processo acumulativo de pequenas alterações decorrentes do processo de envelhecimento.

Já os acidentes vasculares na altura do tronco cerebral freqüentemente acarretam disfagia orofaríngea, pelo envolvimento do tronco cerebral (núcleo dos pares cranianos) no controle da deglutição. Na maior parte dos casos, outras funções ligadas com o tronco cerebral são igualmente afetadas (atenção, tônus muscular, respiração, pressão sangüínea, ritmo cardíaco), mas em raros casos o centro da deglutição (formação reticular) é gravemente afetado de forma localizada, podendo não aparecer num exame de ressonância magnética (Buchholz, 1993).

A investigação clínica do paciente depois do AVC é fundamental, e sinais como disfonia, dificuldade na deglutição de saliva ou alimentos e estado de alerta diminuído sugerem grande risco de aspiração e de complicações respiratórias. Uma avaliação direta, por meio de videofluoroscopia, deve ser feita para indicar se o paciente pode se alimentar por via oral; qual é a dieta mais apropriada (líquidos, pastosos, semi-sólidos ou sólidos) e, mais importante ainda, para estabelecer o procedimento terapêutico mais eficiente e seguro.

Traumatismo Craniano

O traumatismo pode envolver o córtex cerebral, o tronco cerebral ou os nervos cranianos, causando disfagia orofaríngea. As considerações sobre disfagia depois do traumatismo craniano são similares às das disfagias após acidente cerebral. O prognóstico é relativamente bom, uma vez que se espera que a disfagia se resolva pela melhora do quadro neurológico, sendo por isso importante um diagnóstico e um tratamento adequados durante o período de disfagia aguda, para diminuir o risco de complicações secundárias. Muitas vezes a família (ou o pessoal qualificado ligado ao cuidado do paciente) deve ser orientada, uma vez que déficits cognitivos podem estar presentes e o paciente pode não perceber suas limitações.

Paralisia Cerebral

A paralisia cerebral refere-se aos quadros de danos neurológicos ocorridos no cérebro em desenvolvimento, que ocasionam danos permanentes. As desordens motoras nas paralisias cerebrais, coréicas, atetóicas ou mais freqüentemente de ordem espástica, podem afetar a fala, a deglutição e a respiração (Buchholz & Robbins, 1997).

Os reflexos primitivos normais ao desenvolvimento, que normalmente desaparecem com o tempo, permanecem nas paralisias cerebrais. Reflexos como de mordida, sucção-deglutição, ausência de lateralização de língua, etc., alteram e impedem outras respostas como mastigação, controle e deglutição do bolo alimentar. Algumas técnicas para inibição de reflexos e diminuição de tônus muscular, ou ainda posicionamento adequado, são necessárias nesses casos.

Mal de Parkinson e Outras Desordens de Movimento e Doenças Neurodegenerativas

O mal de Parkinson ocorre por uma degeneração neuronal progressiva de causa desconhecida, afetando múltiplas áreas do tronco cerebral e áreas subcorticais, especialmente neurônios produtores de dopamina localizados na substância negra. Desordens na deglutição associada ao Parkinson aparecem nas fases orofaríngea e esofágica com a progressão da doença. Os sintomas iniciais da doença são: tremor no repouso, movimentos de membros lentos e diminuídos, alteração da marcha (lenta, com passos curtos, arrastando os pés, etc.), articulação da fala diminuída, volume vocal diminuído e mímica facial pobre. O tratamento do mal de Parkinson é feito por meio de antagonista da dopamina (L-Dopa), que reduz alguns dos sintomas, mas tem pouco efeito nos sintomas orofaríngeos. Esse medicamento não reverte a doença, apenas reduz os sintomas, enquanto um anti-oxidante, Deprenyl, parece ajudar no retardo de maiores degenerações neurais. No entanto, o Parkinson é uma doença progressiva, sendo a pneumonia aspirativa a principal causa de morte nos estágios avançados da doença (Buchholz & Robbins, 1997).

Paralisia supranuclear progressiva é uma das várias doenças similares ao Parkinson, porém mais grave. É conseqüência de degeneração neural ainda mais generalizada, que pode causar uma disfunção orofaríngea grave já em estágio inicial da doença. A disfagia costuma ser mais severa e os sintomas não diminuem em resposta ao tratamento medicamentoso (Neumann et al., 1995). Existem algumas características que parecem ser próprias apenas da paralisia supranuclear progressiva, como ausência de movimento do palato mole durante a deglutição (Leopold & Kagel, 1997).

Doença de Huntington é uma desordem dominante autossômica, em que ocorre uma degeneração dos neurônios produtores de Gaba, localizados no *striatum* (*putamen* e núcleo caudado), caracterizada por distúrbios psiquiátricos, demência e movimentos involuntários, com início na meia idade. A disfagia é freqüentemente encontrada nesta doença, levando a complicações respiratórias e à morte (Kagel & Leopold, 1992). Alguns dos medicamentos usados para controlar os movimentos involuntários podem deixar o paciente sedado; no entanto, esses medicamentos parecem ajudar a alimentação quando tomados de forma adequada (Buchholz & Robbins, 1997). A terapia fonoaudiológica e técnicas compensatórias específicas também parece ajudar o paciente (Kagel & Leopold, 1992).

Doença de Alzheimer e Outras Demências

Doença de Alzheimer é o tipo de demência mais freqüente, caracterizada por perda difusa de neurônios corticais e que afeta funções sensorimotoras em seu estágio mais avançado, causando possíveis disfagias oromotoras. No entanto, o rebaixamento significativo dos aspectos cognitivos altera hábitos de alimentação, tornando o paciente dependente de ser alimentado, antes mesmo do aparecimento dos sintomas orofaríngeos. Não existe ainda um tratamento efetivo para a doença de Alzheimer. O trabalho do fonoaudiólogo não é só o de identificar as dificuldades do paciente, mas também, e principalmente, o de trabalhar com a família e com responsáveis na educação da forma de alimentar o paciente.

Doenças do Neurônio Motor

As doenças do neurônio motor causam degeneração dos neurônios motores superiores e inferiores, por meio do sistema nervoso central e inclui a esclerose lateral múltipla. Quando o envolvimento é predominantemente de neurônios motores inferiores na ponte e medula, o quadro clínico é de paralisia bulbar. Os sintomas então são de disfagia, disfonia, diminuição no suporte respiratório, hipernasalidade e disartria acompanhada de fraqueza muscular, bem como de fasciculação (Buchholz & Robbins, 1997). Quando os neurônios motores superiores dos tratos corticobulbares estão envolvidos, o resultado clínico é de paralisia pseudobulbar. Nesses casos, os pacientes apresentam comprometimento das funções voluntárias dos músculos afetados, aumento dos reflexos do tronco cerebral e labilidade emocional.

As causas das doenças do neurônio motor são desconhecidas, e um tratamento efetivo ainda não foi desenvolvido. Algumas hipóteses estão sendo testadas e medicamentos estão sendo investigados, mas por hora a doença continua sendo progressiva e fatal até, aproximadamente, 5 anos após o diagnóstico.

Síndrome de Guillan-Barré e Outras Polineuropatias

A Síndrome de Guillan-Barré ocorre pela desmielinização de nervos cranianos periféricos, causando diminuição da sensibilidade e da força muscular, em diferentes graus de severidade. Como a distribuição é variável, pode ou não haver comprometimento da função faríngea decorrente da redução da força e da sensibilidade. A recuperação tende a ser espontânea, mas pode ser ajudada pelo uso da imunoglobulina. Outros cuidados, como gastrostomia e ventilação mecânica, podem ser necessários.

Outras neuropatias raramente causam disfagia, uma vez que a fraqueza muscular é usualmente distal, raramente afetando a faringe.

Neoplasmas e Outras Desordens Estruturais

Quanto aos tumores cerebrais, a sua localização no cérebro é que determina o comprometimento orofaríngeo ou não. Mas, ao contrário do que se acredita, tumores cerebrais unilaterais freqüentemente causam disfagia orofaríngea (Newton et al., 1994).

Os tumores na região do tronco cerebral e na base do crânio têm uma maior chance de causar disfagia orofaríngea. O tratamento inclui cirurgia e radioterapia e/ou quimioterapia, sendo que o prognóstico depende do sucesso destes tratamentos.

ESCLEROSE MÚLTIPLA

A esclerose múltipla ocorre em virtude da desmielinização do sistema nervoso central por ataque auto-imune, que nele produz déficits flutuantes e multifocais. Quando as conexões ou tratos corticobulbares ao redor do tronco cerebral inferior são envolvidos, pode ocorrer disfagia (Buchholz & Robbins, 1997). A desordem manifesta-se e regride em intervalos de semanas ou meses, e o tratamento medicamentoso é feito por meio de corticosteróides ou beta-interferon. Durante a avaliação videofluoroscópica é importante tentar fatigar o paciente para observar o efeito da fadiga muscular no mecanismo da deglutição.

SÍNDROME PÓS-POLIOMIELITE

Atualmente, a poliomielite paralítica aguda é bastante rara, mas quando existente pode apresentar disfunção bulbar, acarretando disfagia em uma pequena porcentagem dos casos (10% a 15%) por causa de infecção virótica dos neurônios inferiores do tronco cerebral. A pós-poliomielite caracteriza-se pela queixa de fadiga progressiva, fraqueza, perda muscular e dores, décadas após a manifestação da doença. Alguns desses sintomas podem ser aliviados e/ou tratados. Há também pacientes que apresentam atrofia muscular progressiva pós-poliomielite, a qual parece causar perda muscular e fraqueza progressiva, resultantes de degeneração gradual de axônios terminais do neurônio motor, que teriam resistido à poliomielite paralítica aguda e que foram sobrecarregados durante anos (Buchholz & Robbins, 1997). Existe alguma controvérsia a respeito dessa desordem em geral e sobre as queixas desses pacientes em relação à disfagia (Coelho & Ferrante, 1988; Buchholz, 1994; Buchholz & Robbins, 1997), mas aparentemente existe uma disfagia progressiva com a piora dos sintomas.

DESORDENS INFECCIOSAS

Vários processos infecciosos podem afetar o controle central ou periférico da deglutição causando disfagia. Dentre eles, a meningite crônica, sífilis, doença de Lyme, difteria, botulismo e encefalite virótica.

A meningite crônica ou as infecções crônicas do sistema nervoso, causadas por fungos ou parasitas, podem afetar nervos cranianos inferiores, resultando em disfagia. Doenças como sífilis e doença de Lyme podem causar não apenas meningite crônica, mas também infecção parenquimatosa do córtex ou tronco cerebral, causando disfagia.

MIASTENIA *GRAVIS*

A miastenia *gravis* ocorre por interferência na transmissão neuromuscular, resultando em fraqueza característica com fadiga muscular. A disfagia aparece relativamente cedo e é acompanhada de fadiga do músculo ocular. Os pacientes costumam relatar uma maior dificuldade com a alimentação no fim do dia em comparação com a do inicio do dia. Logo, durante a avaliação videofluoroscópica é importante tentar fatigar o paciente e observar se há mudanças em seu desempenho no final do exame. Isto pode ser feito, por exemplo, dando-se ao paciente uma série de bolos de alguma consistência já testada, mantendo o fluoroscópio desligado; depois de algumas deglutições, continuar o exame, observando possíveis mudanças.

O diagnóstico de miastenia *gravis* deve ser considerado nos casos de adultos com diminuição na força laríngea, disfonia inconsistente e disfagia. Encontra-se significativa fraqueza facial e lingual e um dos sinais patognomônicos é a fadiga no músculo ocular com rebaixamento de pálpebras. As áreas envolvidas são a dos músculos extra-oculares, órgãos proximais e faringe, língua e véu palatino. As manifestações podem diminuir drasticamente com o uso de injeção intravenosa diagnóstica de Telsilon (edrophonium).

MIOPATIA

As doenças do músculo, ou miopatias, geralmente envolvem membros proximais e podem causar enfraquecimento faríngeo. As miopatias inflamatórias incluem polimiosites, dermatomiosites, miosites e sarcoidose (Buchholz & Robbins, 1997). Quando disfagias neurogênicas são encontradas sem uma causa identificável, torna-se importante a investigação de possíveis neuropatias, uma vez que o quadro pode ser revertido com terapia imunossupressora.

As miopatias não inflamatórias incluem distrofias musculares hereditárias, como distrofia miotônica e distrofia muscular oculofaríngea, que causam disfagia orofaríngea.

Outras miopatias associadas à disfagia orofaríngea são distúrbios endócrinos ligados a hipertiroidismo, hipotiroidismo e síndrome de Cushings (relacionada com o excesso de cortisona). A testagem da função tiróide é indicada nos casos de disfagia tipo neurogênica sem causa aparente (Buchholz & Robbins, 1997).

DISFAGIA OROFARÍNGEA IATROGÊNICA

Disfagia iatrogênica é o termo utilizado para os distúrbios da deglutição decorrentes de uma intervenção medicamentosa ou cirúrgica indicada para algum outro problema do paciente. Há uma série de medicamentos que podem afetar as fases oral e faríngea da deglutição de diversas formas, como:

1. Diminuição do estado de alerta.
2. Redução da função faríngea por miopatia medicamentosa.
3. Diminuição na transmissão neuromuscular.
4. Desordens de movimento.
5. Aumento ou diminuição de saliva.

A tabela 2 apresenta uma relação dos medicamentos que podem alterar a deglutição com os respectivos sintomas orofaríngeos.

Tabela 2. Medicamentos que podem afetar a deglutição.

Medicação	Exemplos	Indicação – Prescrição	Possível Efeito
Neurolépticos (Psicotrópicos)			
Antidepressivo	Elavil (tricyclic)	Alivia depressão endógena.	Mucosa seca, sonolência.
Antipsicótico	Aldol	Tratamento de pacientes com psicose crônica.	*Tardive dyskinesia.*
	Thorazine	Tranqüilizante, antiemético.	Sinais e sintomas extrapiramidais (estado mental alterado, rigidez muscular).
Sedativos			
Barbitúricos	Fenobarbitol, Neambutal	Tratamento de insônia.	Diminui atividade de SNC (sonolência afetando atividade cognitiva).
Não-Barbitúricos	Benadril, Fenergan	Antiestamínico (alergias), contra enjôos.	Mucosa seca, espessamento de secreções bronqueais, sonolência.
Anti-Histamínicos	Remédios para tosse e gripe	Diminui congestão nasal e tosse.	Ressecamento de mucosa, efeitos sedativos.

Medicação	Exemplos	Indicação – Prescrição	Possível Efeito
Diuréticos	Lasix	Tratamento de edema.	Sinais de desidratação crônica (boca seca, sede, fraqueza, sonolência).
Anestesia de mucosa	Hurricaine (Lidocaína)	Anestésico tópico usado para aliviar passagem de fibra endoscópica, controle e dor dentária.	Diminui reflexo de tosse e vômito.
Anticolinérgicos	Congentin Cop	Usado no tratamento de Parkinson	Boca seca e diminuição de apetite

Outra causa de disfagias iatrogênicas está ligada às várias cirurgias de cabeça e pescoço. Essas cirurgias podem causar disfagia em virtude da manipulação do pescoço, com possível dano das conexões dos nervos do plexo faríngeo e dos músculos constritores da faringe. Dentre as cirurgias pode-se citar endarterectomia da carótida, rizotomia ventral para tratamento de *torcicollis* espasmódica, esofagectomia trans-hiatal e fusão cervical anterior (Hambraeus, Ekberg, Fletcher, 1987; Ekberg et al., 1989; Heitmiller & Jones, 1991; Buchholz, Jones, Ravich, 1993; Hirano et al., 1993). Alguns sintomas podem ocorrer de forma temporária, por causa da intubação ou do edema pós-operatório, mas quando os sintomas são graves e persistentes uma investigação mais detalhada deve ser feita.

A cirurgia de fossa posterior, envolvendo o tronco cerebral, pode também causar disfagia orofaríngea pela localização da cirurgia com manipulação e possível dano de nervos cranianos e estruturas do tronco cerebral responsáveis pela deglutição. Uma vez que esses pacientes correm alto risco de problemas na deglutição, a alimentação deve ser cuidadosamente observada e interrompida se houver suspeitas de dificuldades ou sintomas de aspiração.

Outra causa de disfagia iatrogênica, relativamente comum, seria oriunda do tratamento de câncer de cabeça e pescoço pela radiação, que pode causar dano nos nervos, levando à disfagia neurogênica ou, ainda, à alteração da deglutição pelo enrijecimento dos tecidos por redução do fluxo sangüíneo, e a uma severa cicatrização. Os efeitos do tratamento por meio de radioterapia combinada com quimioterapia podem demorar vários anos antes de apresentar sintomas. A alteração das estruturas musculares e a diminuição da movimentação faríngea resultam em disfagias de diferentes graus de gravidade (Lazarus et al., 1996). No estudo acima citado, os autores relatam algumas considerações interessantes quanto à gravidade das disfagias apresentadas pelos pacientes analisados, questionando o uso de radiação *versus* cirurgia.

Há casos em que uma disfagia neurogênica é detectada e correlacionada com um acontecimento neurológico, mas existe suspeita de possível agravamento do quadro por mudanças no medicamento ou por cirurgia recente. Nesses casos é muito importante dar atenção ao que se chama de desordem secundária, quando ocorre um recente desequilíbrio neurológico; o paciente pode apresentar uma disfagia mais grave por mudanças na medicação ou ato cirúrgico. A identificação dos sintomas e suas causas torna-se importante para uma possível reversão do quadro.

Mudanças na Deglutição Relacionadas com a Idade

Alguns estudos tentaram mostrar se há ou não diferença entre uma população idosa normal e outra população idosa com algum comprometimento neurológico. Os resultados ainda não são conclusivos, pois aparentemente as diferenças foram pequenas ou questionáveis. Mas, mesmo com pequenas diferenças em relação à movimentação oral do bolo e contração faríngea, os idosos normais não apresentavam sintoma algum e não tinham queixas de problemas relacionados com a deglutição. Portanto, alterações na deglutição ou descompensações faríngeas na população idosa não podem ser explicadas exclusivamente pela idade avançada, mas qualquer alteração na saúde do paciente relacionada com a alteração da deglutição deve ser cuidadosamente investigada.

Finalmente, é importante lembrar que, na maioria dos casos de disfagia neurogênica, existem várias doenças envolvidas, especialmente quando se trata de paciente idoso, o que torna o diagnóstico difícil e passível de múltiplas considerações. Portanto, uma equipe multidisciplinar poderá atender às necessidades do paciente de forma mais completa, realizando um diagnóstico mais seguro e um plano de terapia mais detalhado e eficaz.

Referências Bibliográficas

1992 Heart and Stroke Facts. Dallas, American Heart Association, 1991.

BUCHHOLZ, D.W.- Clinically-probable brainstem stroke presenting primarily as dysphagia and nonvizualized by MRI. *Dysphagia, 8*:235-238, 1993.

BUCHHOLZ, D.W.- Editorial; postpolio dysphagia. *Dysphagia, 9*:99-100, 1994.

BUCHHOLZ, D. & ROBBINS, J.- Neurologic diseases affecting oropharingeal swallowing. *In*: PERLMAN, A. & SCHULZE-DELRIEU, K.- *Deglutition and its disorders.* San Diego, Singular Publishing Group, 1997.

BUCHHOLZ, D.W.; JONES, B.; RAVICH, W.J.- Dysphagia following anterior cervical fusion. *Dysphagia, 8*:390, 1993.

BUCHHOLZ, D.; BOROFSKY, I.; EDWIN, D.; JONES, B.; RAVISH, W.- Psychogenic oropharyngeal dysphagia; report of 26 cases. *Dysphagia, 9*:267-68, 1994.

CHEN, M.Y.M.; OTT, D.J.; PEELE, V.N.; GELFAND, D.W.- Oropharyngeal in patients with cerebrovascular disease; evaluation with videofluoroscopy. *Radiology, 176*:641-3, 1990.

CHEN, M.Y.M.; PEELE, V.N.; DONATI, D.; OH, D.J.; DONOFRI, P.D.; GELFAND, D.W.- Clinical and videofluoroscopic evaluation of swallowing in 41 patients with neurologic desease. *Gastrointest. Radiol., 17*:95-8, 1992.

COELHO, C.A. & FERRANTE, R.- Dysphagia in pos-polio sequelae; report of three cases. *Arch. Physic. Med. Rehabilit., 69*:634-6, 1988.

EKBERG, O.; BERGQVIST, D.; TOKOLANDER, R.; UDDMAN, R.; KITZING, P.- Pharyngeal function after carotid endarterectomy. *Dysphagia, 4*:151-4, 1989.

GORDON, C.; LANGTON-HEWER, R.; WADE, D.T.- Dysphagia in acute stroke. *Brit. Med. J., 295*:411-4, 1987.

GRESHAM, S.L.- Clinical assessment and management of swallowing difficulties after stroke. *Med. J. Aust., 153*:397-9, 1990.

GROHER, M.E.- The detection of aspiration and videofluoroscopy. *Dysphagia, 9*:147-8, 1994.

GROHER, M.E. & BUKATINAN, R.- The prevalence of swallowing disorders in two teaching hospitals. *Dysphagia, 1*:3-6, 1986.

HAMBRAEUS, G.M.; EKBERG, O.; FLETCHER, R.- Pharyngeal dysfunction after total ans subtotal oesophagectomy. *Acta Radiolog., 28*:409-13, 1987.

HEITMILLER, R.F. & JONES, B.- Transient diminished airway protection following transhiatal esophagectomy. *Am. J. Surg., 162*:422-46, 1991.

HIRANO, M; TANAKA, S.; FUJITA, M.; FUJITA, H.- Vocal cord paralysis caused by esophageal cancer surgery. *Ann. Otol. Rhinol. Laryngol., 102*:182-5, 1993.

HONER, J. & MASSEY, E.W.- Silent aspiration following stroke. *Neurology, 38*:317-9, 1988.

HONER, J.; MASSEY, E.W.; BRAZER, S.R.- Aspiration in bilateral stroke patients. *Neurology, 40*:1686-8, 1989.

HONER, J.; BUOYER, F.G.; ALBERTS, M.J.; HELMS, M.J.- Dysphagia following brain-stem stroke; clinical correlates and outcome. *Arch. Neurol., 48*:1170-3, 1991.

KAGEL, M.C. & LEOPOLD, N.A.- Dysphagia in huntinton's disease; a 16 year retrospective. *Dysphagia, 7*:106-14, 1992.

KAHRILAS, M.C.- The anatomy and physiology of dysphagia. *In:* GELFARD, D.W. & RICHTER, J.R. (eds)- *Dysphagia; diagnosis and treatment.* New York, Igaku-Shoin, 1989.

KUHLEMEIR, K.V.- Epidemiology and dysphagia. *Dysphagia, 9*:209-17, 1994.

LAZARUS, C.L.; LOGEMANN, J.A.; PAULOSKI, B.R.; COLANGELO, L.A.; KAHRILAS, P.J.; MITTAL, B.B.; PIERCE, M.- Swallowing disorders in head and neck cancer patients treated with radiotherapy and adjuvant chemotherapy. *Laryngoscope, 106*:1157-66, 1996.

LEOPOLD, N.A. & KAGEL, M.C.- Dysphagia in progressive supranuclear palsy; radiologic features. *Dysphagia, 12*:140-3, 1997.

LINDEN, P. & SIEBENS, A.- Dysphagia; predicting laryngeal penetration. *Arch. Physic. Med. Rehabilit., 64*:281-3, 1983.

LINDEN, P.; KUHLEMEIER, K.V.; PATTERSON, C.- The probability of correctly predicting subglottic penetration from clinical observation. *Dysphagia, 8*:170-9, 1993.

LOGEMANN, J.A.; SHANAHAN, T.; RADEMAKER, A.W.; KAHRILAS, P.J.; LAZAR, R.; HALPER, A.- Oropharyngeal after stroke in the left basal ganglion/internal capsule. *Dysphagia, 8*:230-4, 1993.

NEUMANN, S.; REICH, S.; BUCHHOLZ, D.; PURCELL, L.; JONES, B.- Progressive supranuclear palsy (PSP); characteristics of dysphagia in 14 patients. *In:* ABSTRACT PRESENTED TO THE ANNUAL MEETING OF THE DYSPHAGIA RESEARCH SOCIETY, 4, 1995.

NEWTON, H.B.; NEWTON, C.; PEARL, D.; DAVIDSON, T.- Swallowing assessment in primary brain tumor patients with dysphagia. *Neurology, 44*:1927-32, 1994.

PALMER, J.B. & DUCHANE, A.S.- Rehabilitation of swallowing disorders due to stroke. *Arch. Physic. Med. Rehabilit. Clin. North Am., 2*:529-46, 1991.

SMITHARD, D.G.; O'NEILL, P.A.; ENGLAND, R.E.; PARK, C.L.; WYATT, R.; MARTIN, D.F.; MORRIS, J.- The natural history of dysphagia following a stroke. *Dysphagia, 12*:188-93, 1997.

TEASELL, R.W.; BACH, D.; MCRAE, M.- Prevalence and recovery of aspiration poststroke; a retrospective analysis. *Dysphagia, 9*:35-9, 1994.

VEIS, S.L. & LOGEMANN, J.A.- Swallowing disorders in persons with cerebral vascular accident. *Arch. Physic. Med. Rehabilit.I, 66*:372-5, 1985.

WADE, D. & HEWER, L.- Motor loss and swallowing difficulties after stroke; frequency, recovery and prognosis. *Acta Neurolog. Scand., 76*:50-4, 1987.

CAPÍTULO 3

DISFAGIA NEUROGÊNICA EM ADULTOS: UMA PROPOSTA PARA AVALIAÇÃO CLÍNICA

Roberta Gonçalves Silva

INTRODUÇÃO

A anatomia e a neurofisiologia da dinâmica da deglutição caracterizam-se por fenômenos complexos, já descritos no capítulo anterior.

Para o profissional que se propõe a estudar e atuar com pacientes adultos, portadores de disfagia neurogênica, é imprescindível o conhecimento destas estruturas e processos. Estes aspectos são requisitos básicos e essenciais para compreender a inter-relação entre as fases que compõem este processo dinâmico. Além disto, o conhecimento desta dinâmica, por meio de uma visão globalizada dos acontecimentos, é determinante para o raciocínio clínico e terapêutico.

Estes conhecimentos, associados à prática clínica, permitem ao avaliador identificar, analisar e classificar os achados encontrados durante a avaliação clínica, facilitando a definição de condutas e o planejamento dos exames objetivos.

Afinal, o que é a deglutição? Função ou processo? A palavra função significa uma "ação peculiar a qualquer órgão" e a palavra processo significa "concatenação ou sucessão de fenômenos".

Embora a deglutição seja definida por alguns autores como uma função, sua característica nobre está em iniciar o processo digestivo. Portanto, acredito que a deglutição deva ser definida como o processo que se caracteriza por conduzir o alimento da boca ao estômago, por meio de fases que se inter-relacionam.

Esta definição nos permite visualizar a deglutição como uma sucessão de fenômenos inter-relacionados em que as fases presentes não são acontecimentos isolados, mas sincrônicos.

A dinâmica da deglutição é composta por quatro fases. Essas fases apresentam refinado controle neuromotor. A presença de distúrbios neste controle pode comprometer o desempenho entre as fases da deglutição.

Os componentes corticais desta dinâmica são responsáveis pela programação e organização do sincronismo das atividades motoras, sendo que estas informações serão posteriormente conduzidas por alguns pares de nervos encefálicos ao sistema muscular.

As fases desta dinâmica são descritas a seguir:

FASE ORAL

Preparatória Oral: é a etapa inicial da dinâmica da deglutição. Nela ocorre a acomodação e organização do bolo alimentar por meio de ação voluntária. Durante esta fase é essencial que haja integridade no controle neuromotor que programa e coordena os movimentos intra-orais, especialmente da língua, para que posteriormente a deglutição seja iniciada. Esta etapa termina quando o bolo alimentar está compactado e preparado para ser propulsionado.

Transporte Oral: inicia-se assim que o bolo alimentar estiver preparado, sendo o vedamento do esfíncter labial, associado ao mecanismo ântero-posterior de propulsão da língua, o responsável pelo deslocamento do alimento para a região faríngea.

Esta fase continua sendo voluntária e, portanto, dependente de uma ação iniciada pelo próprio indivíduo. Além da córtex, três pares de nervos encefálicos são responsáveis pelo desenvolvimento da fase preparatória e de transporte oral: o trigêmeo (V), o facial (VII) e o hipoglosso (XII).

Com a propulsão do alimento, o bolo ou a língua tocam o pilar anterior das fauces e deflagram o reflexo de deglutição. Este é o momento de transição entre a fase oral e a faríngea, entre o voluntário e o involuntário.

FASE FARÍNGEA

Inicia-se com o eliciamento do reflexo de deglutição. Neste momento o esfíncter velofaríngeo se fecha e o alimento propulsionado pela língua é direcionado para a faringe, sendo esta fase involuntária.

Com o início do trânsito faríngeo, também são iniciados os mecanismos de proteção das vias aéreas inferiores. A elevação da laringe, a coaptação das pregas vocais e ariepiglóticas são os mecanismos mais importantes de proteção das vias aéreas inferiores.

Assim, durante a passagem do bolo alimentar pelo trânsito faríngeo, observamos elevação da laringe, coaptação de pregas vocais e direcionamento deste bolo para a região do esfíncter esofágico superior.

Esta fase termina com o "relaxamento" do esfíncter esofágico superior e conseqüente passagem do bolo alimentar para a fase esofágica.

Nesta etapa ocorre a participação dos seguintes pares de nervos encefálicos: glossofaríngeo (IX), vago (X) e acessório (XI).

Fase Esofagogástrica

Com a abertura do esfíncter esofágico superior o alimento é direcionado para o esôfago e, posteriormente, para o estômago, por meio de ondas peristálticas primárias e secundárias.

A dinâmica da deglutição é portanto sincrônica e inter-relacionada. O desempenho da fase seguinte dependerá sempre do processamento da fase anterior. Além disto, é importante ressaltar que esta fisiologia sofre efeitos da consistência alimentar, volume, temperatura e de específicas manobras terapêuticas. As possíveis modificações nesta dinâmica, pelos efeitos citados acima, é uma das bases teóricas da avaliação clínica e principalmente do processo terapêutico.

Portanto, a avaliação fonoaudiológica clínica de indivíduos portadores de disfagia neurogênica tem por objetivo colher informações, identificar achados sugestivos de alteração da fisiologia da dinâmica da deglutição, fornecer subsídios para o planejamento dos exames objetivos e contribuir para a definição de condutas terapêuticas.

Avaliação Fonoaudiológica Clínica

O exame clínico da disfagia neurogênica em adultos é composto por detalhadas informações colhidas na anamnese e por procedimentos clínicos específicos. Estes procedimentos visam facilitar a compreensão da dinâmica da deglutição por meio da avaliação das estruturas e, primordialmente, do funcionamento entre as fases.

Durante o exame, os achados clínicos devem ser analisados conjuntamente, pois informações isoladas não permitem ao avaliador considerar as relações entre as fases ou realizar o correto raciocínio diagnóstico.

Depois do exame clínico é importante não só identificar a fase comprometida, mas também estabelecer critérios, principalmente quanto ao grau de severidade, para classificar a disfagia visando facilitar a definição de condutas.

As disfagias neurogênicas em adultos foram classificadas, por vários autores, após avaliação videofluoroscópica. Considerando que os critérios utilizados tomaram por base achados obtidos em exame objetivo da deglutição, esta classificação não pode ser utilizada após avaliação clínica, porque os critérios são diferentes.

Silva (1997), em seu estudo sobre disfagia neurogênica em adultos pós-acidente vascular encefálico, depois de identificar as fases da deglutição que estavam comprometidas e analisar os achados clínicos colhidos, estabeleceu critérios de classificação em relação a possíveis riscos de aspiração. Sabendo que esta classificação é um agrupamento que utilizou critérios clínicos em uma patologia específica, sugerimos que ela seja apenas usada como parâmetro.

O exame clínico da disfagia neurogênica começa com uma detalhada anamnese, que tem por objetivo investigar aspectos etiológicos, clínicos gerais, bem como o desempenho atual do paciente durante a alimentação.

Anamnese

1. Investigação sobre etiologia.

Este tópico tem por objetivo informar ao avaliador a etiologia da disfagia neurogênica em estudo. Caso a etiologia já tenha sido confirmada por exames e diagnosticada por um médico, é imprescindível, por questões interdisciplinares envolvidas na avaliação e reabilitação das disfagias, iniciar o contato com o referido profissional.

Considerando ainda que a disfagia pode ser um dos primeiros sintomas em algumas patologias neurológicas, podendo ser identificada inicialmente na clínica fonoaudiológica, este paciente deve ser encaminhado para uma avaliação médica.

As questões abaixo devem ser esclarecidas durante a entrevista:

. queixa;
. internação hospitalar: tempo, UTI, coma, traqueostomia, utilização de sonda de alimentação, alta;
. exames médicos, medicação, diagnóstico e conduta médica;
. sintoma progressivo ou estável;
. distúrbios de linguagem, fala ou voz, anteriores, concomitantes ou posteriores à queixa de deglutição;
. distúrbios da motricidade global: plegia, paresia, espasticidade, déficit de coordenação, tremores, ataxia;
. distúrbios de sensibilidade global: parestesia, anestesia, algia.

Ao término desta investigação, o avaliador deve levantar hipóteses para obter um possível diagnóstico etiológico, a fim de saber se está lidando com uma patologia neurológica progressiva ou estável.

2. Quadro clínico geral.

A condição geral de saúde destes pacientes são fatores determinantes para a reabilitação da disfagia. A presença de patologias associadas (que comprometam os aspectos cognitivos, respiratórios e o estado clínico geral) interferirá significativamente na evolução da terapêutica fonoaudiológica.

A integridade dos aspectos cognitivos é fundamental para que o paciente compreenda e execute as propostas terapêuticas. Assim, a presença de déficits de atenção e memória devem contribuir para que o clínico compreenda as restrições quanto ao prognóstico.

Distúrbios broncopulmonares comprometem os mecanismos de proteção das vias aéreas inferiores, maximizando os riscos de aspiração e dificultando a aquisição de energia necessária à deglutição.

O estado clínico geral do paciente quanto ao peso, condição nutricional e hidratação, condição cardíaca, condições metabólicas e demais aspectos, pode comprometer tanto a aplicação das técnicas terapêuticas quanto a evolução do caso.

Nesta etapa da anamnese, devem ser esclarecidas as questões seguintes:

. aspectos cognitivos: memória, atenção, compreensão;
. aspectos broncopulmonares: episódios de pneumonia, febre freqüente sem causa aparente, medicação, exames radiológicos, tempo e freqüência de internação;
. problemas cardíacos;
. problemas auditivos;
. diabete, hipoglicemia;
. peso atual, perda e recuperação de peso;
. medicação atual.

3. Dieta atual.

Esta investigação deve ser minuciosa para que ela possa fornecer informações sobre as condições alimentares atuais, visando direcionar o processo terapêutico e as implicações para a evolução do caso.

Após este estudo, para que o fonoaudiólogo possa fazer suas considerações clínicas e estabelecer condutas quanto a mudanças de consistência, a avaliação e o acompanhamento nutricional são fundamentais.

3.1. Tipo de via utilizada para a alimentação:

Enteral - observar:

. tipo de sonda: nasogástrica, nasoentérica ou gastrostomia;
. higienização e troca de sonda;
. dieta industrializada ou caseira;
. volume ingerido;
. tempo de utilização de sonda;
. responsável pelos horários e administração da dieta.

Oral - investigar:

. consistência;
. volume;
. temperatura;
. tempo necessário para cada refeição;
. ingestão de líquidos;
. utilização de manobras ou instrumentos específicos;
. quantidade total consumida por via oral;
. nível de independência alimentar;
. alimentos preferidos e de que não gosta;
. quem prepara a alimentação.

Enteral e Oral: além de todas as questões acima citadas, investigar qual o volume nutricional ingerido por via oral e qual o volume por sonda.

4. Investigação sobre os mecanismos de proteção das vias aéreas inferiores.

4.1. Presença ou ausência de alteração vocal depois da deglutição:

. diminuição da intensidade vocal;
. agravamento da qualidade vocal;
. voz "molhada" depois da deglutição.

4.2. Presença ou ausência de tosse:

. antes, durante ou depois da deglutição;
. freqüência;
. quais alimentos provocam mais tosse;
. se realiza alguma manobra quando a tosse acontece.

4.3. Presença ou ausência de alteração respiratória depois da deglutição:

. respiração ruidosa;
. alteração do fluxo respiratório.

Estes aspectos assinalam a ocorrência de penetração laríngea e riscos de aspiração, contribuindo para auxiliar no raciocínio diagnóstico sobre o funcionamento dos mecanismos de proteção das vias aéreas, bem como da possibilidade de introdução de dieta por via oral.

5. Expectativas do paciente e familiares quanto à reabilitação.

Para o ser humano a alimentação não é só uma necessidade, mas também um dos prazeres da vida. Portanto, é compreensível a angústia dos pacientes diante da impossibilidade de se alimentarem como antes.

No entanto, faz parte desta etapa da avaliação orientar e esclarecer o paciente e familiares sobre o objetivo de nossa atuação, que não é o de devolver ao paciente sua habilidade anterior de deglutição, mas sim, o de possibilitar-lhe, quando viável, uma deglutição eficiente e sem riscos para sua saúde e vida.

Exame Clínico Fonoaudiológico

As informações colhidas na anamnese devem preparar o avaliador para conduzir seu exame clínico com critério e precisão.

A avaliação clínica da dinâmica da deglutição pode conter métodos indiretos, ou seja, sem introdução de qualquer tipo de dieta por via oral, pesquisando-se somente algumas estruturas deste processo.

Contudo, é importante relembrar que, sendo a deglutição um processo dinâmico que inter-relaciona diferentes fases, a avaliação e a análise de estruturas dissociadas da dinâmica pouco contribuem para o raciocínio diagnóstico e para criteriosas definições de condutas. Assim, a avaliação clínica deve priorizar os procedimentos que visem analisar a dinâmica.

Para a avaliação clínica da disfagia neurogênica são necessários os seguintes materiais:

. luva;
. espátula e lanterna oral;
. estetoscópio;
. consistências: pudim, líquido engrossado, sólido e líquido;
. volumes padronizados: 1 ml, 3 ml, 5 ml e 10 ml.

Estes materiais têm pouca importância quando comparados ao potencial de observação e raciocínio clínico do avaliador.

Conhecer e dominar a inter-relação entre as fases desta dinâmica é o instrumento mais valioso desta avaliação.

Passarei agora a descrever os tópicos abordados durante a avaliação clínica da disfagia neurogênica:

1. Esfíncter labial.

Procedimento de avaliação: observação visual durante a execução de provas de mobilidade e motricidade para a manutenção do vedamento labial, manutenção do vedamento labial durante a dinâmica e desempenho com manipulação digital.

Achados clínicos:

. vedamento labial incompleto;
. vedamento labial completo.

O vedamento do esfíncter labial é um elemento de extrema importância para iniciar o mecanismo pressórico durante o processo da deglutição. O vedamento incompleto deste esfíncter ou a ausência de vedamento labial alteram a relação pressórica que esta válvula executa com os demais esfíncteres presentes na dinâmica da deglutição.

A presença de alteração, dissociada de outras alterações da fase oral ou faríngea da deglutição, não se caracteriza como uma agravante. No entanto, a associação deste achado com comprometimentos de outras válvulas de pressão presentes na deglutição, esfíncter velofaríngeo, pregas vocais e esfíncter esofágico superior, maximizam a ineficiência da propulsão oral.

2. Língua.

Procedimento de avaliação: observação visual dos movimentos de elevação, ântero-posteriorização e rotação de língua. Observação, durante e após a deglutição, das consistências alimentares indicadas, de sinais clínicos relacionados com este órgão.

Achados clínicos:

. incoordenação e lentidão dos movimentos de motricidade solicitados;
. restos de alimentos na cavidades oral depois da deglutição;
. tempo aumentado de trânsito oral;
. tosse antes da deglutição.

A língua é a estrutura responsável pela preparação, acomodação e propulsão oral do alimento.

Após o vedamento do esfíncter labial, a língua realiza um movimento ântero-posterior que não pode ser visualizado durante o exame clínico. No entanto, muitos achados clínicos podem nos auxiliar no raciocínio diagnóstico quanto ao desempenho da língua durante a execução da dinâmica da deglutição. Estes achados são: **tempo aumentado de trânsito oral, restos alimentares na cavidade oral e presença de tosse antes da deglutição.**

O **tempo aumentado de trânsito oral** pode evidenciar dificuldades na organização e propulsão do alimento na fase oral, em conseqüência da presença de alterações na motricidade da língua. Contudo, devemos lembrar que esta é uma fase voluntária, e que está sob o comando do indivíduo, o qual poderá estar mantendo conscientemente o alimento na cavidade oral por mais tempo. Além desta consideração, o paciente pode não possuir condições cognitivas para iniciar a deglutição ou apresentar distúrbios práxicos orais.

Os **restos alimentares na cavidade oral** após a deglutição provam que a língua não executou sua função de coordenação, acomodação e propulsão adequadamente.

A **presença de tosse antes da deglutição** está relacionada com dificuldades no controle da fase oral. Este sinal pode ocorrer pelo escape do alimento antes que ocorra a propulsão do mesmo.

Os estudos videofluoroscópicos da dinâmica da deglutição em pacientes neurológicos evidenciam alterações na rotação intra-oral da língua, presença de restos alimentares na base da língua e principalmente alterações do deslocamento ântero-posterior da língua na condução do alimento.

3. Reflexo de deglutição.

Procedimento de avaliação:

. estimulação do pilar anterior das fauces;
. observação clínica dos sinais relacionados com o eliciamento deste reflexo.

Achados clínicos:

. diminuição do limiar de excitabilidade ou ausência do reflexo de deglutição;
. presença de tosse antes ou durante a deglutição;
. movimentação dissincrônica ou ausência de elevação da laringe.

Logemann (1983), Veis & Logemann (1985), Chen et al. (1990), Horner et al. (1991) fazem referência à alta incidência de alterações no reflexo de deglutição em pacientes com disfagia neurogênica.

A **diminuição do limiar de excitabilidade do reflexo de deglutição** ocorre quando o eliciamento do reflexo não ocorre logo após a estimulação, e há **ausência** quando este reflexo não é desencadeado.

A **presença de tosse antes ou durante a deglutição** é facilmente identificada na avaliação clínica por ser um sinal auditivo. A constatação deste sinal, na presença de introdução de via oral, indica que está ocorrendo penetração laríngea. A presença de penetração laríngea (alimento presente no vestíbulo laríngeo) com sinais de tosse significa que o reflexo de tosse está presente e atuando como mecanismo de proteção. No entanto, sinaliza ao mesmo tempo a presença de penetração laríngea

A **movimentação dissincrônica da laringe** pode ser verificada quando existe movimentação repetitiva e incompleta entre a movimentação do esfíncter labial, propulsão do alimento e a movimentação externa da laringe. Este sinal relaciona-se com comprometimento do reflexo da deglutição e da movimentação faríngea. A ausência de elevação da laringe reflete a ausência do disparo do reflexo.

Nesta etapa da avaliação, mais importante que identificar os achados acima citados é realizar uma análise sobre os efeitos provocados por esta alteração na dinâmica da deglutição, e do quanto estas prejudicam a ação dos mecanismos de proteção das vias aéreas inferiores.

Segundo Robbins et al. (1993), a alteração do reflexo de deglutição compromete a transição da fase oral para a faríngea e este dissincronismo pode provocar penetração laríngea e riscos de aspiração.

4. Esfíncter velofaríngeo.

Procedimento de avaliação - observação:

. do palato mole;
. da emissão oral espontânea;
. da emissão de fonema nasal e oral;
. da qualidade vocal;
. dos achados clínicos dependentes do funcionamento deste esfíncter.

Achados clínicos:

. assimetria, incoordenação, paralisia ou paresia;
. presença ou ausência de regurgitação nasal;
. hipernasalidade.

O raciocínio clínico quanto ao comprometimento deste esfíncter utiliza informações referentes à fala e à deglutição.

O único sinal clínico observado durante a dinâmica da deglutição é a presença ou ausência de regurgitação nasal.

Quanto aos sinais observados durante a produção da fala, é importante ressaltar que os mecanismos de fechamento velofaríngeo para esta função são diferentes dos mecanismos de deglutição. Portanto, nem sempre as alterações encontradas durante a produção da fala afetarão diretamente o processo da deglutição.

No entanto, para Costa (1992) o processo da deglutição é um "jogo pressórico", determinado pela ação dos esfíncteres labial, velofaríngeo, laríngeo e esofágico superior, sendo que as alterações encontradas nestes segmentos podem contribuir para maximizar o risco de aspiração.

5. Movimentação faríngea.

Procedimento de avaliação: observação de sinais clínicos relacionados com esta região.

Achados clínicos:

. deglutição incompleta;
. referência do paciente a alimentos retidos nesta região;
. deglutição múltipla;
. tosse após a deglutição;
. dificuldades com alimentos pastosos.

No exame clínico da dinâmica da deglutição, a fase faríngea não pode ser visualizada e as alterações, paresia ou paralisia, são hipotetizadas na dependência de outros achados clínicos.

A **deglutição incompleta** é caracterizada quando, após várias tentativas de deglutição, o paciente mantém ou retorna para a cavidade oral parte ou todo o volume ingerido. Este tipo de deglutição mostra ao clínico que existem barreiras para a passagem do alimento no trânsito faríngeo, que podem decorrer de alterações na movimentação da parede faríngea ou no próprio esfíncter esofágico superior.

A **referência dos pacientes quanto a alimentos retidos na parede faríngea** pode facilitar as hipóteses levantadas pelo clínico, ainda que esta não seja uma informação segura, pois a fidedignidade desta informação estará prejudicada em pacientes com alteração de sensibilidade laringofaríngea.

A realização de **deglutição múltipla** pode constituir uma forma compensatória, que é utilizada pelo paciente para retirar alimentos acumulados na valécula ou retidos na parede faríngea pelas alterações na movimentação do peristaltismo faríngeo.

Quanto à **dificuldade com alimentos de consistência pastosa**, os estudos com videofluoroscopia mostram que o potencial de aderência desta consistência dificulta o trânsito faríngeo em casos de alterações de movimentação da parede faríngea.

A presença de **tosse após a deglutição** é um sinal de que está ocorrendo penetração laríngea pela presença de restos alimentares retidos em recessos faríngeos.

6. Mecanismo laríngeo.

Procedimento de avaliação:

- observação visual de diminuição na elevação da laringe;
- realização de provas para análise da coaptação das pregas vocais;
- análise vocal após a deglutição;
- ausculta cervical com estetoscópio.

Achados clínicos:

- redução da elevação da laringe durante a deglutição;
- alteração da qualidade vocal;
- alteração do comportamento vocal após a deglutição;
- presença ou ausência de ausculta cervical alterada.

A **redução na elevação da laringe** relaciona-se com os comprometimentos de fase oral que acarretam diminuição da movimentação posterior da língua, com o disparo do reflexo de deglutição e com os demais mecanismos que provocam dissincronismo entre as fases oral e faríngea.

As **alterações da qualidade vocal** podem sugerir paresias ou paralisia de prega vocal, que além de alterarem a qualidade vocal do paciente, são índices de comprometimento da ação esfinctérica da laringe no momento da deglutição.

No que se refere às **alterações no comportamento vocal após a deglutição,** elas são um dos sinais clínicos mais importantes para o levantamento de hipóteses relacionadas com a presença de penetração laríngea e risco de aspiração. O avaliador deve estar atento às mudanças vocais após a deglutição.

A ausculta cervical é um importante instrumento clínico para identificar ruídos, em virtude da presença de retenção de alimentos nesta fase ou de penetração laríngea silenciosa. Para executar este procedimento, o clínico necessita estar treinado auditivamente.

Uyama et al. (1996) realizaram um estudo, utilizando análise acústica computadorizada, para diferenciar os sons produzidos por pacientes disfágicos durante a deglutição. O início desta linha de pesquisa poderá auxiliar, com mais precisão, as análises acústicas realizadas por clínicos durante a ausculta cervical.

A análise dos mecanismos de proteção das vias aéreas compõe o elemento mais significativo de auxílio ao raciocínio do clínico para levantamento de hipóteses de riscos de aspiração.

7. Esfíncter cricofaríngeo

Segundo Costa (1992) e Costa et al. (1993), a passagem do alimento pela transição faringoesofágica ocorre de forma adequada se houver sincronismo entre a propulsão oral e os mecanismos laríngeos.

Somente as avaliações objetivas da deglutição permitem analisar o desempenho, tanto dos diferentes mecanismos que contribuem para a efetiva abertura deste esfíncter e para a realização da transição faringoesofágica, como para a identificação de disfunções do esfíncter.

O exame clínico das disfagias pode ser questionado por ser um procedimento que lida com hipóteses.

Considerando ainda que, além do exame videofluoroscópico da dinâmica da deglutição, existem outros recursos diagnósticos objetivos para avaliar estas alterações, este questionamento pode se acentuar.

No entanto, a avaliação clínica das disfagias não tem por objetivo substituir exames, mas sim preparar o clínico para planejar seu exame objetivo, um melhor encaminhamento e um melhor planejamento do caso. Este objetivo é alcançado mediante uma avaliação clínica específica e criteriosa.

Conclusões

As disfagias orofaríngeas neurogênicas em adultos são sintomas presentes na prática dos fonoaudiólogos. Nossa atuação nesta especificidade é recente no País e deve, portanto, ser elemento constante de estudo e pesquisa.

O primeiro aspecto a ser considerado pelo profissional desta área de atuação é a importância do conhecimento da anatomia e neurofisiologia da dinâmica da deglutição, em virtude da inter-relação entre as fases deste processo, a fim de ser obtido um trabalho especializado e sem generalizações.

A fase oral da deglutição possui dois importantes elementos a serem considerados no desempenho do trânsito oral: a participação do esfíncter labial e da língua. A fase faríngea contém os mecanismos de proteção das vias aéreas inferiores sendo, portanto, na presença de distúrbios, a etapa que mais oferece riscos de maximizar a aspiração.

Assim, a avaliação clínica fonoaudiológica, que tem por objetivo identificar achados clínicos e correlacioná-los com os distúrbios na dinâmica, utiliza-se de procedimentos baseados na análise desta neurofisiologia.

Portanto, somente compreendendo a inter-relação entre as fases da deglutição e desenvolvendo o raciocínio clínico é que poderemos definir condutas apropriadas a cada caso, contribuindo para a melhoria da qualidade de vida do paciente, de suas condições de hidratação, nutricionais e pulmonares.

REFERÊNCIAS BIBLIOGRÁFICAS

CHEN, M.Y.M; OTT, D.J.; PEELE, V.N.; GELFAND, D.W.- Oropharynx in patients with cerebrovascular disease; evaluation with videofluoroscopic. *Radiology, 176*:641-3, 1990.

COSTA, M.M.B.- Mecanismos de proteção das vias aéreas durante a deglutição: avaliação videofluoroscópica. Rio de Janeiro, 1992. [Tese - Doutorado - Instituto de Ciências Biomédicas do Centro de Ciências da Saúde - Universidade Federal do Rio de Janeiro]

COSTA, M.M.B.; MOSCOVICI, M.; PEREIRA, A.A.; KOCH, H.A.- A avaliação videofluoroscópica da transição faringo-esofágica (esfincter superior do esôfago). *Radiol. Bras., 26*:71-80, 1993.

HORNER, J.; BUOYER, F.G.; ALBERTS, J.J.; HELMS, M.J.- Dysphagia followimg brain stem stroke. *Arch. Neurol., 48*:1170-3, 1991.

LOGEMANN, J.A. *Evaluation and treatment of swallowing disorders.* San Diego, College Hill, 1983.

SILVA, R.G.- Disfagia neurogênica em adultos pós-acidente vascular encefálico; identificação e classificação. São Paulo, 1997. [Tese - Mestrado - Universidade Federal de São Paulo - Escola Paulista de Medicina]

UYAMA, R.; TAKAHASHI, K.; GROHER, M.E.; MICHI, K.; KAWABATA, K.; KAMATA, S.- Acoustic characteristic of swallowing sounds in dysphagic swallows. *In:* DYSPHAGIA RESEACH SOCIETY. *Poster,* 1996. p.17.

VEIS, S.L. & LOGEMANN, J.A.- Swallowing disorders in persons with cerebrovascular accident. *Arch. Phys. Med., 66*:372-5, 1985.

ROBBINS, J.; LEVINE, R.L.; MMASER, A.; ROSENBEK, J.C.; KEMPSTER, G.B.- Swallowing after unilateral stroke of the cerebral cortex. *Arch. Phys. Med., 74*:1295-300, 1993.

BIBLIOGRAFIA CONSULTADA

CHEN, M.Y.; PEELE, V.N.; DONATTI, D.; OTT, D.J.; DONOFRIO, P.D.; GELFAND, D.W.- Clinical and videofluoroscopic evaluation in 41 patients with neurologic disease. *Gastrointest. Radiol., 17*:95-8, 1992.

CHERNEY, L.R.- *Clinical management of dysphagia in adults and children.* 2. ed. Gaitherburg, Maryland, Aspen Publishers Inc., 1994.

GROHER, M.E.- *Dysphagia and management.* 3. ed. Butterworth, Heinemann, 1997.

LINDEN, P. & SIEBENS, A.A.- Dysphagia; predicting laryngeal penetration. *Arch. Phys. Med. Rehabil., 64*:281-4, 1983.

MARTINEZ, S.O. & FURKIM, A.M.- Fonoaudiologia disfagia; conceito, manifestações, avaliação e terapia. *In:* AACD- *Disfagia orofaríngea neurogênica.* 2. ed. São Paulo, Frontis, 1998.

TAKAHASHI, K.; UYAMA, R.; GROHER, M.E.; MICHI, K.; KAWABATA, K.; KAMATA, S.- A new method for detecting dysphagic swallows using acoustic characteristics of soft expiratoty sounds. *In:* DYSPHAGIA RESEACH SOCIETY. *Poster,* 1996. p.16.

ZENNER, P.M.; LOSINSKI, D.S.; MILLS, R.H.- Using cervical auscultation in the clinical dysphagia examination in long term care. *Dysphagia, 10*(1):27-31, 1995.

Capítulo 4

Avaliação Otorrinolaringológica da Deglutição

Dayse Manrique

A deglutição é um ato neuromuscular complexo que envolve as estruturas da cavidade oral, faringe, laringe e esôfago controladas por componentes voluntários e reflexos que desempenham suas funções com precisão e rapidez.

Os pacientes com distúrbios da deglutição devem ser avaliados por uma equipe multidisciplinar; os otorrinolaringologistas têm um papel fundamental no contexto das dificuldades que acometem o trato aerodigestivo superior, uma vez que são os especialistas em anatomofisiologia e em métodos propedêuticos, apresentando as habilidades necessárias para intervir cirurgicamente nesta região, tão oportunamente quanto preciso.

Freqüentemente, a causa da disfagia pode ser esclarecida pela própria história clínica, e, nestes casos, a avaliação otorrinolaringológica também é importante para confirmar e documentar o topodiagnóstico das alterações do trato aerodigestivo superior, o que é do interesse de outros profissionais da equipe para a conduta terapêutica a ser adotada e para o seguimento da evolução da doença.

Anamnese

A obtenção de uma história clínica completa constitui a primeira etapa na avaliação da disfagia. Basicamente os sintomas decorrem dos seguintes fatores:

1. Incapacidade de progressão do bolo e/ou da saliva:

. obstrução mecânica;
. alterações neurofisiológicas.

2. Percurso anômalo do bolo para a nasofaringe:

. incompetência velofaríngea;
. insuficiência velofaríngea.

3. Percurso inadequado à laringe e vias aéreas inferiores:

. alterações estruturais da laringe;
. alterações neurofisiológicas;
. alterações respiratórias.

A investigação caracteriza-se pela evolução temporal a partir do início da disfagia. Assim, devem ser esclarecidas as condições específicas em que as dificuldades da deglutição ocorrem, as posições da cabeça e pescoço que favorecem a deglutição, bem como as consistências deglutidas com mais ou menos desconforto (sólido duro, sólido macio, pastoso, líquido espesso e líquido fino).

As anormalidades estruturais, que cursam com obstrução na região do trato aerodigestivo superior, apresentam uma evolução com disfagia predominante para sólidos; os distúrbios neuromusculares apresentam disfagia predominante para consistência líquida. A caracterização dos sinais e sintomas que acompanham a deglutição, como a presença de refluxo nasal, regurgitação, tosse ou sensação de sufocação, sensação de globus faríngeo, desconforto respiratório, necessidade de várias deglutições, disfonia, dispnéia ou estridor, são de grande importância.

A tosse, quando associada à disfagia, pode ocorrer predominantemente antes da deglutição, e em uma incidência menor de casos, durante ou após a deglutição (Langmore & McCulloch, 1997). Quando o paciente apresenta tosse antes da deglutição, significa que o bolo penetrou na laringe, que se encontrava desprotegida, antes que os mecanismos fisiológicos da deglutição ocorressem, como a oclusão das pregas vocais e a elevação laríngea, o que pode ocasionar um retardo no tempo de ativação do reflexo da deglutição. A tosse durante a deglutição pode indicar uma falha na oclusão glótica, como a paralisia de prega vocal em abdução, ou o retardo ou incapacidade de elevação da laringe. A tosse que ocorre após a deglutição indica a estimulação da laringe e das vias aéreas inferiores quando a laringe já retornou à sua posição de repouso, e ainda existe estase de resíduos nos recessos piriformes ou área retrocricóidea, o que pode significar uma alteração do segmento esofágico superior ou uma resposta protetora atrasada das vias respiratórias ao estímulo agressor (saliva ou alimento). A tosse, predominantemente noturna, e o globus faríngeo podem estar relacionados com o refluxo gastroesofágico (Rowley et al., 1995). A percepção do paciente em relação à tentativa de localização da região de maior incômodo ou desconforto no pescoço pode ser útil, mas esta identificação pode não ser confiável em virtude da superposição dos campos sensoriais na faringe e laringe (Koch, 1993).

Após a exploração detalhada dos sintomas do paciente, é necessário explorar os antecedentes pessoais (como a utilização de sonda para alimentação) e o uso de medicamentos (como, por exemplo, de drogas que interferem na secreção salivar). A presença de doenças concomitantes e de doenças de repetição (otites, sinusites, pneumonias) às vezes nos orientam sobre a gravidade do distúrbio da deglutição.

Quanto aos antecedentes cirúrgicos, deve-se caracterizar as cirurgias realizadas, especialmente as de cabeça e pescoço, em que são feitas ressecções das estruturas das vias aerodigestivas superiores, ou são seccionados nervos diretamente relacionados com a inervação destas estruturas. Deve-se caracterizar o período de intubação no intra-operatório e pós-operatório, a realização de traqueostomia e, fundamentalmente, a relação temporal entre estes acontecimentos e o aparecimento e/ou agravamento da disfagia.

A radioterapia, quando os campos envolvidos são aqueles da região cervicofacial, está freqüentemente relacionada com disfagia associada à diminuição no número de glândulas salivares menores e à alteração mucosa, trazendo em conseqüência uma diminuição da sensibilidade local e, especialmente, uma diminuição significativa da secreção salivar, sendo não rara a indicação de utilização de saliva artificial.

Tratando-se de doenças tumorais e neuromusculares, deve-se perguntar se elas existem em outros indivíduos da família, bem como sobre os hábitos de alimentação pessoais e familiares, buscando caracterizar até mesmo o tempo médio gasto nas refeições.

Na abordagem das crianças com distúrbios da deglutição, é essencial estabelecer a evolução temporal do início da disfagia com o interrogatório sobre a sucção, a utilização de sonda de alimentação, as intercorrências respiratórias no nascimento, a intubação traqueal prévia, a realização de traqueostomia, o período de introdução das diversas consistências na alimentação, o desenvolvimento neuropsicomotor, as condições pré-natais, as condições de parto e as intercorrências depois do nascimento, bem como as afecções concomitantes.

Exame Clínico

O exame clínico inicia-se pela observação dos aspectos gerais do paciente, que consistem em:

1. Avaliação do nível de consciência: alerta, sonolento, comatoso.

2. Condições respiratórias: normal, com estridor ou desconforto respiratório.
3. Presença de traqueostomia e tipo de cânula utilizada, aspecto da secreção traqueal.
4. Estado nutricional, presença de sonda (nasogástrica, nasoenteral, orogástrica, gastrostomia) para alimentação suplementar ou exclusiva.
5. Características da voz: hipernasal (oclusão velofaríngea inadequada); soprosa, rouca (incompleto fechamento das pregas vocais); úmida (presença de secreções no vestíbulo laríngeo).
6. Características da fala.

O exame clínico específico, o otorrinolaringológico, consiste na avaliação propedêutica dos órgãos que compõem as vias aerodigestivas superiores, por meio de instrumentos e equipamentos específicos, para que seja feito o topodiagnóstico da região comprometida. Esta avaliação é descrita detalhadamente nos tópicos a seguir:

CAVIDADE ORAL

O exame inicia-se pela inspeção dos lábios e face, observando-se a presença de assimetrias da comissura labial, preensão e continência labial adequadas e sensibilidade na distribuição do V par craniano (nervo trigêmio), e movimentos da mímica facial, avaliando-se a integridade do VII par craniano (nervo facial). Com iluminação adequada e utilização de espátulas, bimanualmente, são verificadas: as condições dos dentes e região periodontal; se há oclusão dentária ou utilização de próteses parciais ou totais e se elas são adequadas; a condição da mucosa (úmida, seca), a presença de lesões mucosas ou de alterações submucosas e a presença de estase salivar. Em seguida é feita a avaliação da superfície da língua, de sua mobilidade consoante a distribuição motora do XII par craniano (nervo hipoglosso), da presença de atrofias ou fasciculações, de sua sensibilidade às sensações de salgado, doce, amargo e azedo, com avaliação da integridade da aferência do VII par craniano (nervo facial) nos dois terços anteriores da língua, e do IX par craniano (nervo glossofaríngeo) do terço posterior da língua (Kuhl, 1991). Muitas vezes a avaliação de lesões submucosas ou posteriores da língua só pode ser considerada após a palpação da língua, que deve ser feita delicadamente, da parte anterior para a posterior, com a finalidade de diminuir o reflexo nauseoso e melhorar a tolerabilidade do exame pelo paciente, e de obter, por conseguinte, sua colaboração. A palpação bimanual fornece mais informações da região vestibular, jugal e soalho da boca (Koch, 1993).

A sensibilidade e a função dos elevadores do palato podem ser avaliadas com o toque da espátula no músculo palatoglosso, e solicitando-se, se possível, ao paciente que emita a vogal /a/, para observação da elevação do palato e, por conseguinte, da integridade do IX par craniano (nervo glossofaríngeo). A contração do constritor superior da faringe pode ser vista na parede posterior da orofaringe durante a resposta ao reflexo nauseoso.

A avaliação da secreção salivar é feita observando-se a drenagem das glândulas salivares maiores: os ductos das glândulas parótidas, que se localizam na mucosa jugal em aposição ao segundo dente molar superior; os ductos das glândulas submandibulares e sublingual, que se localizam no soalho bucal. Podem ser analisados o volume, a coloração e a viscosidade da secreção salivar.

Hipofaringe e Laringe

Após exame da cavidade oral e orofaringe, o paciente deve ser posicionado sentado ou semi-sentado, e com o auxílio de iluminação adequada (fotóforo) e espelho de Garcia (Manoel Garcia), a língua do paciente é tracionada e o espelho posicionado ao nível da úvula, promovendo o reflexo da luz para a hipofaringe e laringe (laringoscopia indireta) (Kuhl, 1991). É solicitado ao paciente para emitir a vogal /e/ e em seguida a vogal /i/ e, neste momento, são avaliados: a presença de lesões, estase salivar, ou resíduos alimentares na base da língua, valéculas, pólos inferiores das tonsilas, recessos piriformes e parede posterior da hipofaringe. Verifica-se a mobilidade das pregas vocais, constatando-se a integridade motora do X par craniano (nervo vago), a oclusão glótica, a presença de lesões tróficas das pregas vocais, e as alterações na região aritenóidea e interaritenóidea sugestivas de refluxo gastroesofágico ou traumatismo após intubação traqueal ou contato com sonda nasoenteral (Sasaki, 1985). Depois de concluída esta parte do exame, ou na impossibilidade de que ele seja realizado, principalmente em crianças ou pela falta de colaboração do paciente, parte-se para o exame com o fibroscópio flexível.

Nasofibrolaringoscopia

Indicações da Nasofibrolaringoscopia

1. Como avaliação complementar à videofluoroscopia em todos os casos suspeitos de disfagia orofaríngea.
2. Como observação morfológica e documentada das estruturas das fossas nasais, rinofaringe, esfíncter velofaríngico, orofaringe, hipofaringe e laringe.
3. Para testagem da sensibilidade faríngea e laríngea.
4. Para verificação da eficácia das manobras posturais que interferem na deglutição, podendo-se observar as modificações no momento das suas realizações, constituindo-se também em um instrumento de **biofeedback** (Bastian & Nagorsky, 1987; Langmore, Schatz, Olsen, 1988).
5. Para confirmação da presença de penetração laríngea e/ou aspiração traqueal, suspeitadas pela avaliação clínica.

6. Como complementação da avaliação de pacientes clinicamente instáveis, como em Unidades de Terapia Intensiva (UTI), dada a possibilidade de realização do exame no leito, pacientes que necessitam de uma avaliação imediata, pacientes que não podem ser adequadamente posicionados para a videofluoroscopia e pacientes que estão comprometidos clinicamente e não podem tolerar nem pequenas quantidades de aspiração traqueal, durante a avaliação de videofluoroscopia (Langmore et al., 1988; Langmore & McCulloch, 1997).

Complicações e Riscos do Exame Endoscópico

As complicações da nasofibrolaringoscopia podem ser minimizadas quando o material utilizado é adequado e quando o exame é feito por profissionais experientes e habilitados para contorná-las. As intercorrências são reduzidas quando os pacientes de risco são identificados por meio de uma avaliação clínica detalhada. No entanto, a possibilidade destas complicações são inexpressivas quando consideramos pacientes com riscos diários mais graves no que se refere à aspiração traqueal.

1. Sangramento nasal.
2. Lesão mucosa.
3. Náuseas e/ou vômitos.
4. Efeitos colaterais ao uso de vasoconstritores tópicos nasais e anestésicos tópicos.
5. Laringoespasmo (Kidder, 1995; Langmore & McCulloch, 1997).
6. Reação vagal (Kidder, 1995; Langmore & McCulloch, 1997).

Equipamento e Técnica da Realização do Exame

Os equipamentos mínimos requeridos para a avaliação endoscópica são o nasofibroscópio flexível e a fonte de luz. Para que o exame seja documentado em fitas de vídeo e possa ser revisto e apresentado a outros profissionais da equipe, posteriormente, há necessidade da complementação do equipamento com sistema de câmera, monitor, microfone e aparelho reprodutor de vídeo.

A avaliação começa por exame da fossa nasal e, caso haja diferença em relação à permeabilidade, faz-se a opção por uma fossa nasal mais permeável. Uma solução de vasoconstritor (e/ou anestésica) pode ser aplicada topicamente nas fossas nasais caso isto seja indicado. É preciso não fazer uso da solução de forma exagerada, pelo risco de anestesiar a mucosa do palato mole e rinofaringe, podendo-se prejudicar a avaliação da sensibilidade desta região (Langmore & McCulloch, 1997).

Avaliação Fibroscópica Morfológica ou Estrutural e Funcional

Esta avaliação tem por finalidade observar as características da mucosa da fossa nasal, sendo o nasofibroscópio inserido posteriormente entre os cornetos médio e inferior, até que se tenha uma visão completa e superior do véu do palato, das paredes laterais e da parede posterior da rinofaringe, quando é feita uma rotação lateral do aparelho, para que se possa visibilizar os óstios tubários dos dois lados, analisando-se: a presença de degeneração da mucosa, as secreções nasais, a presença de tonsilas faríngeas e o grau de obstrução mecânica, se existentes. Na rinofaringe é observada ainda a presença de cistos, abaulamentos submucosos, úlceras, erosões, granulomas, retenção de resíduos alimentares na presença de refluxo nasal, crostas, etc.

No momento em que o endoscópio está posicionado no terço posterior e superior da fossa nasal, deve-se deter o aparelho para uma avaliação detalhada do esfíncter velofaríngeo, que, apesar de não estar caracterizado anatomicamente como um esfíncter verdadeiro, comporta-se funcionalmente como tal, com particularidades durante a fonação e a deglutição. Em relação às características do véu do palato, deve-se caracterizá-lo distintamente no que diz respeito à deglutição e à fonação: quanto à adequação (oclusão sem hiato ou completa) ou inadequação (incompetência ou insuficiência); quanto ao tipo de oclusão (veloadenoideana ou velofaríngea); quanto ao nível de oclusão com relação ao assoalho da fossa nasal; e quanto ao padrão de oclusão (coronal, circular, circular com Passavant ou sagital) (Gray & Pinborough-Zimmerman, 1996).

Enquanto se solicita ao paciente que respire tranqüilamente pelo nariz, é feita uma rotação inferior do endoscópio, o que permite uma visão das tonsilas palatinas, base da língua, valéculas e parede posterior da orofaringe. Centraliza-se o fibroscópio no ádito laríngeo, avaliando-se a face laríngea da epiglote, pregas ariepiglóticas, aritenóides, área retrocricóidea, recessos piriformes, pregas vestibulares e pregas vocais. As pregas vocais são analisadas principalmente quanto à simetria, à mobilidade, às bordas livres e quanto à presença ou suspeita de lesões tróficas, que podem ser melhor definidas com outros métodos de diagnóstico como a Laringoscopia com endoscópio rígido, a Laringoestroboscopia e a Microlaringoscopia (Sasaki, 1985).

Após o exame estrutural e funcional, testa-se a sensibilidade faríngea e laríngea tocando-se com a ponta do fibroscópio as estruturas a serem avaliadas, obtendo-se a resposta reflexa do paciente como tosse, náuseas ou a resposta verbal da sensibilidade da região. Embora o toque do aparelho constitua um estímulo muito mais potente que a presença de saliva ou alimento, se o toque do aparelho, especialmente no nível das pregas vocais não resultar em resposta, pode-se inferir que o estímulo com secreções ou alimento não se traduz em respostas efetivas (Langmore et al., 1988).

AVALIAÇÃO FIBROSCÓPICA FUNCIONAL DA DEGLUTIÇÃO

O objetivo desta avaliação é a localização topográfica e o momento da deglutição em que as alterações são mais evidentes e significantes. Na avaliação podem ser utilizados alimentos de qualquer consistência e em qualquer volume, variando-se a posição da cabeça do paciente no momento do exame. No entanto, segue-se um protocolo de testagem que pode ser modificado tão logo se revelem as alterações, realizando-se um exame mais conservador. São utilizados volumes crescentes, de 1 a 20 ml, de cada consistência a ser testada (pastosa, líquida e sólida), modificados com corante alimentar azul ou verde (Langmore et al., 1988). O comportamento dos volumes a partir de 20 ml não é conhecido na região faringolaríngea, pois normalmente estes volumes são fragmentados em duas ou mais deglutições (Ren et al., 1993).

Com o fibroscópio no terço posterior da fossa nasal, observa-se o comportamento do véu do palato durante e após a deglutição, e, mantendo-o na transição da rinofaringe para a orofaringe, avalia-se a fase laringofaríngea do transporte do bolo. O primeiro mecanismo que é ativado para dar início ao complexo processo da deglutição é o da adução das pregas vocais, para que haja uma efetiva oclusão glótica, que precede o início do relaxamento do cricofaríngeo. A oclusão glótica pode ser facilmente avaliada pela nasofibrolaringoscopia. A deglutição de alimentos líquidos encurta o intervalo de tempo entre o início da oclusão gótica e a abertura do segmento cricofaríngeo (Lazarus et al., 1993; Ren et al., 1993).

O exame fibroscópico permite a avaliação da deglutição até o início da movimentação da epiglote, quando sua posição horizontal e a contração faríngea impedem a visibilização pelo aparelho, e somente após o término da deglutição é que se pode voltar a identificar as estruturas e a localização do contrastre alimentar e das secreções. Desta forma, o exame fibroscópico não nos permite uma avaliação do momento da deglutição.

A proteção das vias aéreas é feita por meio do mecanismo principal de oclusão do vestíbulo laríngeo de maneira ascendente, com a adução das pregas vocais, seguida pela adução das pregas vestibulares, pela aproximação mediana das aritenóides, pela contração anterior das aritenóides em direção à base da epiglote e horizontalização da epiglote (Sasaki, 1985; Koch, 1993; Lazarus, 1993; Jones, 1994; Langmore & McCulloch, 1997). A oclusão das pregas vocais pode apresentar alterações no fechamento, em virtude de um atraso no fechamento (dessincronização) ou de um fechamento incompleto (lesão neuromuscular, alteração no X par craniano) (Horner et al., 1988).

Quanto à adução máxima das pregas vocais na ocasião da deglutição, o fechamento pode ser classificado em:

1. Tipo I: as pregas vocais fazem contato em toda a extensão, e isto ocorre em torno de 58% das população.
2. Tipo II: o contato se faz na metade anterior, e ele ocorre em 7% da população.
3. Tipo III: não há contato entre as pregas vocais, e ele ocorre em 35% da população (Shaker et al., 1990).

A oclusão das aritenóides em relação à base da epiglote está sob controle neural, como parte do reflexo da deglutição, enquanto os movimentos da epiglote são secundários a efeitos biomecânicos da laringe, do bolo e da retração da base da língua (Longemann et al., 1992). A seqüência de fechamento das pregas vestibulares e pregas ariepiglóticas deriva da ação dos músculos tireoaritenóideos, que estão entre os músculos estriados de mais rápida reação do organismo (Ekberg, 1982; Kenneth III & Kent, 1988; Shaker et al., 1990; Longemann et al., 1992; Jones, 1994; O'Connor, 1995). O desvio do bolo lateralmente das valéculas para os recessos piriformes também constitui um mecanismo protetor das vias aéreas, principalmente no caso de maiores volumes (Ekberg, 1982; Longemann et al., 1992).

Nos quadros de disfagia neurogênica, os achados nasofibrolaringoscópicos observados são: o escape prematuro do contraste para a hipofaringe ou laringe antes da deglutição, a presença de resíduo do contraste após a deglutição, a penetração laríngea do contraste, a aspiração traqueal (Langmore, Schatz, Olsen, 1991; Miller et al., 1994; Langmore & McCulloch, 1997), o efeito das múltiplas deglutições sucessivas e a eficácia da tosse com expectoração (Bastian, 1993), em relação à capacidade de eliminar o contraste do vestíbulo laríngeo, da subglote ou da traquéia.

O escape prematuro do contraste para a hipofaringe ou laringe pode ser o resultado do atraso no disparo do reflexo da deglutição, e o momento da deglutição no exame fibroscópico é a retroversão epiglótica. Este período de aumento da latência na deflagração do reflexo pode ser conseqüência de alteração aferente periférica (alteração dos pares cranianos IX e/ou X) ou cortical; alteração no processamento neural; alteração na transmissão eferente (alteração dos pares cranianos IX e/ou X) ou distúrbios musculares, sendo que em qualquer ponto deste processo o atraso resulta em aumento do período de trânsito faríngeo (Kirchner, 1991; Kidder, 1995). Os pacientes com esta alteração na sensibilidade periférica apresentam este atraso em pequenos volumes, atraso que pode não ser observado quando se administra volumes maiores, ou com o aumento da viscosidade (Bisch et al., 1994). Isto pode explicar a dificuldade que alguns pacientes apresentam em deglutir a saliva, que normalmente apresenta um volume de 1 a 2 ml no momento da deglutição (Bisch et al., 1994).

Outros achados resultantes da observação do exame fibroscópico incluem a presença de resíduo após a deglutição, a penetração laríngea e a aspiração traqueal. O fibroscópio permite a localização do resíduo, e deve-se observar, após um ou dois minutos, o comportamento do contraste, ou seja, se o paciente apresenta várias deglutições sucessivas com o objetivo de "limpar" a hipofaringe e/ou a parede posterior da faringe, ou se o contraste é mobilizado para o vestíbulo laríngeo, ou se o contraste é aspirado. A presença de resíduo nas valéculas pode indicar uma movimentação reduzida da base da língua (Horner et al., 1988). O resíduo após a deglutição permite-nos inferir um retardo na propulsão do bolo, secundário a uma provável alteração na mobilidade da base da língua, da elevação laríngea e da parede faríngea. Pacientes que apresentam significante resíduo faríngeo depois da deglutição devem ser observados durante um a dois minutos após a deglutição, com a finalidade de se constatar a presença de aspiração (Langmore et al., 1988).

A penetração laríngea é a presença de contraste no vestíbulo laríngeo, que compreende: a face laríngea da epiglote, as pregas ariepiglóticas, a região interaritenóidea, as pregas vestibulares e os ventrículos, até acima das pregas vocais (Jones, 1994). A maioria dos episódios de aspiração ocorre antes e/ou depois da deglutição (Jones, 1994), e o exame fibroscópico fornece-nos estas informações. Quando a aspiração acontece durante a deglutição, podemos notar a presença do contraste na região subglótica imediatamente após a deglutição, ou a presença do contraste na secreção traqueal eliminada para o vestíbulo laríngeo pela tosse. É interessante salientar que 40% dos indivíduos que aspiram não são identificados clinicamente (Langmore et al., 1988); este método de avaliação nos permite obter a informação necessária sobre a possibilidade ou não de aspiração traqueal. Se a aspiração traqueal ou significante penetração ocorrem sem resposta de proteção das vias respiratórias (tosse ou desconforto respiratório), o paciente apresenta um quadro de aspiração silenciosa. A aspiração pode ocorrer quando os mecanismos de proteção das vias respiratórias estão comprometidos e os fatos que estão intrinsecamente coordenados para esta proteção são: a oclusão laríngea, a abertura do segmento cricofaríngeo e o reflexo inibitório da respiração (apnéia) (Kidder, 1995).

Quando o paciente encontra-se traqueostomizado, o fibroscópio pode ser introduzido pelo orifício da traqueostomia para se avaliar a presença de contraste na região subglótica e na região traqueal, constatando-se assim a presença da aspiração, sob visão direta da traquéia, no momento da deglutição (Bastian, 1993) e verificando-se a eficácia da tosse em eliminar o contraste destas regiões após a aspiração.

REFERÊNCIAS BIBLIOGRÁFICAS

BASTIAN, R.W.- The videoendoscopic swallowing study; na alternative and partner to the videofluoroscopic swallowing study. *Dysphagia, 8*:359-67, 1993.

BASTIAN, R.W. & NAGORSKY, M.J.- Laryngeal image biofeedback. *Laryngoscope, 97*:1346-9, 1987.

BISCH, E.M.; LOGEMANN, J.A.; RADEMAKER, A.W.; KAHRILAS, P.J.; LAZARUS, C.L.- Pharyngeal effects of bolus volume, viscosity, and temperature in pacients with dysphagia resulting from neurologic impairment and in normal subjects. *J. Speech Hear. Res., 37*:1041-9, 1994.

EKBERG, O.- Defective closure of the laryngeal vestibule during deglutition. *Acta Otolaryngol., 93*:309-17, 1982.

GRAY, S.D. & PINBOROUGH-ZIMMERMAN, J.- Diagnosis and treatment of velopharyngeal incompetence. *Facial Plastic Surg. Clin. North Am., 4*(3):405-12, 1996.

HORNER, J.; MASSEY, E.W.; RISKI, J.E.; LATHROP, D.L.; CHASE, K.N.- Aspiration following stroke; clinical correlates and outcome. *Neurology, 38*:1359-62, 1988.

JONES, B.- The pharynx; disorders of function. *Radiolog. Clin. North Am., 32*(6):1103-15, 1994.

KENNETH III, J.G. & KENT, R.D.- Physiological substrates of normal deglutition. *Dysphagia,* 3:24-37, 1988.

KIDDER, T.M.- Esophago/pharyngo/laryngeal interrelationship; airway protection mechanisms. *Dysphagia, 10*:228-31, 1995.

KIRCHNER, J.A.- Physiology of the larynx. *In:* PAPARELLA, M.M.; SHUMRICK, D.A.; GLUCKMAN, J.L.; MEYERHOFF, W.L.- *Otolaryngology*. 3. ed. Philadelphia, Sauders, 1991. p. 333-42. v. 1.

KOCH,W.M.- Distúrbios da deglutição. *Clín. Méd. Am. Norte 3*:613-25,1993. (Atualização em Otorrinolaringologia - Cirurgia de Cabeça e Pescoço II)

KUHL, I.- Semiologia. *In:* KUHL, I.- *Laringologia prática ilustrada*. Rio de Janeiro, Revinter, 1991. p. 15-28.

LANGMORE, S.E. & MCCULLOCH, T.M.- Examination of the pharynx and larynx and endoscopic examination of pharyngeal swallowing. *In:* PERLMAN, A.L. & DELRIEU, K.S.- *Deglutition and its disorders*. San Diego, Singular Publishing Group, 1997. p. 201-26.

LANGMORE, S.E.; SCHATZ, K.; OLSEN, N.- Fiberoptic endoscopic examination of swallowing safety; a new procedure. *Dysphagia 2*:216-9, 1988.

LANGMORE, S.E.; SCHATZ, K.; OLSEN, N.- Endoscopic and videofluoroscopic evaluations of swallowing and aspiration. *Ann. Otorhinolaryngol., 100*:678-81, 1991.

LAZARUS,C.L.; LOGEMANN, J.A.; RADEMAKER, A.W.; KAHRILAS, P.J.; PAJAK,T.; LAZAR, R.; HALPER, A.- Effects of bolus volume, viscosity, and repeated swallows in nonstroke subjects and stroke pacients. *Arch. Phys. Med. Rehabil., 74*:1066-70, 1993.

LOGEMANN, J.A.; KAHRILAS, P.J.; CHENG, J.; PAULOSKI, B.R.; GIBBONS, P.J.; RADEMAKER, A.W.; LIN, S.- Closure mechanisms of laryngeal vestibule during swallow. *Am. Physiologic. Soc.*, 338-44, 1992.

MILLER, C.K.; WILLGING, J.P.; STRIFE, J.L.; RUDOLPH, C.D.- Fiberoptic endoscopic examination of swallowing in infants and children with feeding disorders. *Dysphagia, 9*:266, 1994.

O'CONNOR, D.M.- Physiology of the airway. *In:* CHARLES, M.; MYER III; ROBIN, T.; COTTON, D.; SALLY, R.; SHOTT, J.B.- *The pediatric airway.* Philadelphia, Sauders, 1995. p. 15-23.

REN, J.; SHAKER, R.; ZAMIR, Z.; DODDS, W.J.; HOGAN, W.J.; HOFFMANN, R.G.- Effect of age and bolus variables on the coordination of the glottis and upper esophageal sphincter during swallowing. *Am. J. Gastroenterol., 88*(5):665-9, 1993.

ROWLEY, H.; O'DWYER, T.P.; JONES, A.S.; TIMON, C.I.- Natural history of globus pharyngeus. *Laryngoscope, 105*:1118-21, 1995.

SASAKI, C.T.- Laryngeal physiology. *In:* BAILEY, B.J. & BILLER, H.F.- *Surgery of the larynx.* Philadelphia, Sauders, 1985. p. 24-44.

SHAKER, R.; DODDS, W.J.; HOGAN, W.J.; DANTAS, R.O.; ARNDORFER, R.C.- Coordination of deglutitive glottic closure with oropharyngeal swallowing. *Gastroenterology, 98*:1478-84, 1990.

CAPÍTULO 5

DISTÚRBIOS DA DEGLUTIÇÃO (E ASPIRAÇÃO) NA INFÂNCIA

Tania Quintella
Ariovaldo Armando Silva
Maria Izabel Martins Redondo Botelho

INTRODUÇÃO

A alimentação é função vital em qualquer idade e em especial para o recém-nascido (RN). A correta alimentação do RN propicia o crescimento físico, o desenvolvimento neuropsicomotor e a aquisição da resistência imunológica. Assim sendo, podemos considerar o ato de alimentar como um dos mecanismos iniciais do desenvolvimento da comunicação e afetividade entre mãe e filho.

A sucção é o mecanismo básico da alimentação do bebê. Sucção, deglutição e respiração já devem estar organizadas no RN a termo e no lactente jovem, para propiciar uma alimentação sem aspiração pulmonar e com o mínimo de deglutição de ar, sendo, portanto, a habilidade para a alimentação, um fator indicativo da maturidade neurológica. Os mecanismos de deglutição acham-se representados em ambos os hemisférios cerebrais, o que facilita a recuperação desses mecanismos mesmo em casos de lesões cerebrais extensas.

A deglutição existe desde a vida intra-uterina, atuando até mesmo como fator regulador da quantidade do líquido amniótico presente na bolsa placentária. Ainda que a deglutição não esteja completamente desenvolvida no RN a termo (chamada de imaturidade transitória), ela se ajusta ao modelo em 48 horas. Nos prematuros o modelo sucção-deglutição deve "amadurecer" por volta de 39 a 40 semanas de vida (considerando a idade gestacional).

No RN as primeiras experiências de deglutição são sem alimento e constituídas de 3 a 5 sucções seguidas de poucas deglutições. Nas primeiras 48 horas ele atinge de 10 a 30 sucções contínuas, seguidas por várias deglutições. Inicialmente a peristalse esofágica é curta, imatura, atingindo movimentos prolongados depois das primeiras 48 horas. A absorção intestinal é deficitária no primeiro mês de vida, por causa do excessivo número de evacuações neste período.

Na deglutição com alimento, o RN busca uma postura corporal flexora facilitadora e faz uso coordenado da musculatura orofaríngea. Para coordenar as ações musculares nas funções sucção-deglutição e respiração, o RN é dotado de reflexos neurológicos multissinápticos (orais e faríngeos) com respostas padronizadas, divididas em mecanismos de defesa (envolvidos no fechamento de esfíncteres aéreos), e mecanismos de alimentação (que propulsionam os alimentos e abrem os esfíncteres do aparelho digestivo). Este sistema reflexo permanece até o sexto ou oitavo mês de vida, favorecendo muito a deglutição de líquidos. Com o desenvolvimento, o lactente aprende a deglutir pastosos e sólidos, de forma progressiva, automatizando estes movimentos rapidamente.

Finalmente, temos a considerar que a alimentação prazerosa é um dos elementos da organização emocional do aprendizado do bebê. A criança ao comer atende suas necessidades instintivas, e satisfaz à mãe provando-lhe sua vontade de viver; daí o ato da alimentação tornar-se o criador de relações afetivas positivas e pessoais. Este aprendizado, se adequado, orienta e organiza os demais contatos.

O estudo dos distúrbios da deglutição no RN é de grande importância porque eles são freqüentemente a base dos problemas alimentares nutricionais, podendo causar dor torácica e aspiração de alimento (ou saliva) para as vias aéreas, levando a considerável morbidade pulmonar (pneumonias recorrentes, bronquite crônica, broncoespasmo recorrente, pneumonite aspirativa, etc.) e otolaringológicas (otite média recorrente, laringite aguda recorrente, etc.), incluindo apnéia, insuficiência respiratória e morte.

Portanto, trabalhar com a deglutição na infância, especialmente no RN, é poder propiciar à criança melhor qualidade de vida evitando muitas vezes complicações fatais. Na criança de mais idade os distúrbios da sucção-deglutição interferem no tônus e coordenação da musculatura oral-articulatória, na qualidade da fala, no crescimento facial, e levam a alterações oclusivas e da articulação temporomandibular.

A ação da Fonoaudiologia é portanto preventiva e reabilitadora.

O objetivo deste capítulo é fazer uma revisão sobre distúrbios da deglutição na infância, discorrer sobre a fisiopatologia e manifestações clínicas, expor os métodos de diagnóstico e discutir os recursos terapêuticos.

Classicamente, este grupo de doenças pertence ao campo da Otorrinolaringologia, cujo enfoque tradicional tem se limitado à avaliação cirúrgica de lesões estruturais como tumores, divertículos ou malformações, em detrimento da avaliação funcional da deglutição. Mendelsohn (1993) revela que esta situação existe porque:

. os clínicos subestimam os distúrbios da deglutição;
. os pacientes amiúde deixam de relatar sintomas de disfagia;
. existem poucas opções de cirurgia conservadora nestes casos.

Sucção, Deglutição e Respiração

A musculatura orofaríngea no RN tem, além da função alimentar, a ação de ajudar a manter a posição cefálica e de auxiliar na respiração. Para tanto, o tônus muscular orofaríngeo sustenta e estabiliza a mandíbula e o osso hióideo, mantendo assim a permeabilidade da via aérea. A ação da musculatura orofaríngea também cria uma câmara inspiratória que coopera com o mecanismo de sugar o ar aos pulmões. O RN a termo é exclusivamente um respirador nasal, que se apóia freqüentemente no mecanismo faríngeo para inspirar, já que o movimento pulmonar muitas vezes é ineficiente.

O mecanismo de sucção, deglutição e respiração é complexo. É coordenado por reflexos orais que no momento da deglutição fazem o RN cessar de respirar por um segundo, tempo necessário à passagem faríngea do alimento. A deglutição ocorre dentro da fase expiratória da respiração. Desta forma, o ar expirado pós-deglutição atua limpando os restos alimentares da região glótica. Portanto, no processo da alimentação existem várias interrupções respiratórias, plenamente compensadas pelo RN normal. Entretanto, o RN pré-termo, o RN sindrômico e o RN patológico que apresentam dificuldades neurológicas funcionais ou estruturais para organizar a sucção-deglutição e respiração, apresentam a disfagia associada a um notável *distress* respiratório, às vezes hipoxia, podendo ainda ocorrer aspirações ou micro-aspirações pulmonares.

A sucção tem papel fundamental na alimentação dos bebês e para compreender seu funcionamento é preciso entender os conceitos da sua biomecânica.

Biomecânica da Sucção Normal

Comparando-se a sucção como um sistema de bombeamento e a boca como uma bomba, podemos descrever e aplicar os princípios da biomecânica da sucção na avaliação e tratamento das disfagias orofaríngeas em bebês. Podemos definir uma bomba como um dispositivo que empurra ou puxa o fluido para fora de "um recipiente" por meio de diferencial de pressão.

Esta definição é importante na alimentação do bebê, onde o líquido caminha em primeiro momento devido a mudança de pressão. Existem dois tipos de pressão: pressão positiva e a pressão negativa. Ambas podem ser geradas dentro da boca do bebê. Wolf e Glass (1992) colocam que, quando a língua comprime o mamilo, é criada uma pressão positiva, a qual expele o leite. Enquanto a mandíbula e língua se abaixam, a cavidade oral selada é aumentada, criando uma pressão intra-oral negativa que puxará o líquido para dentro da boca produzindo a sucção. Se a cavidade oral não estiver totalmente selada, os movimentos de língua e mandíbula serão ineficientes para desenvolver a sucção.

Tanto na alimentação por mamadeira, como no seio materno, o desenvolvimento adequado à pressão negativa é crucial para o eficiente fluxo do líquido. Os bebês pré-termo geralmente apresentam dificuldade em gerar pressão negativa no ato da alimentação. Quanto aos bebês com fissura de lábio e palato, que não desenvolvem pressão negativa, faz-se necessário o uso de bicos e técnicas especiais, para que consigam obter um volume adequado de leite.

Características da Sucção-Deglutição

São dois os padrões de sucção em bebês: a sucção nutritiva (SN) e a sucção não-nutritiva (SNN). A SN é o processo de se obter nutrição, enquanto a SNN ocorre quando não há introdução de líquidos na região intra-oral.

Muitas características são diferentes entre a SN e a SNN, tais como:

Ritmo de Sucção: segundo Wolf e Glass (1992), a SNN é caracterizada por padrão repetitivo de grupos de sucção e pausas. Ele é geralmente estável no que diz respeito ao número de sucções e à duração de pausas. Wolff (1968) relata grupos de 7 a 8 sucções, com pausas de 6 a 7 segundos entre esses grupos, nos bebês saudáveis de 4 dias de idade.

O padrão de SN é mais complexo, variando de maneira previsível durante o período da alimentação. No início da amamentação, existe um padrão de sucções que pode variar de 30 a 80 segundos, e o bebê realiza breves pausas. Um período de sucção intermitente sucede o início da alimentação, nela há uma considerável redução na duração do número de sucções e um aumento da duração das pausas. No final da alimentação pode haver somente duas a três sucções, com pausas freqüentes e prolongadas.

Baseando-se nestas diferenças de ritmo de sucção, no período de alimentação acreditamos ser fundamental que o fonoaudiólogo, tanto na avaliação quanto no tratamento fonoaudiológico de um bebê com disfagia orofaríngea, acompanhe todo o processo.

Taxa de Sucção: segundo Wolf e Glass (1992), a taxa de sucção representa a duração de tempo que um bebê demora para completar uma sucção, e não o número verdadeiro de sucções ocorridas em um dado período de tempo. Ainda que exista alguma variação na taxa de sucção entre bebês, esta medida é considerada bastante estável em cada bebê. Durante a SN, a taxa atinge a média de uma sucção por segundo e permanece constante durante o curso da alimentação. Segundo Wolff (1968), a taxa de sucção é mais rápida na SNN, sendo em média de duas sucções por segundo.

Padrão de Deglutição: nos bebês a relação entre sucção/deglutição durante a SN é de 1:1. Em outras palavras, toda sucção é seguida de uma deglutição. Na fase final da alimentação, segundo Weber & Al (1986), esta proporção torna-se mais alta (2:1 ou 3:1), havendo duas a três sucções do bebê antes de cada deglutição. Na SNN a proporção sucção-deglutição é bastante alta, até mesmo de 6 a 8 sucções antes de cada deglutição, uma vez que é necessário um volume de saliva para que a deglutição seja deflagrada.

Fluxo de Líquido: alguns fatores interferem no fluxo de líquido, como:

. tamanho do furo do bico da mamadeira: geralmente os bicos vêm com um furo pequeno e comumente são aumentados, com o objetivo de facilitar a sucção para o bebê, atitude esta que poderá trazer conseqüências como engasgos e até aspiração;
. rigidez do bico da mamadeira: os bebês prematuros preferem os bicos mais moles, visto que é difícil gerar pressão intra-oral negativa
. temperatura do leite: quanto mais elevada, o fluxo de leite será mais rápido.

Distúrbios da Deglutição

Diferentes enfermidades que ocorrem na gravidez e no parto podem estar relacionadas com os quadros disfágicos nos bebês. Encontramos disfagia em distúrbios organo-estruturais, como nos quadros de síndromes mesofaciais, nos distúrbios neuromotores centrais (geralmente adquiridos), como também nas encefalopatias infecciosas, anoxias e nos quadros neurológicos disfuncionais, por inadequado método alimentar. Devemos situar à parte o distúrbio de deglutição do tipo "imaturidade neurológica" presente nos prematuros, pois é quadro funcional que deve evoluir satisfatoriamente (se não for mal conduzido).

São considerados por Perlman & Debrieu (1997) como antecedentes de risco de disfagia, os seguintes quadros:

. infecção congênita (citomegalovírus, sífilis, rubéola, toxoplasmose, herpes);
. uso de drogas pela mãe;
. anomalias craniofaciais;
. idade gestacional inferior a 37 semanas;
. peso ao nascer inferior a 1500 g e/ou pequeno para idade gestacional (PIG);
. asfixia perinatal com apgar entre 0 a 4 no primeiro minuto e/ou 0 a 6 no quinto minuto;
. distúrbios metabólicos da gestante e do RN;

. ventilação mecânica por mais de 10 dias;
. meningite, principalmente a bacteriana;
. infecções nasais e pulmonares;
. doenças pulmonares, anomalias do sistema respiratório;
. distúrbios neurológicos;
. refluxo gastroesofágico, distúrbios funcionais digestivos;
. anomalias do aparelho digestivo (exemplo: estenose de esôfago);
. intubação orotraqueal ou gástricas prolongada;
. alimentação inadequada.

As enfermidades que cursam com hipotonia muscular (quadros anóxicos, encefalopatias), geralmente relacionadas com lesões mediocerebrais, tronculares e mesmo medulares, têm os músculos orofaríngeos flácidos, com incoordenação de funções respiratório-digestivas e, freqüentemente, o alimento (o leite) desliza para a faringe cedo demais, resultando em engasgos constantes.

Os quadros espásticos ou coreoatetósicos (exemplo: hiperbilirrubinemia) mostram intensa incoordenação do processo da deglutição. Os quadros sindrômicos (genéticos ou não) podem apresentar distúrbio da deglutição em virtude de hipotonia muscular global, que, às vezes está associada à deficiência mental (como na síndrome de Down), ou a distúrbios severos por anomalias estruturais (como: fissuras labiopalatinas, síndrome de Pierre Robin, síndrome de Crouzon), ou às malformações musculares e/ou ósseas dos espaços mesofaciais, tornando o ato da alimentação mais difícil e incoordenado.

Freqüentemente as crianças com prolongada intubação orotraqueal e/ou gástrica costumam apresentar atraso no desenvolvimento dos padrões normais de deglutição. Para estes casos é indicada a estimulação oral não nutritiva como forma de preservação da sensibilidade e da organização práxica oromotora.

Por outro lado, o RN alimentado inadequadamente, seja pela forma da manipulação ou textura do alimento ou mesmo pela forma de apresentação, pode vir a manifestar (ou ter agravado) o distúrbio da deglutição.

O distúrbio de deglutição pode ser manifestação de doença sistêmica ou decorrer de afecção primária, anatômica ou funcional, de cada uma das estruturas envolvidas no processo.

O paciente pode apresentar alteração de uma fase da deglutição ou várias alterações podem coexistir, o que é comum nos neuropatas. Didaticamente há várias formas de classificar as disfagias:

. segundo a fase em que ocorre a deglutição;
. segundo o mecanismo fisiopatológico básico do distúrbio.

Disfagia Segundo a Fase da Deglutição

Disfagia Oral: no RN geralmente se apresenta como "sucção débil". Pode ser primariamente causada por anormalidades anatômicas (fissura labial e/ou palatina, micrognatia e outras) ou funcionais, como a dificuldade dos bebês pré-termos, que apresentam redução da força de sucção, comumente resolvida em poucos dias. Secundariamente, este tipo de disfagia é mais freqüente nos distúrbios do Sistema Nervoso Central (SNC) e nas afecções musculares, como, por exemplo na paralisia cerebral de qualquer etiologia, na doença de Parkinson, em distrofias musculares, miastenia gravis, etc. Pode também resultar de lesão de nervos cranianos, ou ser causada por insuficiência funcional da língua (XII par - nervo glossofaríngeo) ou diminuição da força de fechamento bucal (VII par - nervo facial). Manifesta-se por meio de dificuldades para deglutir líquidos e sólidos, mastigação alterada, presença de reflexos orais arcaicos, distúrbios sensoriais relacionados com o gosto, temperatura e textura dos alimentos.

Disfagia Faríngea: as anormalidades da função faríngea levam à dificuldade de alimentação caracterizada por engasgo, tosse, náusea, regurgitação, refluxo faringonasal, baixo ganho ponderal, *distress* respiratório e aspiração, que ocorrem mais na ingestão de líquidos. A emese (vômito) pode acompanhar a tosse, sendo necessário diagnóstico diferencial com refluxo gastroesofágico (RGE) primário. As anomalias anatômicas, como fenda palatina ou fechamento débil e do palato mole, podem contribuir para disfagia faríngea. Entretanto, o achado mais comum é a contração faríngea fraca ou a incoordenação no movimento da faringe. O deglutograma baritado mostra atividade faríngea inicial não-propulsiva e bolo alimentar detido abruptamente na porção superior do esôfago.

Esta alteração, comum em doenças neuromusculares, pode ser secundária a trauma - por exemplo: corpo estranho na faringe ou ingestão de cáusticos, resultando em edema, contração dolorosa e inadequada da faringe -, ou iatrogênica, quando as lesões decorrem da exérese de tumor ou de malformação congênita. A endoscopia é o melhor recurso para diagnosticar estes casos.

Clinicamente as disfunções da fase faríngea confundem-se com as da fase esofágica superior (Fisher, Painter, Milmoe, 1981; Nurko, 1990).

Disfagia na Fase Esofágica Superior: duas são as situações mais comuns: insuficiência de relaxamento do EES e incoordenação cricofaríngea, ou seja, o fechamento do EES ocorre no momento errado, sendo muito freqüente em recém-nascidos e lactentes até 2 - 3 meses de idade, pela imaturidade dos sistemas de controle.

Estudos com eletromiografia e manometria puderam distinguir esta condição da acalasia cricofaríngea, quando existe um relaxamento incompleto, com grande dificuldade na abertura do EES. Na incoordenação cricofaríngea os exames manométricos e eletromiográficos mostram espasmos, hipotensão, contração prematura ou retardo no relaxamento deste esfíncter.

Disfagia Esofágica: as manifestações clínicas, desencadeadas principalmente com a ingestão de sólidos, são de dor no momento da deglutição (odinofagia), dando a sensação de que a comida "não desce", de dor torácica simulando angina cardíaca, além de vômito ou regurgitação, com ou sem aspiração. A odinofagia, nas crianças que ainda não sabem falar, vai se manifestar em recusa alimentar ou choro durante as refeições.

A etiologia pode estar relacionada com lesões anatômicas do esôfago: divertículos, fístulas, cistos, tumores, estenoses, megaesôfago, hérnia de hiato, e outros, ou ainda com compressões extrínsecas do esôfago como anel vascular, cistos, tumores, adenopatias de causa infecciosa ou neoplásica, etc. As obstruções intrínsecas do esôfago são bastante raras.

A disfagia esofágica ocorre mais freqüentemente por distúrbios funcionais motores do esôfago: disfunções do EES, dismotilidade da atresia de esôfago, espasmo difuso do esôfago, esôfago em quebra-nozes, acalasia, RGE, etc. É dividida em quadros primários e secundários:

Disfagia Esofágica Primária: nesta fase o distúrbio localiza-se em uma ou várias regiões do esôfago: EES, corpo esofágico e transição esofagogástrica, onde se inclui o esfíncter esofágico inferior (EEI).

Clinicamente, os pacientes adultos comportam-se como se existisse uma obstrução anatômica intermitente do esôfago; é comum a dor torácica simulando angina cardíaca e até mesmo cólica biliar.

Na infância, distúrbios do EES isolados são de rara ocorrência. Mais comum são as alterações mistas secundárias a doenças neurológicas e/ou miopáticas, que envolvem o corpo esofágico e o EEI. São elas:

. acalasia cricofaríngea: crianças com este distúrbio mostram relaxamento incompleto do EES após a maioria das deglutições. Radiologicamente a acalasia se caracteriza por uma depressão horizontal na parede esofágica posterior, com o bário fluindo muito devagar; às vezes há completa obstrução funcional. A manometria confirmou o relaxamento parcial do EES em alguns pacientes, enquanto em outros o cricofaríngeo relaxou normalmente. Em Pediatria, a maior série descrita foi de 15 casos (Reichert & Moesh apud Nurko, 1990), com início dos sintomas no nascimento - dificuldade alimentar, congestão na garganta, sufocamento, tosse e refluxo faringonasal - mas, por falta de suspeita clínica, o diagnóstico só foi feito no final do primeiro ano de vida;

. fechamento cricofaríngeo precoce: habitualmente também designado de incoordenação motora faríngea; tido como transitório e freqüente no período neonatal e primeiros meses de vida.

. relaxamento cricofaríngeo tardio: descrito principalmente em portadores de disautonomia familiar ou síndrome de Riley-Day;

. acalasia: obstrução funcional da junção esofagogástrica, caracterizada por hipertensão no EEI, relaxamento incompleto do EEI e perda da peristalse esofágica. Doença rara, incidência estimada em 1:10 000 indivíduos; de 690 casos descritos, apenas 1,7% ocorrera na faixa pediátrica (Reichert & Moesh apud Nurko,1990);

. espasmo difuso do esôfago: pode ocorrer isolado ou ser secundário a RGE. A manometria mostra ondas de grande amplitude e contrações não-propulsivas repetidas. Em adultos é uma entidade clínica definida. Na infância, sua incidência é desconhecida e há poucos casos descritos (Nurko,1990). A manifestação clínica na criança maior é semelhante à do adulto – dor torácica e/ou disfagia – enquanto nos lactentes ocorre apnéia e bradicardia, sugerindo mecanismos reflexos vagais (Buchin, 1988; Nurko, 1990);

. esôfago em quebra-nozes: enquanto 10% dos pacientes com angina não cardíaca têm espasmo difuso do esôfago, a maioria, cuja disfagia é ocasional, apresenta esôfago em quebra-nozes, detectado por manometria, por causa de ondas peristálticas de grande amplitude;

. dismotilidades inespecíficas: deve-se ter em mente que motilidade esofágica anormal no esofagograma e na manometria pode ser um achado incidental, se não houver associação com os sintomas do paciente. Hérnia de hiato e dismotilidade esofágica inespecífica ocorreram em 58% e 21% de duas séries de 100 pacientes que realizaram esofagograma por outras razões clínicas (Buchin,1988);

. RGE: entendido por alguns autores como etiologia de dismotilidade esofágica e causador de disfagia esofágica superior ou faríngea; outros autores (Mendelsohn, 1993) o consideraram como uma disfagia da fase esofágica. Alguns pacientes com RGE apresentam hipertensão no EES, e respondem com aumento pressórico adicional à infusão esofágica de ácido clorídrico - clinicamente estes indivíduos se queixam da sensação conhecida como globus pharingeus. Já os pacientes portadores de RGE associado a refluxo esôfago-faríngeo apresentam hipotensão no EES e não respondem à infusão de ácido no esôfago. A manifestação clínica inclui quadros mórbidos crônicos ou recorrentes (infecciosos ou não) de vias aéreas superiores.

Disfagia Esofágica Secundária: é resultante de doença sistêmica, ocorrendo em:

. diabetes mellitus: freqüentemente assintomáticas e não necessariamente dependentes da neuropatia diabética. A gastroparese diabética é bem conhecida e pode piorar o RGE. Além disto, diabetes é fator que predispõe à candidíase esofágica e são descritas também dismotilidades;

. paralisia cerebral: mais comum por anoxia neonatal, geralmente cursa com alterações em todas as fases da deglutição;

. doenças neuromusculares: distrofias musculares, miastenia gravis, doença de Parkinson, esclerose múltipla, acidente vascular cerebral, etc.;

. doenças da tireóide: o hipertireoidismo causa disfagia pela miopatia associada; o hipotiroidismo diminui a amplitude das contrações esofágicas; o bócio pode causar obstrução mecânica do esôfago;

. doença vascular do colágeno: a esclerodermia diminui a contratilidade esofágica e a pressão no EES causando disfagia, RGE e estenose péptica.

A polimiosite, o lupo eritematoso sistêmico e outras doenças do tecido conectivo estão relacionadas com a dismotilidade esofágica;

- alcoolismo: esôfago em quebra-nozes foi descrito em alcoólatras e houve regressão após trinta dias de abstinência;
- procedimentos médicos: em decorrência de escleroterapia de varizes esofágicas na hipertensão portal; dismotilidade esofágica por radioterapia de tumores; por indução de drogas (como nitrazepam) ou em pós-cirurgia de cabeça e pescoço;
- candidíase: associada a neoplasias, imunossupressão, doença inflamatória crônica necessitando de corticoterapia prolongada, diabetes mellitus, síndrome da imunodeficiência adquirida e ao uso de múltiplos antibióticos;
- infecção por herpes vírus: geralmente precedida de faringite e estomatite, pode ocorrer em portadores dos fatores de risco citados para candidíase ou em indivíduos sadios;
- infecção por citomegalovírus: semelhante ao que já foi descrito para herpes, pode acompanhar a doença disseminada, com envolvimento do fígado.

Disfagia Segundo a Fisiopatologia do Distúrbio

Mendelsohn (1993) explica a fisiopatologia das disfagias classificando-as em estrutural (anatômica) e funcional (trânsito ineficiente, aspirativas, refluxo gastroesofágico).

Disfagia de Causa Estrutural ou Anatômica: decorrente de afecção orgânica de qualquer das estruturas envolvidas no processo de deglutição (já descritas).

Disfagias Funcionais: são de diagnóstico mais complexo, e estão compreendidas nas seguintes situações:

1. Disfagia funcional por trânsito ineficiente: normalmente o bolo alimentar passa da cavidade oral para esôfago em menos de dois segundos. O prolongamento do tempo de trânsito, ou a incapacidade de deglutir inteiramente o bolo alimentar definem trânsito ineficiente. Pacientes com alteração grave do trânsito são incapazes de se sustentar apenas com alimentação por via oral - o que não é raro em criança com paralisia cerebral -, levando à desidratação e à desnutrição, além de **aspiração prandial, muitas vezes clinicamente não detectável**. O trânsito ineficiente pode ocorrer por **propulsão inadequada** (hipotonia da língua, paralisia faríngea, falha na elevação da laringe); e/ou **obstrução do fluxo** (tumor, divertículo, acalasia cricofaríngea). Estas condições podem coexistir, como nas doenças neuromusculares: na esclerose lateral amiotrófica ocorre propulsão fraca e obstrução no nível do EES – indica-se miotomia cricofaríngea para diminuir o resíduo alimentar no vestíbulo laríngeo (seios piriformes). Entretanto, se a hipotonia lingual for muito acentuada, esta cirurgia pode não

beneficiar o doente por incapacidade de propulsão do alimento a partir da boca ou da orofaringe.

2. Disfagia funcional aspirativa: é o distúrbio de deglutição mais temido, definido como a passagem de material abaixo das cordas vocais. Pode ser silenciosa ou clinicamente evidente e ocorrer nas seguintes situações:

2. 1. Disfagia funcional aspirativa prandial (aspiração de alimentos):

. antes da fase faríngea;
. durante a fase faríngea;
. depois da fase faríngea.

2. 2. Disfagia funcional aspirativa por aspiração salivar.
2. 3. Disfagia funcional aspirativa por aspiração de refluxo gastroesofágico.

A qualidade e a quantidade do material aspirado determinam o tipo de patologia pulmonar resultante. Aspiração salivar, prandial, e menos freqüentemente de RGE, podem causar infecção bacteriana.

Tanto a aspiração prandial quanto a do RGE podem levar à obstrução das vias aéreas por material particulado; no caso de refluxo ácido pode haver destruição tissular. A aspiração de refluxo pode lesar diretamente a mucosa do trato respiratório causando traqueíte, laringite ácida posterior, úlcera de contato da laringe, bronquite e pneumonite químicas (síndrome de Mendelsohn). Quando se acham conservados os reflexo de defesa da via aérea como espirros, tosse, laringoespasmo e oclusão glótica, ocorrem manifestações clínicas como tosse durante ou após a alimentação, estridor, apnéia obstrutiva e cianose.

A microaspiração evidente ou silenciosa de RGE (e talvez de saliva), podem levar à tosse crônica e/ou ao **broncoespasmo reflexo**, por estímulo dos receptores de irritantes na traquéia. O RGE também pode provocar broncoespasmo por via de receptores ácido-sensíveis presentes no terço distal do esôfago.

Não diagnosticar aspiração por RGE, uma condição potencialmente letal, pode levar à doença pulmonar progressiva (fibrose intersticial, bronquiectasias, bronquiolite obliterante), a pneumonias de repetição que não respondem à suspensão de ingestão oral nem à antibioticoterapia e, nos lactentes, à temida síndrome da morte súbita.

A aspiração de pequena quantidade de saliva pode ocorrer fisiologicamente durante o sono (Mendelsohn, 1993). A aspiração severa requer terapia clínica ou cirúrgica para evitar processos pneumônicos ou bronquíticos crônicos. A aspiração salivar é muito menos freqüente do que a aspiração prandial, e deve ser lembrada quando se trata de crianças neuropatas ou portadoras de miopatias.

A aspiração prandial (aspiração de alimentos durante a deglutição), ao contrário das anteriores, sempre responde à suspensão de dieta por via oral. Ao contrário do que se costuma pensar, a maioria dos casos acontece apesar da mobilidade normal das cordas vocais. Esses casos ocorrem quando o bolo alimentar entra no vestíbulo laríngeo no instante errado, isto é, quando o fechamento vocal não está normalmente ativado. A fase faríngea da deglutição é o único momento em que as defesas laríngeas (oclusão de cordas vocais verdadeiras, oclusão de falsas cordas, flexão aritenóide, retroversão da epiglote) estão ativadas; é o momento em que o bolo passa pelo vestíbulo laríngeo.

3. Disfagia funcional por RGE: é o trânsito retrógrado do conteúdo gástrico para o esôfago, podendo alcançar a boca na forma de vômitos/regurgitações **(RGE sintomático)**, ou limitar-se ao esôfago propriamente dito, constituindo o assim denominado **RGE oculto ou silencioso.** Entende-se por vômito a expulsão do alimento pela boca, por um processo ativo envolvendo esforço muscular abdominal, enquanto regurgitação é o retorno do alimento à boca sem esforço aparente.

Estimativas da incidência de RGE na infância variam desde a negação da sua existência até a mera afirmação de que toda criança reflui. Segundo Vandenplas (1992), dentre crianças não selecionadas submetidas à pHmetria, 8% têm RGE patológico.

Atualmente, há nítido aumento na freqüência de crianças portadoras de RGE. Para nós isso decorre de melhor reconhecimento e diagnóstico da doença, mas também do excesso de diagnósticos não confirmados adequadamente (Herbst & Meyers, 1981). Por outro lado, Sutphen (1990) chama a atenção para as práticas modernas de puericultura. Ele adverte que populações primitivas amamentavam seus bebês a cada 13 minutos, por 2 minutos, e em seguida a criança ficava erguida num suspensório carregado pela mãe. Contrariamente, nós aumentamos o volume das mamadas, e agora com intervalos de 3 horas, nos quais a criança fica deitada no berço; além disso, há a troca de fraldas realizada após as refeições com elevação das pernas sobre o abdome - o autor conclui que é um milagre que todo lactente não tenha RGE crônico.

Fisiopatogenia: indubitavelmente o EEI é o elemento mais importante da barreira anti-refluxo, e suas disfunções constituem a causa maior de RGE patológico, embora outros fatores estejam implicados:

. diminuição da pressão de repouso do EEI (hipotonia);
. freqüência aumentada de relaxamentos transitórios espontâneos do EEI;
. aumentos transitórios da pressão intra-abdominal (choro, tosse, defecação, etc.);
. retardo de esvaziamento gástrico;
. presença de esofagite: liberando mediadores inflamatórios que provocam alterações na motilidade esofagogástrica, favorecendo **disfagia** e **RGE**, gerando um ciclo vicioso. (Boix-Ochoa,1986; Catto-Smith et al., 1991). A esofagite ocorre em 60 a 83% de crianças portadoras de RGE, e pode ser

documentada por endoscopia e/ou biópsia, sendo a esofagite microscópica mais freqüente que a macroscópica.

A classificação proposta por Boyle (1989) tem sido recomendada, a fim de uniformizar a linguagem na literatura referente ao RGE.

RGE fisiológico: refluxos breves, limitados ao terço distal do esôfago, que ocorrem após as refeições em indivíduos sadios de qualquer idade.

RGE funcional: implica uma freqüência de refluxos muito maior que a fisiológica e pode ser evidenciado nos vários exames diagnósticos, sem no entanto causar doença para a criança. O exemplo típico é o lactente que tem vômitos ou regurgitações várias vezes ao dia, mas não apresenta doença alguma. Este tipo de refluxo pode estar oculto desde o início; costuma desaparecer até os dois anos de idade, e é comum tornar-se patogênico, necessitando tratamento adequado.

RGE patogênico: além de ter características patológicas evidenciadas em todos os exames, este RGE **gera doença**, seja ele sintomático ou oculto.

RGE secundário: é aquele que aparece por causa de uma doença de base, como retardo grave do desenvolvimento neuromotor ou malformações como hérnia de hiato ou atresia de esôfago corrigida. Este tipo de RGE costuma ser patogênico e de difícil controle clínico.

Segundo Carré (1959), a história natural do RGE seria benigna e mesmo em casos graves, 65% eram assintomáticos aos 2 anos de idade; porém 35% evoluíram com sintomas até 4 anos, sendo que 5% desenvolveram estenose esofágica e os 5% restantes morreram de complicações da doença.

Boix-Ochoa (1986) seguiu 2045 lactentes, dos quais apenas 4% necessitaram cirurgia anti-RGE antes de um ano de idade; já no grupo de maiores de 12 meses o tratamento cirúrgico foi necessário em 20% dos casos.

3. 1. Doenças associadas ao RGE: são condições mórbidas quando o RGE aparece com freqüência maior do que a esperada e, por isso, os profissionais devem ficar atentos para poder diagnosticá-lo, quando estiverem acompanhando pacientes incluídos nas categorias da relação abaixo:

. asma, fibrose cística, displasia broncopulmonar;
. anomalias esofagogástricas, compressões do esôfago;
. sondagem nasogástrica prolongada;
. gastrostomia de demora;
. disfagia oral e/ou faríngea;
. retardo grave neuromotor de qualquer etiologia;
. apnéia do sono e ALTE (*Apparent Life-Threatening Event*);
. fissura palatina e outras anomalias do trato aerodigestivo superior;
. síndrome de Down (e outras);
. esclerodermia e outras doenças do colágeno;
. divertículo de Zenker, granuloma de corda vocal;
. esôfago de Barret, carcinoma de faringe, laringe ou esôfago.

3. 2. Quadro clínico do RGE: as manifestações podem decorrer do RGE propriamente dito, da presença de esofagite, de alterações de motilidade associadas, de aspiração para vias aéreas ou de mecanismos reflexos:

. **digestivas:** vômitos habituais, regurgitações freqüentes, ruminação, hipersalivação,dor retroesternal, pirose ou azia, halitose, choro exagerado nos lactentes, soluços em excesso, hematêmese, anemia, distúrbios do sono, postura anormal de cabeça e pescoço, engasgo, disfagia orofaríngea, odinofagia (Fisher et al., 1981; Quintela & Ribeiro, 1993a; Bauman, Sandler, Smith, 1996). **Observação:** classicamente a disfagia em portadores de RGE era entendida como obstrutiva, ou seja, decorrente de estenose péptica do esôfago. Entretanto, mais recentemente verificou-se que disfagia não-obstrutiva pode ocorrer em até 46,8% dos pacientes com esofagite, mesmo na ausência de alteração motora esofágica, tanto em adultos como em crianças (Triadafilopoulos, 1989 e Catto-Smith et al., 1991);

. **respiratórias:** síndrome asmatiforme, pneumonias de repetição (Quintella & Ribeiro, 1993c; Quintella, Fernandes, Espin Neto, 1997), bronquite crônica, fibrose pulmonar, abscesso pulmonar, bronquiectasia, hemoptise, estridor recorrente, rouquidão, pigarro, *globus pharingeus*, otite média recorrente, rinite crônica, tosse noturna persistente, tosse crônica, tosse ou cianose durante a alimentação, neoplasias benignas e malignas do trato aerodigestivo (Platzker, 1990; Quintella & Ribeiro, 1993a; Bauman et al., 1996);

. **outras:** anorexia, baixo ganho ponderal, dor torácica de origem não cardíaca, bradicardia reflexa, apnéia do sono, síndrome da apnéia em vigília, ALTE (*Apparent Life-Threatening Event*), síndrome da morte súbita na infância, síndrome de Roviralta-Astoul, síndrome de Sandifer, síndromes neuropsiquiátricas raras, tríade de Herbst (Herbst & Meyers, 1981).

Koufman (1991) estudou exaustivamente as relações entre RGE e doenças otorrinolaringológicas em 225 adultos, cujas queixas mais freqüentes eram: rouquidão (81%), tosse persistente (51%), sensação de *globus* (47%) e pigarro persistente (42%), entre outras, sendo que apenas 43% deles apresentavam queixas digestivas relacionadas com o RGE. A investigação clínica e a laboratorial, incluindo pHmetria esofágica de 24 horas, conduziram aos seguintes diagnósticos:

. **carcinoma de laringe** em 31 pacientes, dos quais 71% tinham RGE;
. **estenose traqueal e de laringe** em 33 pacientes, estando 78% com RGE;
. **laringite de refluxo** em 61 pacientes, dos quais 60% apresentavam RGE;
. ***globus pharyngeus*** em 27 pacientes, dos quais 58% tinham RGE;
. **disfagia** em 25 pacientes, estando 45% com RGE associado;
. **tosse crônica** em 30 doentes, 52% deles com RGE.

Este autor documentou **refluxos esofagofaríngeos** colocando uma segunda sonda de pH na hipofaringe, e assim verificou que a freqüência de RGEs que alcançavam a faringe variava de 10% no grupo de portadores de disfagia a 58% entre as vítimas de carcinoma laríngeo ou de estenose laringea/traqueal.

Contencin, Viala e Narcy (1991) realizaram monitoração do *pH nasofaríngeo* em crianças com rinofaringite crônica demonstrando a importância do RGE na gênese desta doença.

A apnéia por RGE ocorre principalmente em recém-nascidos e lactentes abaixo de 6 meses de idade com baixo peso no nascimento (Herbst & Meyers, 1981; Orenstein, 1991); costuma ocorrer após episódios de vômito/regurgitação ou mesmo de RGE oculto; constitui um dos efeitos mais graves do RGE, sendo responsável por parte dos casos de ALTE e de morte súbita em lactentes (Herbst & Meyers, 1981; Orenstein, 1991). Pode ser obstrutiva (laringoespasmo) ou central (parada de movimentos respiratórios), sendo esta última mais comum em bebê pré-termo, associada à sucção e à deglutição.

Em 1984, Spitzer et al. descreveram a **síndrome da apnéia em vigília**, em 15 lactentes que apresentavam episódios típicos: após refeição, ainda acordados, ficavam rígidos com o olhar fixo, pletóricos e em seguida pálidos ou cianóticos - a apnéia foi documentada poligraficamente e a pHmetria de 24 horas mostrou RGE em todos eles (Orenstein, 1991).

Métodos Diagnósticos

A anamnese e a avaliação clínica constituem o ponto de partida da investigação diagnóstica.

O estudo da disfagia pode ser realizado por de monitoração cardiorrespiratória, oximetria, endoscopias, Raios-X de esôfago - estômago - duodeno (RxEED), ultra-sonografia, cintilografia, teste de Tuttle, monitoração prolongada do pH esofágico e cinevideofluoroscopia.

Além destes, podem ser necessários outros exames complementares, como: pesquisa de aspiração pulmonar, endoscopia digestiva alta e biópsia esofágica, teste de Bernstein, manometria esofagogástrica e avaliação do esvaziamento gástrico.

É evidente que nem todos os casos necessitam de completa investigação. A decisão sobre a necessidade de realizar exames deve ser determinada principalmente pelo bom senso do profissional responsável.

Avaliação Clínica

A adequada avaliação da disfagia é função de uma equipe multidisciplinar. Dela participam médicos, psicólogos, fisioterapeutas e fonoaudiólogos. A avaliação clínica deve informar a etiologia da disfagia, a possível localização topográfica da dificuldade, os aspectos anatômicos e fisiológicos envolvidos; deve estimar o risco de aspiração pulmonar, indicar testes e procedimentos necessários para o diagnóstico e terapêutica, bem como indicar métodos alternativos de manuseio na alimentação. O uso de um formulário de avaliação ajuda na sistemática de diagnóstico e terapêutica (anexo I).

Observações Pré-Alimentares dos Bebês: segundo Morris & Klein (1987), em geral a alimentação é descrita como uma habilidade flexora, quando até a flexão física dos membros é condição para uma alimentação adequada, além da coordenação rítmica da sucção, deglutição e respiração. Por isso, a observação inicial é feita com o bebê em repouso, em estado de alerta, e em estado pré-alimentar observando-se a **postura global** e o tônus corporal.

Antes da avaliação da deglutição com alimentos, faz-se necessária a avaliação da sensibilidade, simetria, tônus e características dismórficas das estruturas anatômicas que participam no processo da deglutição.

O exame externo da face pode nos mostrar a presença de alterações dismórficas que interfiram na deglutição. São significativos os achados de fissuras raras da face, fissuras labiais e/ou palatais e as dismorfias mandibulares, como na seqüência de Pierre-Robin. Pesquisa-se também a simetria das estruturas faciais, alterada, por exemplo, nas paralisias faciais congênitas.

A avaliação funcional inicia-se pela pesquisa da sensibilidade das estruturas orais. Ao se tocar os lábios avaliamos:

. aceitação de contato, rejeição ou indiferença;
. reflexos corporais, como reflexo tônico-cervical assimétrico (RTCA) ou *Startle*;
. retração labial, reflexo de mordida ou franzimento labial.

A hipossensibilidade nos lábios pode interferir no vedamento labial. A hipersensibilidade interfere na aceitação do alimento ou do utensílio utilizado na alimentação.

Na língua deve ser avaliado o reflexo do vômito. Busca-se também a rejeição ao toque, manifestada pela retração da língua.

A sensibilidade do palato duro não precisa ser avaliada formalmente. Um bebê com hipossensibilidade pode deixar resíduos no palato duro quando o alimento é engrossado. Normalmente a hipersensibilidade não é um problema isolado, e o bebê poderá apresentar dificuldade na aceitação de alimento na cavidade oral. Nossa experiência demonstra maior rejeição ao leite resfriado e maior aceitação quando o leite está na temperatura ambiente.

A pesquisa do tônus exige experiência. Podemos ter variações para mais ou para menos, revelando hipertonia ou hipotonia. Os bebês pré-termos têm tônus facial diminuído pela imaturidade. A retração dos lábios está freqüentemente associada à hipertonia muscular, ocasionando dificuldade na sucção.

Na língua, discute-se a existência de tônus ou de tensão muscular. Entretanto, variações para menos na consistência muscular da língua provocam sua protrusão, impossibilidade para o canolamento e dificuldade na adaptação ao bico da mamadeira.

A avaliação específica da deglutição inicia-se pelo estudo dos reflexos envolvidos no processo. Assim:

Reflexo de Busca: o reflexo de busca, também chamado de reflexo de procura (dos 04 pontos cardeais), está presente por volta da 32ª semana de gestação, sendo inibido em torno do 3º ao 6º mês de idade. O resultado é o bebê direcionar os lábios para sugar o mamilo ou bico da mamadeira. Uma forma funcional de observar este reflexo é quando a mãe toca o mamilo na região perioral das comissuras labiais do bebê, e a resposta esperada deste é que vire a cabeça e os lábios em direção ao mamilo.

Reflexo de Deglutição: a fase oral da deglutição nos bebês consiste exclusivamente na sucção.

A forma prática de avaliar as condições de sucção do RN é fazer o estudo da SNN. Em bebês que usam sonda alimentar e em bebês em estado grave, já estabilizados no estado cardiorrespiratório, deve-se pesquisar a habilidade de sucção antes de introduzir o alimento. Com o dedo mínimo introduzido até a metade da cavidade bucal (região medial da língua) busca-se o reflexo de sucção.

Na avaliação clínica da deglutição, ministra-se uma quantidade de líquido que seja suficiente para desencadear o reflexo, avaliando-se as manifestações decorrentes: o bebê poderá apresentar redução ou ausência da deglutição faríngea, resultando em sobra de alimento na valécula; tal alteração poderá manifestar-se em qualidade vocal molhada ou tosse antes da deglutição.

A redução na peristalse faríngea pode resultar em restos de alimento na valécula e recesso piriforme, provocando aspiração depois da deglutição. Bebês que apresentam redução no movimento de língua ou resíduo de alimento na faringe, poderão realizar múltiplas deglutições na tentativa de compensar tal dificuldade.

Na redução do fechamento faríngeo o alimento poderá entrar nas vias aéreas resultando em tosse durante a deglutição. A redução na elevação laríngea pode resultar em tosse ou qualidade vocal molhada depois da deglutição (Logemann, 1983).

Muitos bebês não apresentam tais manifestações e realizam aspiração silenciosa, sendo fundamental para o diagnóstico a realização de procedimentos por imagem, como, por exemplo, a videofluoroscopia.

Reflexo de Vômito: está presente desde a 32ª semana de idade gestacional; o objetivo deste reflexo é proteger o bebê de ingerir um "*bolus*" alimentar grande demais. Em bebês que são alimentados por sonda a presença deste reflexo é importante para o início da alimentação por via oral.

Forma de testar: com "dedo de luva" realizar uma pressão aplicada na metade posterior da língua em direção à úvula, parede posterior da faringe e palato mole. Resposta: abertura da boca, extensão da cabeça, elevação da laringe e do diafragma, e execução de caretas.

Reflexo de Mordida: é o fechamento e abertura da mandíbula em resposta à estimulação da gengiva. Testa-se com a criança em supino ou sentada com a cabeça na linha média. Ao ser exercida uma pressão moderada na área lateral e na parte anterior das gengivas superior e inferior e friccionando-se o palato anterior, a mandíbula se fecha e a criança morde lateralmente até que o estímulo seja liberado (Hernandez, 1996).

Reflexo da Tosse: a resposta reflexa se dá ao toque ou à pressão da comida ou mesmo de secreções na faringe e laringe. Também limpa as vias aéreas inferiores de material potencialmente obstrutivo.

Monitoramento de Funções Fisiológicas na Alimentação

O monitoramento cardiorrespiratório fornece a freqüência e o traçado cardíaco e o ritmo respiratório. Por informar o status fisiológico da criança durante a alimentação, indica a possibilidade de "*distress* respiratório" nos casos de disfagia.

Muitas vezes, alterações precoces no ECG antecipam a possibilidade de *distress* respiratório, orientando a correção do ritmo de estimulação ou alimentação. Nestes casos, é interessante trabalhar com monitores contínuos para surpreender modificações rápidas.

O monitoramento da saturação de oxigênio dos vasos sangüíneos (oximetria) é também um método interessante para avaliar o *distress* respiratório em criança com disfagia. Admite-se como desejável um nível de saturação de 95% a 100%, considerando os valores abaixo de 87% como hipoxia. Ele tem limitações, por exemplo, quando fornece dados incorretos nos casos de anemia e em crianças de pele escura. Entretanto, é útil no acompanhamento do processo de alimentação, pois detecta rapidamente as alterações respiratórias e reorienta o procedimento empregado.

A ausculta cervical durante a alimentação permite sentir a dificuldade de coordenar deglutição e respiração e de surpreender aspirações mínimas, além de informar sobre o *distress* respiratório durante a alimentação.

Estudo Radiológico

Acha-se disponível na maioria dos centros, sendo de baixo custo, e de grande utilidade; tem como inconveniente uma carga razoável de radiação.

Estudo da Deglutição: realizado por meio de **deglutograma baritado** no início da seriografia esofagogastricaduodenal (RxEED); depende muito da experiência e habilidade do radiologista. É capaz de diagnosticar disfagia orofaríngea, mas nem sempre consegue determinar exatamente em que fase ocorre o distúrbio. Disponível na maioria dos centros, e de baixo custo, deve ser realizada também na suspeita de comunicação entre os tratos digestivo e respiratório (fístulas esofagotraqueais, fendas laríngeas, etc.). Pode ainda diagnosticar discinesia, obstrução e compressões do esôfago (Arvedson & Christensen, 1992).

Mendelsohn (1993) considera o **deglutograma baritado modificado** como exame fundamental para diagnosticar, avaliar e testar medidas terapêuticas no paciente com disfagia. Realizado com diferentes volumes e texturas de bário (líquido ou espesso), estando o paciente sentado, permite avaliar o efeito de manobras e é mais seguro em caso de aspiração.

Embora de custo mais elevado e acesso ainda difícil em nosso meio, a **cinevideofluoroscopia** é o melhor método para diagnosticar os distúrbios da deglutição. Permite localizar exatamente a fase comprometida, por meio da deglutição de líquidos e sólidos contrastados com bário, enquanto se filma todo o processo para posterior análise detalhada (Arvedson & Christensen, 1992).

RxEED: realizado quando os vômitos são exageradamente intensos ou em crianças que não respondem à teste terapêutico para RGE. O seu grande mérito consiste em diagnosticar anomalias anatômicas congênitas do trato digestivo que geralmente necessitam de cirurgia, o que é mais freqüente no lactente abaixo de 6 meses.

O tempo de observação é limitado pela carga de radiação e pode levar a resultados falsos. As causas mais comuns de falsos-negativos incluem choro durante o exame e enchimento gástrico insuficiente, além de depender crucialmente da habilidade do radiologista. Por conta destas observações a sensibilidade do RxEED varia muito, de 30% a 95,2% (McCauley et al., 1978; Quintella et al., 1993).

É importante ressaltar que o RxEED não distingue o refluxo funcional do patogênico, além de apresentar baixa especificidade; portanto, **não deve** ser utilizado para controle do tratamento e nem ser incluído nos critérios de alta/cura.

Manometria Esofagogástrica

Permite caracterizar melhor a disfagia depois do estudo radiológico (Fisher et al., 1981; Sonies & Baum, 1988):

- é capaz de diferenciar acalasia cricofaríngea de incoordenação faringocricofaríngea, que no deglutograma baritado podem ter o mesmo aspecto, até mesmo no que se refere à presença da barra cricofaríngea;
- permite quantificar a suficiência da sucção e da contração faríngea;
- possibilita avaliar a peristalse esofágica e medir a pressão no EES e EEI, constituindo o padrão-ouro no diagnóstico de hérnia hiatal.

Utiliza-se um sistema de registro com uma sonda de três transdutores de baixa complacência, de resposta rápida e que podem ser orientados em posição ântero-posterior – características importantes para avaliação da dinâmica do EES. Lactentes acima de 6 meses e crianças maiores precisam ser sedados. Passada a sonda, avança-se até colocar os três transdutores no estômago; então, a sonda é puxada e determina-se a localização e a pressão de repouso do EEI. Administra-se 1 ml de solução salina e verifica-se a existência ou ausência de peristalse esofágica. Finalmente, as sondas são deslocadas cranialmente, de modo que fique uma na faringe, uma no EES e a última no esôfago proximal – neste ponto a atividade de deglutição é geralmente espontânea, sendo possível avaliar facilmente as fases faríngea e esofágica superior da deglutição. A seguir, pode-se aproveitar e fazer o teste do refluxo ácido de Tutle para diagnóstico de RGE, principalmente se não estiver disponível a pHmetria de 24 horas, reconhecidamente preferível.

A manometria deve fazer parte da avaliação pré-operatória em pacientes com sintomas de discinesia ou disfagia esofágica - alterações graves da peristalse como as que ocorrem por exemplo na atresia de esôfago corrigida, que comprometem o sucesso da fundoplicatura de Nissen, facilitando o aparecimento de complicações clínicas pós-operatórias, sendo a disfagia a mais comum. As melhores alternativas são as fundoplicaturas parciais (Parker, Christie, Cahill, 1979; Orenstein,1991; Vandenplas, 1992; Quintella & Ribeiro, 1993a).

CINTILOGRAFIA

Cintilografia é um método não invasivo, que permite tempo de observação maior que os RX porque a carga de radiação é desprezível, embora o custo seja razoavelmente elevado.

Salivograma Radioisotópico: pequena quantidade de contraste radioativo é colocada embaixo da língua; o paciente deglute e é possível observar rapidamente a aspiração pulmonar (Mendelsohn, 1993); pouco utilizado em nosso meio.

Cintilografia da Deglutição: durante a ingestão de líquido, de alimento pastoso ou sólido, marcados com tecnécio, é possível quantificar a radioatividade em gamacâmara e calcular o tempo de trânsito orofaríngeo, o número de deglutições necessárias para clarear a faringe, detectar aspiração para vias aéreas e avaliar o trânsito esofágico (Sonies & Baum, 1988). Não permite visualizar anatomia e portanto, deve ser precedido do estudo radiológico.

Cintilografia Esofagogástrica: após ingestão de alimento marcado com tecnécio, a criança é colocada sob a gamacâmara para captação de radioatividade no esôfago, por 30 a 60 minutos. A sensibilidade da medicina nuclear na detecção de RGE varia de 59% a 93% e sua especificidade parece ser elevada; talvez sirva para controle do tratamento, se houver padronização da técnica de exame na infância - o que lastimavelmente ainda não foi feito (Orenstein, 1991; Vandenplas, 1992; Quintella & Ribeiro, 1993a).

Ultra-Sonografia

Ultra-Sonografia da Cavidade Oral: nesta nova modalidade de avaliação das disfagias, o transdutor é colocado na região submentoniana e orienta-se o feixe na direção da língua. O ar circunda as estruturas da cavidade oral, e isto permite visualizar claramente a face superior, a musculatura intrínseca e a movimentação da língua, assim como das partes moles do assoalho da boca durante alimentação e deglutição. A sombra do hióide determina o início/término das fases oral e faríngea. As imagens sagitais ou coronais são fotografadas e/ou filmadas para análise em câmera lenta e os distúrbios da fase oral completa podem ser facilmente estudados (Sonies & Baum, 1988; Tuchman, 1990).

Ultra-Sonografia Abdominal Superior: é um método não invasivo, disponível na maioria dos Centros, que permite tempo de observação prolongado e é fisiológico pelo fato da criança ingerir seu alimento habitual e não ficar imobilizada. Pouco realizado em nosso meio pela falta de ecografistas familiarizados com a técnica. Possibilita visualizar o RGE, contar o número de episódios, sendo além disto, útil no diagnóstico de malformações congênitas, como estenose hipertrófica de piloro, cistos de mesentério e outros. A sensibilidade é de 95% a 100% e sua especificidade gira em torno de 58% a 87,5%. O método é prático, rápido e de baixo custo; substituiu o RxEED, como exame de triagem nos serviços citados (Naik & Moore, 1984; Riccabona et al., 1992).

Endoscopia

Nasolaringoscopia e Broncospia: são usadas para verificar anomalias nas vias aéreas, como estenoses nasais, compressões e malformações laríngeas, massas tumorais de hipofaringe, laringotraqueomalácia e para pesquisar quadro de possíveis microaspirações pulmonares. O procedimento por via nasal permite verificar anomalias de fossas nasais, imperfuração coanal, massas do cavum, adenóides, tumores, malformações de palato mole em que ocorrem insuficiência ou incompetência velofaríngeo e conseqüente refluxo nasal do conteúdo oral. É também estudada a dinâmica da deglutição, verificando-se o fechamento velofaríngeo durante a passagem do bolo alimentar para a faringe, a contração faríngea e a abertura esofágica. No distúrbio da deglutição persistem restos alimentares nos recessos faríngeos. O exame também é útil na detecção da aspiração pulmonar de alimentos ou saliva.

Endoscopia Digestiva Alta com Biópsia Esofágica: este exame permite o diagnóstico das complicações do RGE (esofagite e estenose) e de patologias associadas (hérnia de hiato, membranas, etc.), além de fazer diagnóstico diferencial de doenças do estômago e duodeno (gastrite, duodenite, úlcera péptica, etc.) que levam a manifestações clínicas parecidas com as do RGE. É o primeiro exame na hematêmese e na suspeita clínica de esofagite. O RGE que causa esofagite micro ou macroscópica seguramente é patológico, sendo importante ressaltar que a endoscopia normal não exclui esofagite histológica, cujos critérios diagnósticos foram recentemente revistos e devem incluir a pesquisa de eosinófilos intra-epiteliais (Winter et al., 1982) - há discordância em torno de 30% e a biópsia é mais fidedigna.

TESTE DE *TUTTLE*

No teste do refluxo ácido a curto tempo, instila-se ácido clorídrico no estômago, por meio de sonda no esôfago distal, medindo-se o número de refluxos ácidos com um sensor de pH durante uma hora. Atualmente é um método em desuso, limitado a estudos acadêmicos.

MONITORAÇÃO PROLONGADA DO PH ESOFÁGICO

Evoluiu de instrumento de pesquisa para ser considerada "padrão ouro" no diagnóstico de RGE. Por meio de sonda de pH colocada no esôfago distal, acoplada a transdutor, são registrados os episódios de RGE durante 15 a 24 horas, noturnos e diurnos, pós-prandiais e no intervalo das refeições. Isto permite ainda verificar relação temporal do RGE com manifestação clínica, e é particularmente útil em crianças com doença respiratória e RGE oculto, pois estes pacientes apresentam no exame alterações peculiares (Orenstein, 1991; Vandenplas, 1992). Esta monitoração pode ser feita por sondas com dois sensores colocados a distâncias variadas, no esôfago distal e proximal ou na faringe (Contencin, Viala, Narcy, 1991; Koufman, 1991). Donnelly et al. (1993) relataram recentemente pHmetria simultânea esofágica e traqueal, na pesquisa de aspiração de RGE.

Por outro lado, a pHmetria apresenta desvantagens: custo e tempo de duração do exame, envolvendo equipamento sofisticado e eventual necessidade de internação, falta de padronização da técnica e de escolha do escore mais adequado, além da falta de padrão normal para faixa etária acima de 12 meses (Orenstein, 1991; Vandenplas, 1992).

PESQUISA DE ASPIRAÇÃO

Nas disfagias, o melhor método é a cinevideofluoroscopia. Na suspeita de aspiração de RGE realiza-se a cintilografia, com avaliações periódicas (a cada 4, 12 ou 24 horas), para verificar a presença de radiotraçador nos campos pulmonares e nasais. A sensibilidade é muito baixa, porque, além de diferenças nas técnicas utilizadas, a aspiração talvez seja um fenômeno intermitente ou esporádico.

Outros métodos para pesquisa de aspiração incluem pesquisa de lactose, de corante ou de macrófagos cheios de gordura em lavado broncoalveolar. Estes métodos, além de invasivos, não distinguem a aspiração por disfagia orofaríngea da aspiração de RGE.

Teste da Perfusão Ácida de Bernstein

É de pouca utilidade em Pediatria, sendo usado atualmente, com raras exceções, apenas em estudos científicos controlados. Por meio de sonda no esôfago distal, instila-se alternadamente soro fisiológico e ácido clorídrico, tentando comprovar a relação entre o RGE e a manifestação clínica referida pelo paciente, mas principalmente para diferenciar a dor torácica de origem cardíaca da esofágica.

Estudo do Esvaziamento Gástrico

É importante principalmente na avaliação pré-operatória, pois nos portadores de grandes retardos no esvaziamento gástrico deve ser considerada a indicação de cirurgia do piloro (piloroplastia, piloromiotomia), associada à correção do RGE. O tempo de esvaziamento gástrico pode ser determinado pelo método da diluição de corantes, atualmente em desuso, ou por cintilografia - quando pela curva de radioatividade no estômago calcula-se o T/2: tempo despendido pelo paciente para esvaziar metade da refeição de prova (Orenstein, 1991). Mais recentemente tem-se usado a ultra-sonografia, com resultados promissores (Vandenplas, 1992).

Nota: é evidente que nos pacientes com RGE e doença respiratória devem ser realizados os exames que fazem parte da rotina de investigação das pneumopatias crônicas, visando diagnosticar causas associadas a doenças respiratórias, como alergia, imunodeficiência, tuberculose e especialmente fibrose cística, onde RGE é muito freqüente (Scott, Oloughlin, Gall, 1985).

Tratamento Clínico

Abordagem Fonoaudiológica

A intervenção terapêutica do fonoaudiólogo nos casos de disfagia deve ser integrada a dos demais membros da equipe, seja no atendimento no berçário, na UTI infantil ou no consultório. O fonoaudiólogo deve fazer a interface com procedimentos médicos, fisioterápicos e psicológicos. São funções do fonoaudiólogo: atuar diretamente com o paciente, orientar e intervir adequadamente na equipe de atendimento de criança (exemplo: enfermeiras e demais profissionais), estar atento a aspectos ambientais (como luminosidade, ruídos e excessiva manipulação) e dar suporte à família. Deve ainda, como profissional em distúrbios da comunicação, atentar para a audição e linguagem, freqüentemente alteradas nestas crianças.

Evidentemente, a discussão detalhada do diagnóstico e avaliação do quadro das disfagias, orienta as técnicas de tratamento específico de cada um dos pacientes. Vamos ressaltar alguns procedimentos que costumam ser úteis no tratamento destas crianças, considerando aqui a aspiração como elemento central.

Aspiração Antes da Fase Faríngea da Deglutição: as causas que comumente podem levar a criança a apresentá-la são: escape prematuro do "*bolus*" na fase oral ou atraso para deflagrar o reflexo de deglutição. Segundo Logemann (1983), quando o reflexo de deglutição não está adequado, o atraso para iniciá-lo pode variar de uma fração de segundos até 10 segundos. Concluindo, quanto maior for o atraso para deflagrá-lo, a facilidade para aspirar parte ou todo o líquido será maior.

1. **Técnica de tratamento "Os Cotonetes Frios de Francine":** baseando-se nos princípios de técnica de sensibilização térmica proposta para adultos descrita por Logemann (1986), o bebê que faz uso de alimentação por sonda oro ou nasogástrica poderá melhorar o atraso no disparo da deglutição. Um dos autores deste capítulo (Maria Izabel Martins Redondo Botelho) desenvolveu uma térnica, a qual cunhou-a de "Os Cotonetes Frios de Francine", que consiste em colocar água destilada estéril nos dois lados das hastes do cotonete, e colocá-lo no *freezer*. Desta forma, o bebê, ao sugá-lo, fará com que a saliva esfrie, facilitando o disparo da deglutição. Há necessidade de vários cotonetes, pois segundo Douglas (1994), a temperatura na região intra-oral varia de 36,5 a 36,8º, fazendo com que a água derreta em aproximadamente 3 segundos.

Aspiração Durante a Fase Faríngea da Deglutição: não é incomum encontrarmos bebês que, até 6 meses de idade, não apresentavam aspiração e, a partir daí, começavam a apresentá-la. Tal dificuldade pode estar relacionada com o fato de a laringe ficar mais baixa e necessitar maior elevação na fase faríngea da deglutição.

1. **Técnica de tratamento:** baseando-se nesta explicação, uma das técnicas que usamos está alicerçada no conceito neuroevolutivo Bobath e descrita por Mueller (1972), e consiste em posicionar o bebê no colo da pessoa que irá administrar a alimentação, fazendo flexão de cabeça para frente, de forma que o queixo fique mais próximo ao tórax, juntamente com os braços na linha média com flexão de quadril.

Aspiração Depois da Fase Faríngea da Deglutição: pode ocorrer devido ao acúmulo de *bolus* que permanece nos recessos piriformes após o término da deglutição.

1. **Técnica de tratamento "Bico Auxiliar":** dentre os autores deste capítulo, um

deles (Maria Izabel Martins Redondo Botelho) desenvolveu uma técnica, a qual cunhou-a de "Bico Auxiliar", que consiste em oferecer um bico vazio tamponado com algodão, e com o mesmo *design* do bico que será usado para administrar o leite pela mamadeira. Esse "Bico Auxiliar" poderá ser usado toda vez que, após a deglutição, ouvir-se uma respiração ruidosa, demonstrando presença de resíduo na hipofaringe. Assim, o mesmo tem como função auxiliar na limpeza do resíduo, evitando que o mesmo seja aspirado para as vias aéreas.

Tratamento Médico no RGE

O objetivo do tratamento é controlar o refluxo e evitar suas complicações digestivas e respiratórias.

A decisão de quando e como iniciar o tratamento deve estar amplamente baseada no bom senso profissional do médico. Os lactentes vomitadores com bom ganho ponderal, sem outras manifestações clínicas (provável RGE funcional), devem receber apenas orientação dietética ou postural; se tiverem episódios de sibilância, o teste terapêutico poderá incluir droga pró-cinética ou antiácido.

A duração do tratamento depende da história natural da doença (basicamente da idade da criança) e do quadro clínico. Assim, é possível manter um lactente sob controle clínico além de 1 ano de idade, enquanto um pré-escolar requer em torno de 3 a 6 meses para bem se avaliar a resposta ao tratamento.

A partir dos 4 anos de idade, as recidivas são muito freqüentes e a responsabilidade da decisão cirúrgica, mormente nos quadros menos graves, deve ser compartilhada com a família. Por outro lado, quando o quadro clínico é grave, qualquer que seja a faixa etária, a indicação cirúrgica deve ser considerada após 1 a 3 meses de tratamento (Quintella & Ribeiro, 1993b).

O tratamento clínico do refluxo pode ser esquematizado em:

. postural;
. dietético;
. medicamentoso.

Tratamento Postural: é uma medida básica no tratamento do RGE, haja vista que 25% dos lactentes tem seu refluxo controlado apenas pela orientação postural (Orenstein, 1991).

Inicialmente preconizou-se a posição semi-sentada (bebê-conforto), mas estudos de pHmetria mostraram aumento da freqüência de RGE pós-prandial, presumivelmente por aumento da pressão intra-abdominal.

A posição prona (decúbito ventral) elevada a 30ǀ ǀ (Trendelemburg inversa) apresenta menor número de refluxos, menor risco de aspiração pulmonar, melhor *clearance* esofágico e menor tempo de choro, quando comparada à postura supina (Orenstein, 1991; Vandenplas, 1992). Recomenda-se o uso de prancha de madeira apoiada na cabeceira do berço e suspensório de tecido. O decúbito lateral direito, que também acelera o esvaziamento gástrico, ainda não foi comparado com a posição prona elevada, em estudos científicos controlados.

Tratamento Dietético: recomenda-se engrossar o alimento porque este procedimento aumenta a oferta calórica, diminui os vômitos e o tempo de choro, muito embora estudos com pHmetria não mostrem diminuição do RGE com este tipo de alimentação.

Outras medidas dietéticas incluem a abstinência de alimentos que interferem na pressão do EEI, que aumentam a acidez gástrica ou retardam o esvaziamento gástrico. O controle da obesidade é imprescindível. Da mesma forma, o tratamento das intercorrências deve ser feito, evitando-se drogas que predispõem ao RGE ou que podem lesar a mucosa do trato digestivo, como anti-inflamatórios não-hormonais, alguns antibióticos, alguns mucolíticos e broncodilatadores por via oral.

Tratamento Medicamentoso: indicado em pacientes com RGE patogênico ou secundário e no RGE funcional com vômitos exagerados. A esofagite clínica ou confirmada por endoscopia/biópsia deve ser tratada, pela possibilidade de ciclo vicioso RGE-Esofagite.

1. **Drogas procinéticas:** até o momento nenhuma droga mostrou ação efetiva sobre a freqüência de relaxamentos transitórios espontâneos do EEI - o principal mecanismo fisiopatogênico do RGE. Entretanto, as drogas procinéticas são capazes de aumentar a pressão no EEI, estimular o *clearance* esofágico e acelerar o esvaziamento gástrico, justificando sua utilização (Shepherd, Wren, Lander, 1987; Vandenplas, 1992):

   . metoclopramida (nomes comerciais: Plasil, Eucil) - antagonista da dopamina que é um neurotransmissor inibitório - desta maneira permite maior efeito da acetilcolina nas terminações nervosas. Efeitos colaterais, principalmente sobre o SNC, ocorrem em 20% dos casos: sonolência e síndrome extra-piramidal, ginecomastia e galactorréia (por hiperprolactinemia, efeito comum aos antidopaminérgicos), cefaléia, convulsões e discinesia tardia (irreversível);
   . domperidona (nome comercial: Motilium) - antagonista periférico da dopamina, quase não atravessa a barreira hemato-encefálica; incidência de efeitos colaterais menor que 7%;
   . bromoprida (nomes comerciais: Digesan, Pridecil) - esta droga, largamente utilizada no Brasil, tem escassas referências internacionais. É antagonista da dopamina agindo de forma semelhante à domperidona;
   . alizaprida (nome comercial: Superan) - antiemético de ação eletiva central, derivado da benzamida, com poucos efeitos neurolépticos, cuja ação principal é o relaxamento prolongado do piloro. Ainda pouco estudado no tratamento do RGE;
   . cisaprida (nomes comerciais: Prepulsid, Enteropride) - droga não-colinérgica, e única entre os procinéticos, pois não é antidopaminérgica - aumenta a

liberação de acetilcolina nas terminações nervosas pós-ganglionares dos plexos mioentéricos. Parece ser a melhor droga para controle do RGE e tem ação em todo o tubo digestivo; talvez possa ser usada para tratamento de disfagias, e há estudos de seu uso em constipação intestinal.

2. **Antiácidos:** indicados quando há sintomas de esofagite. Os mais utilizados são os sais de alumínio e magnésio; deve-se preferir aqueles com menor dosagem de dimeticona (nome comercial: Maalox, Mylanta Plus).

A associação com o **ácido algínico** (nomes comerciais: Gaviz, Algicote) é útil porque este agente faz o antiácido **flutuar** e ser o primeiro a entrar em contato com a mucosa esofágica durante um episódio de RGE.

São drogas de baixo custo e têm poucos efeitos colaterais; entretanto, devem ser tomadas depois de **todas** as refeições, o que diminui a adesão ao tratamento.

3. **Drogas bloqueadoras da secreção ácida** - são de dois tipos:

. antagonistas H2: os bloqueadores dos receptores H2 da histamina reduzem consideravelmente a produção de ácido pelas células parietais da mucosa gástrica e devem ser utilizados por 2 a 3 meses, nos casos de esofagite confirmada, ainda que apenas microscopicamente. No Brasil há a **cimetidina** (comercial: Tagamet, Ulcimet) e a **ranitidina** (comercial: Antak, Radan) em apresentação líquida para crianças, enquanto a **famotidina** e a **nizatidina** estão disponíveis apenas em comprimidos. Na experiência pediátrica, efeitos colaterais são menos freqüentes com ranitidina (Quintella & Ribeiro, 1993b);

. bloqueadores da bomba de prótons - potentes inibidores da secreção ácida são capazes de controlar esofagite rebelde a outros tratamentos. A experiência pediátrica é limitada. A droga mais conhecida é o *omeprazole* (nome comercial: Losec), ainda não disponível em apresentação pediátrica.

4. **Protetores da mucosa:**

. sucralfato: é um complexo sulfatado de carboidrato e alumínio que tem a propriedade de se ligar à proteína exposta nas lesões da mucosa. Apenas o alumínio de sua molécula é parcialmente absorvido por via oral, constituindo droga de poucos efeitos colaterais no tratamento de esofagite de refluxo na infância.

5. **Eritromicina:** antibiótico macrolídeo com efeitos sobre a motricidade digestiva semelhantes aos da motilina, o que sugere ser um agonista da mesma. Há estudos em animais, RGE rebelde e gastroparese diabética – entretanto, ainda não há indicação na terapêutica do RGE.

TRATAMENTO CIRÚRGICO

TRATAMENTO CIRÚRGICO DAS DISFAGIAS

O tratamento cirúrgico das disfagias infantis é empregado quando falham os métodos clínicos, Mendelson, 1993.

Inicialmente são feitas cirurgias conservadoras que preservam as funções de fala, respiração e deglutição. Quando falham os procedimentos conservadores e existe risco constante de aspiração, são indicadas as cirurgias radicais (que comprometem a fala e a deglutição).

As atuais técnicas conservadoras não conseguem reconstruir os mecanismos normais da deglutição, pois na realidade desviam o bolo alimentar da via aérea, aliviam uma obstrução ou modificam as estruturas de passagem do alimento. Podemos descrever os seguintes procedimentos conservadores:

- epiglotoplastia horizontal: usada na correção da aspiração por escorregamento do alimento; consiste em sutura das bordas laterais da epiglote nas aritenóides, o que desvia o alimento para os seios piriformes e valéculas (deve ser acompanhada por traqueostomia temporária);
- suspensão laríngea: usada para aproximar a laringe da epiglote, fechando o espaço respiratório;
- medialização da prega vocal: usada em pacientes com paralisia de pregas vocais em abdução e com aspiração;
- miotomia do cricofaríngeo: alivia a disfagia causada pelo espasmo do cricofaríngeo;
- ressecção translaríngea da lâmina cricóide: usada no espasmo do cricofaríngeo;

As cirurgias radicais são usadas nas aspirações ditas "intratáveis". As mais comuns são:

- traqueostomia: preferencialmente temporária, com cânula sem *cuff*; quando realizada em adultos pode ser instalada uma prótese laríngea para a emissão vocal;
- separação laringotraqueal: traqueostomia permanente, com derivação da laringe para esôfago;
- laringectomia total: irreversível e raramente utilizada;
- fechamento laríngeo: por epiglotopexia via laringofissura (requer traqueostomia), cirurgia com chances de fracasso por retorno da laringe à posição normal.

Tratamento Cirúrgico do RGE

O tratamento cirúrgico deve ser postergado para além de 1 ano de idade, sempre que possível, visto que a evolução costuma ser satisfatória até esta idade. Por outro lado, a cirurgia tem eficácia em torno de 90% a 95% dos casos, e sua mortalidade é menor que 1%, incluindo casos muito graves (Herbst & Meyers, 1981; Spitz & Kirtane, 1985).

As indicações cirúrgicas do RGE são (adaptado de Boyle, 1989):

Independentes do Tratamento Clínico: estenose esofágica; esôfago de Barret; apnéia grave com risco de morte; aspiração maciça; RGE secundário (atresia de esôfago corrigida, hérnia de hiato grande, lesão grave do SNC).

Resposta Insatisfatória ao Tratamento Clínico: durante 2 meses, no mínimo, ou por recorrência do quadro clínico depois de dois ou três cursos de tratamento; baixo ganho ponderal; esofagite refratária moderada ou grave; pneumonias recorrentes; broncoespasmo refratário; displasia broncopulmonar; dor/vômitos refratários em criança maior, principalmente se tiverem hérnia hiatal de deslizamento.

Profilática: em pacientes que, por severo retardo mental, disfagia alta intratável ou dano físico grave, forem submetidos à gastrostomia.

Existem várias técnicas cirúrgicas para a correção do RGE, e a mais utilizada é a fundoplicatura de Nissen, na qual se dobra o fundo gástrico para formar uma gravata de 360º em torno do esôfago distal. Outras técnicas preconizam gravatas de 240º (fundoplicaturas parciais de Lind, Toupet, Hill, Thal, etc.) e, mais recentemente, Boix-Ochoa (1976) propôs sua "abordagem fisiológica" para a cirurgia anti-refluxo, em que realiza uma fundoplicatura de 180º.

A polêmica sobre a cirurgia mais adequada surgiu em função de complicações pós-operatórias que podem afetar até 32% dos pacientes, e que ocorrem mais freqüentemente com a técnica de Nissen (Herbst & Meyers, 1981).

Geralmente são complicações clínicas, a saber: disfagias várias, saciedade precoce, incapacidade para arrotar e/ou vomitar, "*gas-bloat*", diarréia, síndrome de "*dumping*", etc. São comumente temporárias, mas podem persistir durante anos. As complicações cirúrgicas (que necessitam nova cirurgia) são mais raras e incluem obstrução intestinal por bridas e hérnia paraesofágica entre outras (Spitz & Kirtane, 1985).

As falhas no controle do RGE ocorrem em até 10% dos casos, são mais comuns em pacientes neuropatas, e parecem independer da técnica cirúrgica empregada.

Recentemente, a via laparoscópica tem sido cada vez mais utilizada com resultados satisfatórios, até mesmo em relação à taxa de complicações (Lobe, Schropp, Lunsford, 1993).

ANEXO I

FORMULÁRIO DE AVALIAÇÃO SUBJETIVA DA DEGLUTIÇÃO OROFARÍNGEA EM BEBÊS

UTI NEONATAL DA MATERNIDADE DE CAMPINAS - DEPARTAMENTO DE FONOAUDIOLOGIA

FASE ORAL

1. Reflexos Orais:

Reflexo Oral de Procura

presente ( )	ausente ( )	
simétrico ( )	assimétrico direito ( )	esquerdo ( )

Reflexo Oral de Sucção

	Não Nutritiva		**Nutritiva**	
presente	sim ( )	não ( )	sim ( )	não ( )
força	sim ( )	não ( )	sim ( )	não ( )
ritmo	normal ( )		normal ( )	
	desorganizado ( )		desorganizado ( )	
coordenada	sim ( )	não ( )	sim ( )	não ( )
perda de líquido	sim ( )	não ( )	sim ( )	não ( )
presença de pausas	sim ( )	não ( )	sim ( )	não ( )
média entre sucções/pausas				
extensão das pausas	longas ( )	curtas ( )	longas ( )	curtas ( )
pressão positiva	sim ( )	não ( )	sim ( )	não ( )
pressão negativa	sim ( )	não ( )	sim ( )	não ( )

Reflexo Oral de Mordida

presente ( ) ausente ( )

Reflexo Oral de Vômito

presente ( ) ausente ( )

2. Estruturas Orais:

Lábios

REPOUSO

fissura ( ) tipo:
assimétrico direito ( )
assimétrico esquerdo ( )
simétrico ( )
retraído ( )
hipotônico ( )
franzido ( )
entreabertos ( )

FUNCIONAMENTO NA DEGLUTIÇÃO

pobre vedamento ( )
mantém vedamento na fase oral ( )

Língua

REPOUSO

retraída ( )
protruída ( )
parte anterior da língua em papila palatina ( )
assimetria direita ( ) assimetria esquerda ( )
macroglossia ( )
microglossia ( )
freio lingual encurtado ( )
alargado ( )
fina ( )
elevação de dorso ( )
elevação posterior ( )
geográfica ( )

FUNCIONAMENTO NA DEGLUTIÇÃO

rítmico ( )
clônus ( )
protrusão ( )
involuntários ( )
excessivos ( )
restritos ( )
ântero-posterior ( )
canolamento ( )
fasciculações ( )

Bochecha

REPOUSO	simétrica ( ) assimétrica direita ( ) assimétrica esquerda ( ) retraída ( ) caída ( ) bolsinhas de gordura ( )
FUNCIONAMENTO NA DEGLUTIÇÃO	simétrica ( ) assimátrica direita ( ) assimétrica esquerda ( ) simétrica ( ) retraída ( ) caída ( ) ausente ( )

Mandíbula

REPOUSO	neutra ( ) retraída ( ) protruída ( ) simétrica ( ) assimétrica direita ( ) assimétrica esquerda ( )
FUNCIONAMENTO NA DEGLUTIÇÃO	rítmico ( ) tremores ( ) travamento ( ) exagerados ( ) restritos ( )

Palato Duro e Mole

REPOUSO/MOVIMENTO	palato duro ogival ( ) palato duro atrésico ( ) fissura ( ) tipo: alteração na elevação do palato mole ( )
FUNCIONAMENTO NA DEGLUTIÇÃO	rítmico ( ) tremores ( ) travamento ( ) exagerados ( ) restritos ( )

Fase Faríngea

movimento de elevação da laringe durante a deglutição ( )

Respiração Ruidosa:

durante a deglutição ( )
depois da deglutição ( )

Tosse:

antes da deglutição ( )
durante a deglutição ( )
após a deglutição ( )

Qualidade Vocal Molhada:

durante a deglutição ( )
após a deglutição ( )

Engasgo:

durante a deglutição ( )
após a deglutição ( )
mútiplas deglutições por *bolus* ( )

Respiração x Deglutição

apnéia ( )
respiração profunda ( )
respiração periódica ( )
aumento da freqüência respiratória ( )
batimento da asa do nariz ( )
retração intercostal ( )
retração para-esternal ( )
cianose ( )
palidez ( )
gemidos ( )
queda de saturação ( )
bradicardia ( )

REFERÊNCIAS BIBLIOGRÁFICAS

ARVEDSON, J.C. & CHRISTENSEN, S.- Instrumental evaluation. *In:* ARVEDSON, J.C. & BRODSKY, L. (eds)- *Pediatric swallowing and feeding; assessment and management*. San Diego, CA, USA, Singular Publishing Group, Inc., 1992.

BAUMAN, N.M.; SANDLER, A.D.; SMITH, J.H.- Respiratory manifestations of gastroesophageal reflux disease in pediatric patients. *Ann. Otol. Rhinol. Laryngol., 105*:23-32, 1996.

BOIX-OCHOA, J.- The physiologic approach to the management of gastro-esophageal reflux. *J. Pediatr. Surg., 12*:1032-9, 1986.

BOYLE,J.T.- Gastroesophageal reflux in the pediatric patient. *Gastroenterol. Clin. North Am., 18*:315-37, 1989.

BUCHIN, P.J.- Swallowing disorders. *Otolaryngolol. Clin. North. Am.*, 21:663-76, 1988.

CARRÉ, I.J.- The natural history of the thoracic stomach (hiatus hernia) in children. *Arch. Dis. Child., 34*:44-353, 1959.

CATTO-SMITH, A.G.; MACHIDA, H.; BUTZNER,J.D.; GALL, D.G.; SCOTT, R.B.- The role of gastro-esophageal reflux in pediatric dysphagia. *J. Pediatr. Gastroenterol. Nutr., 12*:159, 1991.

CONTENCIM, P.; VIALA, P.; NARCY, P.- Nasopharyngeal pHmonitoring in infants and children with rhinopharyngitis. *J. Pediatr. Otorhinolaryngol., 22*:249-56, 1991.

DONNELLY, R.J.; BERRISFORD, R.G.; JACK, C.I.A.; TRAN, J.A.; EVANS, C.C.- Simultaneous tracheal and esophageal pH monitoring; investigating reflux-assotiated asthma. *Ann. Thorac. Surg., 56*:1029-34, 1993.

DOUGLAS, C.R.- *Tratado de fisiologia aplicada às ciências a da saúde.* São Paulo, Editorial Robe, 1994.

FISHER, S.E.; PAINTER, M.; MILMOE, G.- Swallowing disorders in infancy. *Pediatr. Clin. North Am.*, 28:845-53, 1981.

HERBST, J.J. & MEYERS, W.F.- Gastroesophageal reflux in children. *In: Advances in pediatrics.* S.l. Year Book Medical Publishers,Inc., 1981. p.159-86.

HERNANDEZ, A.M.- Atuação fonoaudiológica em neonatologia; uma proposta de intervenção. *In:* ANDRADE, C.R.F.- *Fonoaudiologia em berçário normal e de risco.* São Paulo, Lovise, 1996. p. 43-98. v.1. (Série Atualidades em Fonoaudiologia)

KOUFMAN, J.A.- The otolaryngologic manifestations of gastroesophageal reflux disease (GERD); a clinical investigation of 225 patients using ambulatory 24-hour ph monitoring and an experimental investigation of the role of acid and pepsin in the development of laryngeal injury. *Laryngoscope, 101*:1-77, 1991.

LOBE, T.E.; SCHROPP, P.; LUNSFORD, K.- Laparoscopic nissen fundoplication in children. *J. Pediatr. Surg., 28*:358-61, 1993.

LOGEMANN, J.- *Evaluation and treatment os swallowing disorders.* San Diego, CA, College Hill Press, 1983.

LOGEMANN, J.- Treatment for aspiration related to Dysphagia; na overview. *Disphagia, 1*:34-8, 1986.

McCAULEY, R.G.R.; DARLING, D.B.; LEONIDAS,J.C.; SCHWARTZ, A.M.- Gastro-esophageal reflux in chidren; a useful classification and reliable physiologic technic for its demonstration. *Am. J. Roentgenol., 130*:47-50, 1978.

MENDELSOHN, M. - New concepts in dysphagia managent. *J. Otolaryngol., 22*(1):5-24, 1993.

MORRIS, S.E. & KLEIN, M.D.- *Pre-feeding skills; a comprehensive source for feeding development.* Tucson, Arizona, Therapy Skill Builders, 1987.

MUELLER, H.- Faciliting feeding and prespeech. *In:* PEARSON, P.H. & WILLIAMS, C.E.- *Phisical therapy services in the developmental disabilities.* Springfield, Charles C. Thomas, 1972.

NAIK, D.R. & MOORE, D.J.- Ultrasound diagnosis of gastro-oesophageal reflux. *Arch. Dis. Child., 56*:366-79, 1984.

NURKO, S.- Motor disorders. *In:* WALKER, W.A.; DURIE, P.R.; HAMILTON, J.R.; WALKER-SMITH, J.A.; WATKINS, J.B. (eds)- *Pediatric gastrointestinal disease.* Philadelphia, BC Decker Inc, 1990. p. 393-416.

ORENSTEIN, S.R.- Gastroesophageal reflux. *Current Problems in Pediatrics, 21*(5):193-241, 1991.

PARKER, A.F.; CHRISTIE, D.L.; CAHILL, J.L.- Incidende and significance of gastroesophageal reflux following repair of esophageal atresia and tracheoesophageal fistula and the need for anti-reflux procedures. *J. Pediatr. Surg., 14*:5-8, 1979.

PERLMAN, A. & DEBRIEU, K.S.- *Deglution and its disorders.* San Diego, Singular Publishing Group, 1997.

PLATZKER, A.C.- Gastroesophageal reflux and respiratory illness. *In:* CHERNIC,V. & KENDIG JR, E.R. (ed.)- *Disorders of the respiratory tract in children.* 5.ed. W. B. Philadelphia, Saunders Comp., 1990. p. 466-75.

QUINTELLA, T. & RIBEIRO, J.D.- Bebê chiador e refluxo gastroesofágico; avaliação clínica. *In:* CONGRESSO BRASILEIRO DE PNEUMOLOGIA PEDIÁTRICA, 5; CONGRESSO LATINO-AMERICANO DE FIBROSE CÍSTICA, 5. Recife, 1993. *Anais...* Recife, 1993a.

QUINTELLA,T. & RIBEIRO, J.D.- Bebês chiadores com refluxo gastroesofágico; tratamento com cisaprida e ranitidina. *In:* CONGRESSO BRASILEIRO DE PNEUMOLOGIA PEDIÁTRICA, 5 E CONGRESSO LATINO-AMERICANO DE FIBROSE CÍSTICA, 5. Recife, 1993. *Anais...* Recife, 1993b.

QUINTELLA, T. & RIBEIRO, J.D.- Patologia respiratória em 116 crianças com refluxo gastroesofágico. *In:* CONGRESSO BRASILEIRO DE PNEUMOLOGIA PEDIÁTRICA, 5 E CONGRESSO LATINO-AMERICANO DE FIBROSE CÍSTICA, 5. Recife, 1993. *Anais...* Recife, 1993c.

QUINTELLA, T.; SERVIDONI, M.F.; LIMA,J.P.R.; ANDRADE, M.G.; RIBEIRO,J.D.- Diagnóstico e avaliação do refluxo gastroesofágico em bebês chiadores. *In:* CONGRESSO BRASILEIRO DE ALERGIA E IMUNOLOGIA EM PEDIATRIA, 4. Rio de Janeiro, Maio, 1993. *Anais...* Rio de Janeiro, Maio, 1993.

REICHERT & MOESH. *Apud* NURKO, S.- Motor disorders. *In:* WALKER, W.A.; DURIE, P.R.; HAMILTON, J.R.; WALKER-SMITH, J.A.; WATKINS, J.B. (eds)- *Pediatric gastrointestinal disease.* Philadelphia, BC Decker Inc, 1990. p. 393-416.

RICCABONA, M.; MAURER, U.; LACKNER, H.; URAY, E.; RING, E.- The role of sonography in the evaluation of gastrooesophageal reflux. Relation to pH-metry. *Eur. J. Pediatr., 151*:655-7, 1992.

SCOTT, R.B.; OLOUGHLIN, E.V.; GALL, D.G.- Gastroesophageal reflux in patients with cystic fibrosis. *J. Pediatr., 106*:223-7, 1985.

SHEPHERD, R.W.; WREN,,J.; LANDER, M.; ONG, T.H.- Gastroesophageal reflux in children. *Clin. Pediatr., 26*:55-60, 1987.

SONIES, B.C. & BAUM, B.J.- Evaluation of swallowing pathophysiology. *Otolaryngol. Clin. North Am., 21*:637-48, 1988.

SPITZ, I. & KIRTANE,,J.- Results and complications of surgery for gastro-oesophageal reflux. *Arch. Dis. Child., 60*:743-7, 1985.

SPITZER, A.R.; BOYLE, J.T.; TUCHMAN, D.N.; WILLIAM, W.F.- Awake apnea associated with gastroesophageal reflux; a specific clinical syndrome. *J. Pediatr. 104*: 200-5, 1984.

SUTPHEN,,J.L.- Pediatric gastroesophageal reflux disease. *Gastroenterol. Clin. North Am., 19*:617-30, 1990.TRIADAFILOPOULOS, G.- Non-obstructive dysphagia in reflux esophagitis. *Am. J. Gastroenterol., 84*:614, 1989.

TUCHMAN, D.- Disorders of deglutition. *In:* WALKER, W.A.; DURIE, P.R.; HAMILTON, J.R.; WALKER-SMITH, J.A.; WATKINS, J.B. (ED)- *Pediatric gastrointestinal disease.* Philadelphia, BC Decker Inc., 1990.

VANDENPLAS, Y.- *Oesophageal pH monitoring for gastro-oesophageal reflux in infants and children.* England, John Wiley & Sons, 1992. WINTER, H.S.; MADARA,,J.L.; STAFFORD, R.J.; et. Al.- Intraephitelial eosinophils; a new diagnostic criterion for reflux esophagits. *Gastroenterology, 83*:818-23, 1982.

WOLF, L.S. & GLASS, R.P.- *Feeding and swallowing disorders in infancy; assessment and management.* Tucson, AZ, Therapy skill builders, 1992.

WOLFF, P.H.- The serial organization on sucking in the young infant. *Pediatrics, 42*:943-56, 1968.

Capítulo 6

Distúrbios de Deglutição em Idosos

Michael E. Groher

Introdução

Os sintomas da disfagia têm primazia na população geriátrica, porque os fatores causais primários, como o AVC (Acidente Vascular Cerebral) ou as doenças esofágicas, são mais freqüentes em idosos. E também, porque os idosos provavelmente desenvolvam complicações médicas a partir de doenças crônicas que levam à disfagia, como, por exemplo, a disfagia decorrente da colocação de tubo traqueostômico por complicações cardiopulmonares. Em última análise, a população de idosos tem alto risco para disfagia, em conseqüência dos efeitos do processo de envelhecimento no mecanismo da deglutição. Apesar de os efeitos isoladamente não causarem a disfagia, deixam o mecanismo da deglutição mais vulnerável a distúrbios causados por pequenas alterações de saúde, como infecções de vias aéreas superiores.

Incidência - Prevalência

Alguns estudos mediram a incidência de disfagia analisando grandes amostras. Pesquisando 556 suecos de ambos os sexos, com idades entre 50 e 79 anos,

Lindgren & Janzon (1991) atestaram que 21% apresentavam queixas de disfagia, em geral associadas à sensação de bolo na porção cervical do esôfago e acompanhadas de refluxo gastroesofágico. Bloem et al. (1990) apontaram incidência semelhante em uma grande amostra da população holandesa, com idade média de 87 anos. A disfagia nesta amostra não estava relacionada com a idade, sexo ou estado mental. Esses dois estudos registraram achados semelhantes, porém ambos tinham tomado por base apenas relatos dos pacientes e não checaram a queixa por meio de avaliação física ou laboratorial.

Em estudos radiográficos em 56 idosos sem queixas de distúrbios de deglutição, Ekberg & Feinberg (1991) encontraram apenas 6 pacientes com função de deglutição normal. As patologias incluíam um número significativo de anormalidades faríngeas e distúrbios esofágicos, como divertículo de Zenker e *webs* (membrana). Com base neste estudo pode-se concluir que existe um número significativo de anormalidades de deglutição em idosos, porém o problema está sob controle, sem produzir sintomas.

A incidência de disfagia em populações específicas, como a de centros de tratamento prolongado, também foi analisada. Pesquisando em uma casa de repouso com 240 leitos, Siebens et al. (1986) comprovaram que 59% dos residentes não conseguiam deglutir ou se alimentar de forma normal. Em uma instituição com 668 leitos neuropsiquiátricos, cuja maioria dos pacientes tinha mais de 65 anos, a incidência de disfagia era de 66% (Layne et al., 1989). Groher & McKaig (1995) observaram a alta incidência de disfagia na população de casas de repouso e constataram que mais de 90% dos pacientes com disfagia estavam recebendo uma dieta inadequada a seus déficits de deglutição. De forma geral, alguns pacientes que estavam recebendo alimentação por sonda podiam ser alimentados oralmente, e outros pacientes em dietas com purês podiam ser alimentados com dieta normal. Este estudo mostrou a necessidade de intervenção de especialistas treinados em disfagia.

Como a prevalência de AVCs é alta em idosos, é importante notar que 45% dos pacientes com AVCs irão apresentar alterações de deglutição durante o estágio agudo (Gordon, Hewer, Wade, 1987). Entretanto, 14 dias após o AVC, a grande maioria vai apresentar melhoras sem nenhum tipo de tratamento específico para disfagia. Pacientes pós-AVC com disfagia prolongada irão apresentar maior duração de estadia hospitalar e maiores complicações médicas. Os AVCs bilaterais freqüentemente produzem disfagia com aspiração persistente (Horner, Massey, Brazier, 1990).

Mudanças Fisiológicas

Há várias mudanças fisiológicas associadas ao envelhecimento que podem interagir, descompensando o mecanismo da deglutição. Geralmente, o processo de envelhecimento não causa episódios de disfagia; entretanto, há evidências de que o desempenho da deglutição em pessoas idosas saudáveis é diferente do desempenho da deglutição de seus pares mais jovens. Quando ocorrem doenças do sistema esofágico ou neurológico em um processo de deglutição fisiologicamente descompensado, os sintomas de disfagia são mais comuns. Do mesmo modo, efeitos colaterais de alguns tratamentos, como medicamentos ou radioterapia, podem ser os causadores da disfagia. Cada estágio da deglutição - oral, faríngeo e esofágico - sofre modificações durante o processo de envelhecimento, podendo contribuir para o aparecimento de sintomas disfágicos.

Estágio Oral

Mudanças na cavidade oral associadas ao envelhecimento podem comprometer o estágio oral da deglutição. A língua está sujeita a mudanças hipertróficas devido ao crescimento do tecido conectivo e de depósitos de gordura. Essas mudanças levam à redução da mobilidade da língua e a uma redução de sua força de movimentação, demonstrada manometricamente (Shaker & Lang, 1994). A perda de importantes papilas gustativas, combinada com perda de olfato, compromete informações sensoriais cruciais (Chauhan et al., 1987). A perda da dentição natural, combinada com a perda da força mastigatória da mordida, afeta a preparação do bolo alimentar e pode levar à fadiga prematura durante a alimentação. Dentaduras com encaixe imperfeito agravam os distúrbios de preparação do bolo alimentar e interferem nos receptores mecânicos e sensoriais do palato duro.

Enfocando o estágio oral da deglutição, estudos radiográficos de idosos indicaram uma prolongação do estágio oral de preparação quando comparados com os de sujeitos mais jovens (Robbins, Hamilton, Lof, 1992). Achados semelhantes foram demonstrados por ultra-sonografia (Sonies et al., 1988) e por manofluorografia.

Estágio Faríngeo

A diminuição do tecido conectivo na musculatura supra e infra-hióidea que sustenta a laringe resulta em uma redução da elevação anterior da laringe e em uma diminuição na força do fechamento da entrada da via aérea (Jones & Donner, 1991). A diminuição da elevação laríngea resulta em redução do diâmetro de abertura do segmento faringoesofágico. O relaxamento incompleto do segmento faringoesofágico (SFE) em idosos saudáveis foi demonstrado por manofluorografia (Dejaegar et al., 1994). Shaker & Lang (1994) relataram um aumento em ambas pressões, hipofaríngea e intra-bolo, em idosos normais. Os autores acreditam que esse aumento da pressão seja uma tendência de compensar a redução da força de contração faríngea, e da falha do segmento faringoesofágico de se abrir completamente durante a deglutição.

As demonstrações radiográficas das mudanças do SFE com o envelhecimento normal são controversas. Um estudo (Robbins et al., 1992) mostrou um aumento do tempo de abertura do SFE, enquanto outro (Tracy et al., 1989) mostrou tempos menores de abertura. As diferenças podem ser atribuídas à idade dos sujeitos selecionados e ao tamanho do bolo usado nas experiências. Robbins et al. (1992) também constataram que, na comparação entre jovens e idosos, o tempo de fechamento da passagem aérea durante a deglutição foi significativamente maior para os pacientes normais.

Usando *puffs* calibrados de ar, Aviv et al. (1994) referiram limiares maiores de detecção de sensação faríngea em idosos, quando comparados com os de sujeitos jovens, sugerindo que a sensação faríngea sofre diminuições com o envelhecimento. Esses achados têm implicações para os aspectos sensoriais da proteção das vias áreas.

Estágio Esofágico

No que se refere à deglutição, as mudanças na fisiologia do esôfago relacionadas com a idade foram melhor documentadas do que as mudanças na boca ou na faringe. Estudos manométricos demonstraram uma redução na amplitude da contração peristáltica pelo espessamento da musculatura involuntária, como parte do processo normal de envelhecimento (Jones & Donner, 1991). Shaker & Lang (1994) encontraram uma diminuição na pressão de repouso do SFE ao comparar sujeitos jovens e idosos. Tal diminuição de pressão faz com que as pessoas estejam mais propensas aos efeitos do refluxo acima do SFE. Outros achados de mudanças na função esofágica incluem atraso do esvaziamento esofágico, aumento das ondas não-peristálticas e aumento da dilatação esofágica (Zboralske, Amberg, Soergel, 1964).

Musculatura Respiratória

Os processos de deglutição e respiração compartilham muitas estruturas e funções comuns, e suas interações durante a deglutição são complexas (Martin et al., 1994). O processo de envelhecimento precipita mudanças da função pulmonar que podem afetar o tempo desta interação. Por exemplo, se complicações pulmonares interferirem na capacidade do paciente para manter a via aérea fechada por um tempo suficiente para que o bolo passe com segurança pelo esôfago, a deglutição pode ser afetada de maneira negativa. O processo normal de envelhecimento predispõe o paciente à perda da elasticidade pulmonar. Acoplada a mudanças na posição do pulmão pela degeneração da coluna cervical e torácica, a capacidade vital dos idosos (e, assim, provavelmente a capacidade de tossir e proteger as vias aéreas) é reduzida.

Coluna Cervical

Apesar de não serem comuns, as mudanças na coluna cervical e torácica em virtude do processo de envelhecimento podem afetar a integridade da deglutição. A obstrução faríngea por osteófitos cervicais pode causar disfagia orofaríngea. A disfagia normalmente é caracterizada por estases no nível do SFE com potencial de penetração traqueal, se o conteúdo não for rapidamente esvaziado da faringe (Zerhouni, Bosma, Donner, 1987). Quando os osteófitos estão à altura de C3-C4, a epiglote pode não descer ou se inclinar para um dos lados. Os osteófitos podem ainda precipitar inflamações e fibroses do tecido pré-vertebral (Sheth & Diner, 1988). A osteoporose e a cifose da coluna torácica aumentam a angulação da coluna em sua relação com o esôfago, na altura do arco da aorta, com potencial para estase ou completa obstrução (Sheth & Diner, 1988).

Fatores Causais Primários

Por sua prevalência em idosos, as doenças específicas e os estados doentios podem causar disfagia, especificamente aquela secundária a doenças neurológicas. As mais comuns incluem AVCs, doenças neuromusculares (esclerose lateral aminotrófica, esclerose múltipla), Doença de Parkinson, alguns distúrbios reumatóides, distúrbios metabólicos, como doenças da tireóide, miosites e miopatias. Neoplasmas em qualquer das estruturas periféricas da deglutição e em controles neurológicos periféricos ou centrais da deglutição são vistos mais comumente em idosos. As lesões anatômicas intrínsecas e extrínsecas que envolvem o esôfago podem ser mais prevalentes em idosos do que em seus pares jovens (Castell, 1988).

Fatores Causais Secundários

A disfagia secundária a fatores causais iatrogênicos pode desempenhar um papel de destaque na predisposição para disfagia em idosos. A fonte iatrogênica mais comum é a medicação. Sabe-se que tanto a quantidade quanto o tipo de medicação ingeridos aumentam com a idade. Os efeitos colaterais da medicação costumam descompensar o mecanismo da deglutição. Algumas categorias de drogas reduzem o funcionamento da musculatura involuntária, diminuindo a motilidade esofágica e as pressões do esfíncter esofágico inferior. Outras drogas freqüentemente ressecam a cavidade oral e a mucosa faríngea. As categorias de drogas que precipitam a xerostomia são: antidepressivos, antiespasmódicos, anti-hipertensivos, broncodilatadores, anticolinérgicos, anti-histamínicos e sedativos. O ressecamento excessivo da mucosa oral interfere com o paladar por falta da saliva, mas também inibe o início da preparação do bolo alimentar e da subseqüente resposta de deglutição. Outras causas iatrogênicas incluem: cirurgia da coluna anterior, quimioterapia, radioterapia (xerostomia e fibrose) e traqueotomia (desvio da passagem do ar e redução da elevação laríngea) (Buchholtz, 1995).

OUTROS FATORES CAUSAIS

Os idosos frágeis, hospitalizados por problemas médicos múltiplos, podem experienciar descompensações de deglutição em decorrência da cronicidade de sua doença. As descompensações médicas têm o potencial de deixar o paciente incapaz de deglutir, por causa de fatores de fadiga, ou de aumento da velocidade respiratória, que podem ou não estar associados à alimentação. Os pacientes com demência causada por doenças podem não entender as circunstâncias da alimentação, não sendo capazes de se alimentar. Os efeitos primários da demência na coordenação da deglutição são desconhecidos. Entretanto, a ingestão pode ser bastante limitada, resultando em comprometimento de múltiplos mecanismos que suportam as respostas de deglutição bem sucedidas. Steele e seus colaboradores (1997) afirmaram corretamente que a disfagia, observada em doentes de instituições para tratamento de pacientes crônicos, pode não estar apenas relacionada com a integridade dos mecanismos de deglutição, mas também com fatores como: ingestão limitada, posição instável durante a alimentação e inabilidade para participar da tarefa motora da alimentação. Esses autores relataram um fato interessante: os pacientes que recebem maior assistência na alimentação (déficits cognitivos graves) apresentam melhor estado nutritivo do que aqueles com déficits cognitivos leves e moderados. Os autores identificaram este último grupo como o de maior risco de nutrição inadequada.

DIAGNÓSTICO DIFERENCIAL

Em virtude do grande número em potencial de fatores causais de disfagia em idosos, o diagnóstico diferencial pode ser difícil, tornando-se ainda mais comprometido pela incapacidade do paciente de cooperar em testes laboratoriais que possam ajudar a definir a causa subjacente da disfagia. Em um estudo retrospectivo em 223 pessoas, com diagnósticos neurológicos primários variados, Groher (1992) achou difícil estabelecer um diagnóstico definitivo da queixa de deglutição do paciente. Após a coleta de uma história clínica completa, seguida de tentativas de avaliação clínica e laboratorial (apenas 46% dos pacientes puderam cooperar), em apenas 58% da amostra pôde ser feito um diagnóstico definitivo em relação à deglutição. Assim sendo, em 42% da amostra a causa permaneceu indeterminada, uma vez que estudos definitivos não puderam ser realizados, ou ainda por uma somatória de fatores como: dieta inadequada, supervisão alimentar inadequada, descompensação médica generalizada ou posicionamento inadequado durante a alimentação. Nos 58% da amostra com diagnóstico definitivo, em 2% confirmou-se um novo AVC; em 6% um distúrbio esofágico; em 2% houve um agravamento da doença neurológica progressiva, e em 48% o diagnóstico foi classificado como metabólico. Esta última categoria incluía os subnutridos, desidratados, que tinham tido mudanças recentes de medicação, com uma doença crônica importante em outros órgãos, ou com uma infecção aguda. Nos pacientes com suspeita de desenvolvimento de doença neurológica ou de novo AVC, foram encontradas disfagias moderadas a graves, tanto para sólidos como para líquidos. No grupo classificado como metabólico, a maioria tinha infecções das vias áreas superiores ou do trato urinário que pareciam estar associadas à disfagia aguda. A disfagia neste grupo quase sempre era leve e apenas para líquidos. Uma vez que tratada a infecção aguda, a deglutição voltava ao normal.

É importante fazer uma distinção entre sintomas disfágicos de etiologia orofaríngea, ou de origem esofágica, para um diagnóstico e tratamento. Ainda que o paciente seja capaz de oferecer um bom relato do que sente, parece mais fácil determinar uma fonte esofágica do que uma fonte orofaríngea. Um algoritmo útil para a avaliação sintomática do paciente idoso disfágico é apresentado na tabela 1.

Tabela 1. Algoritmo de diagnóstico para tratamento de pacientes com queixas de disfagia. Isto é particularmente interessante para pacientes com alterações esofágicas relacionadas (Castell, 1988).

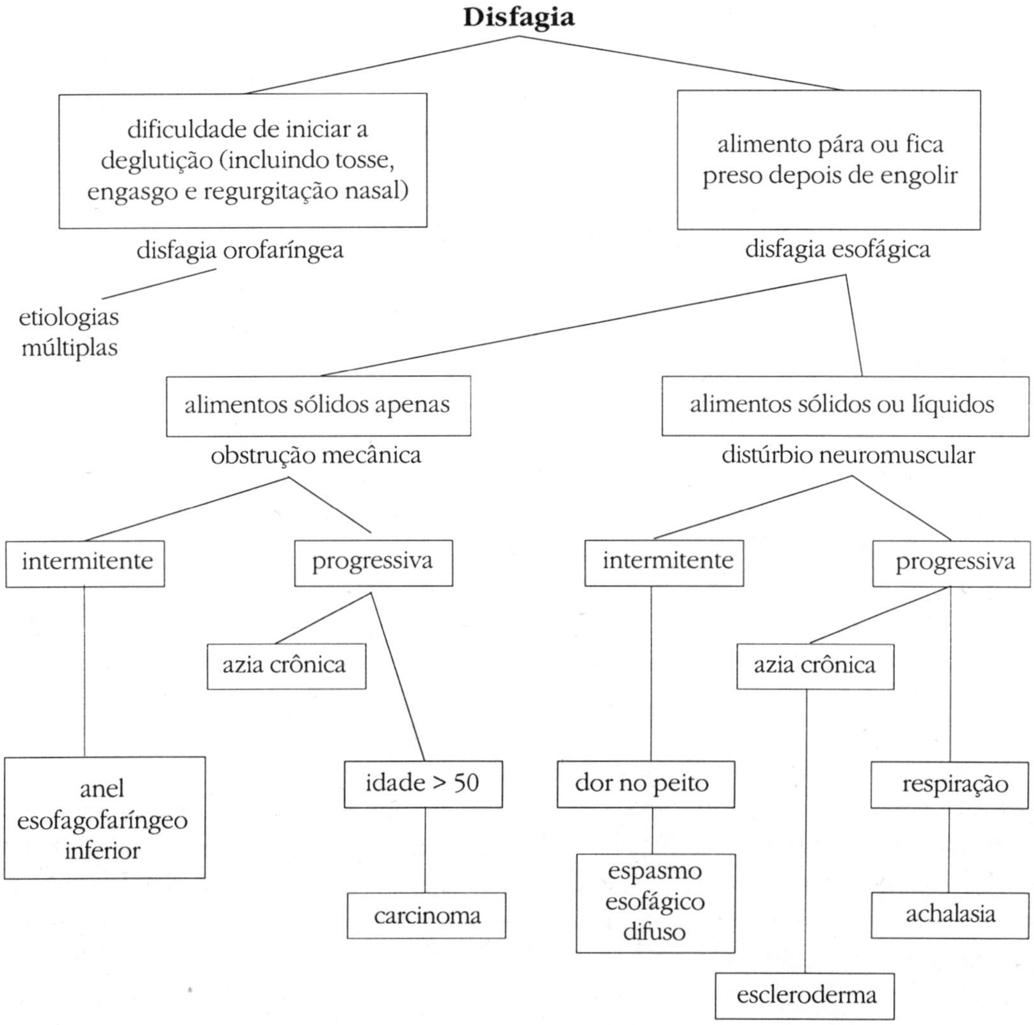

AVALIAÇÃO

Em virtude da pouca cooperação nos testes diagnósticos, a avaliação dos pacientes disfágicos pode ser difícil. Para aqueles que cooperam, os estudos radiográficos com o mecanismo da deglutição completa são muito úteis. Para os pacientes que não cooperam, o clínico pode detectar a etiologia determinante com uma anamnese cuidadosa (tabela 1). O clínico deve estar atento a qualquer mudança no uso de medicações que possam alterar a deglutição, incluindo aquelas que talvez causem efeitos secundários, como sedação, xerostomia e alteração de motilidade. Se o paciente estiver comendo, a melhor fonte de avaliação consistirá na observação de toda uma refeição, documentando seus déficits de postura, mastigação, respostas à deglutição (tosse, engasgo, regurgitação), mudanças na respiração, capacidade de se alimentar sozinho, quantidade de alimentos, tipo de dieta e duração da refeição. O ideal será observá-lo em mais de uma refeição. Por exemplo, alguns pacientes ingerem melhor durante a refeição da manhã do que na da noite, porque estão menos cansados. Para os pacientes com grande comprometimento médico, o transporte até o Setor de Radiologia para fazer estudos de deglutição pode ser fatigante. Devem ser feitos todos os esforços para permitir ao paciente algum tempo de recuperação antes do exame. A ausência de tal tempo pode influenciar de forma negativa os resultados do estudo.

TRATAMENTO

CONTROLE COMPORTAMENTAL

Outros capítulos deste livro abordam especificamente as técnicas para tratamento da disfagia orofaríngea e não serão discutidas aqui. Entretanto, é importante que o especialista em disfagia tenha conhecimento sobre o fato de que muitos idosos com esse problema não vão ter as habilidades cognitivas necessárias para cooperar com as abordagens de tratamento comportamental. Tais abordagens exigem um nível básico de compreensão, capacidade de memória, habilidade para aprender e para aplicar o aprendido. Para alguns pacientes, os tratamentos comportamentais só serão bem sucedidos se houver constante ajuda e monitoramento em todas as refeições. Sem este monitoramento (ajuda), podem ocorrer novos episódios de disfagia aguda. Colocar um cartaz bem visível ao lado do leito do paciente, com instruções claras sobre as estratégias a serem utilizadas, pode garantir a continuidade do tratamento. O uso de controles posturais, que podem ser realizados sem uma cooperação obrigatória do paciente pode ser útil para intervenções específicas (Shanahan et al., 1993).

Controle Dietético

Modificações dietéticas parecem ser especialmente úteis no gerenciamento da disfagia orofaríngea, porque não exigem a cooperação do paciente. Groher (1990) demonstrou que o uso de uma dieta com diferentes texturas combinada com alteração de líquidos pode reduzir, de maneira significativa, a recorrência de pneumonia por aspiração em pacientes com disfagia pseudobulbar. Considerações dietéticas devem ser feitas, como: eliminação de alimentos grudentos; alimentos que se quebram durante a mastigação; alimentos fibrosos e que apresentam mais de uma consistência pela tendência que têm de penetrar na passagem aérea (Curran & Groher, 1990). Como as necessidades nutricionais são reduzidas e os níveis de fadiga são altos, as porções de alimentos devem ser pequenas e freqüentes, para a manutenção adequada da nutrição (Tripp & Cordero, 1991).

Alimentação por Sonda

Uma intervenção freqüente nas disfagias orofaríngeas agudas é a colocação de uma sonda nasogástrica para alimentação. Muitas vezes, receber uma nutrição adequada, especialmente em caso de paciente com subnutrição grave, possibilita que o paciente atinja um equilíbrio metabólico suficiente para retornar à alimentação oral completa. O paciente deve ser acompanhado regularmente, a fim de ser determinada a melhor hora para seu retorno à ingestão oral. A colocação da sonda de alimentação no estômago de pacientes com confusão mental pode evitar as dificuldades encontradas quando eles deslocam a sonda nasogástrica. Embora a principal razão para o colocação da sonda de alimentação seja a de evitar os efeitos da aspiração, não há evidências fortes o suficiente de que seu uso diminua o risco de pneumonia por aspiração na população de doentes crônicos idosos (Feinberg, Knebl, Tully, 1996).

Direitos do Paciente

Pacientes em estágio terminal talvez queiram direcionar seu atendimento médico, principalmente em relação ao quesito de sobrevivência, como ressuscitação e manutenção da nutrição. Pacientes capazes de tomar a decisão de não usar a sonda de alimentação devem ser atendidos com os controles dietéticos e comportamentais mais indicados, mesmo diante do risco de aspiração. Para os pacientes com doenças neurológicas progressivas ou com disfagias orofaríngeas intratáveis, a realização de uma declaração com antecedência, feita pelo próprio paciente ou por sua família, vai ajudar toda a equipe de assistência médica a tratar a disfagia da forma mais adequada possível.

REFERÊNCIAS BIBLIOGRÁFICAS

AVIV, J.E.; MARTIN, J.H.; JONES, M.E.; WEE, T.A.; DIAMOND, B.; KEEN, M.S.; BLITZER, A.- Age-related changes in pharyngeal and supraglottic sensation. *Ann. Otol. Rhinol. Laryngol.*, *103*:749, 1994.

BLOEM, B.R.; LAGAAY, A.M.; VANBECK W.; HANN, J.; ROOS, R.A.C.; WINTZEN, A.R.- Prevalence of subjective dysphagia in community residents aged over 87. *Br. Med. J.*, *300*:271, 1990.

BUCHHOLTZ, D.W.- Oropharyngeal dysphagia due to iatrogenic neurological dysfunction. *Dysphagia*, *10*:248, 1995.

CASTELL, D.O.- Eating and swallowing disorders in the elderly. *Practic. Gastroenterol.*, *12*:32-37, 1988.

CHAUHAN, J.; HAWRYSH, Z.; GEE, M.; VOLICER, R.M.; ADELMAN, R.G.- Age related olfactory and taste changes and interrelationships between taste and nutrition. *J. Am. Diet. Assoc.*, *87*:1543, 1987.

CURRAN, J. & GROHER, M.E.- Development and dissemination of an aspiration risk reduction diet. *Dysphagia*, *5*:6, 1990.

EKBERG, O. & FEINBERG, M.- Altered swallowing function in elderly patients without dysphagia; radiologic findings in 56 cases. *AJR*, *156*:1181, 1991.

FEINBERG, M.J.; KNEBL, J.; TULLY, J.- Prandial aspiration and pneumonia in an elderly population followed over 3 years. *Dysphagia*, *11*:104, 1996.

GORDON, C.; HEWER, R.L.; WADE, D.T.- Dysphagia in acute stroke. *Br. Med. J.*, *295*:411, 1987.

GROHER, M.E.- Managing dysphagia in a chronic care setting; na introduction. *Dysphagia*, *5*:6-12, 1990.

GROHER, M.E.- *Differential diagnosis of dysphagia in the long-term care setting; quality management review.* Tampa, Florida, James A. Haley V.A. Hospital, 1992.

GROHER, M.E. & MCKAIG, T.N.- Dysphagia and dietary levels in skilled nursing facilities. *J. Am. Geriatr. Soc.*, *43*:538, 1995.

HORNER, J.; MASSEY, E.W.; BRAZIER, S.R.- Aspiration in bilateral stroke patients. *Neurology*, *40*:1986, 1990.

JONES, B. & DONNER, M.W.- *Normal and abnormal swallowing; imaging in diagnosis and therapy.* New York, Springer-Verlag, 1991.

LAYNE. K.A.; LOSINSKI, D.S.; ZENNER, P.M.; AMENT, J.A.- Using the fleming index of dysphagia to establish prevalence. *Dysphagia*, *4*:39, 1989.

LINDGREN, S. & JANZON, L.- Prevalence of swallowing complaints and clinical findings among 50-79 year old men and women in an urban population. *Dysphagia*, *6*:187, 1991.

MARTIN, B.J.W.; LOGEMANN, J.; SHAKER, R.; DODDS, W.- The coordination between respiration and swallow; respiratory relationships and temporal integration. *J. Appl. Physiol.*, *72*:714, 1994.

ROBBINS. J.A.; HAMILTON, J.W.; LOF, G.L.- Oropharyngeal swallowing in normal adults of different ages. *Gastroenterology, 103*:823, 1992.

SHAKER, R. & LANG, I.M.- Aging and deglutitive motor function; effect of aging on the deglutitive oral, pharyngeal, and esophageal motor function. *Dysphagia, 9*:221, 1994.

SHANAHAN, T.K.; LOGEMANN, J.A.; RADEMAKER, A.L.; PAULOSKI, B.R.; KAHRILAS, P.J.- Chin-down posture effect on aspiration in dysphagic patients. *Arch. Phys. Med. Rehab., 74*:736, 1993.

SHETH, N. & DINER, W.C.- Swallowing problems in the elderly. *Dysphagia, 4*:209, 1988.

SIEBENS, H.; TRUPE, E.; SIEBENS, A.A.; COOK, F.; ANSHEN, S.; HANAUER, R.; OSTER, G.- Correlates and consequences of eating dependency in institutionalized elderly. *J. Am. Geriatr. Soc.*, 34:192, 1986.

SONIES, B.L.; PARENT, L.J.; MORRISH; BAUM, B.- Durational aspects of the oropharyngeal phase of swallowing in normal adults. *Dysphagia, 3*:1, 1988.

STEELE, C.M.; GREENWOOD, C.; ENS, I.; ROBERTSON, C.; SEIDMAN-CARLSON, R.- Mealtime difficulties in a home for the aged; not just dysphagia. *Dysphagia, 12*:43, 1997.

TRACY, J.F.; LOGEMANN, J.A.; KAHRILAS, P.J.; JACOB, P.; KOBARA, M.; KRUGLER, C.- Preliminary observations on the effects of age on oropharyngeal deglutition. *Dysphagia, 4*:90-4, 1989.

TRIPP, F. & CORDERO, O.- Dysphagia and nutrition in the acute care geriatric patient. *Top. Clin. Nutr., 6*:60, 1991.

ZBORALSKE, F.F.; AMBERG, J.R.; SOERGEL, K.H.- Presbyesophagus; cineradiographic manifestations. *Radiology, 82*:463, 1964.

ZERHOUNI, E.A.; BOSMA, J.F.; DONNER, M.W.- Relationship of cervical disorders to dysphagia. *Dysphagia, 1*:129, 1987.

Capítulo 7

Pacientes Traqueostomizados e Dependentes de Ventilador

Maria Lúcia Nascimento Vidigal
Maria Inês Rebelo Gonçalves

Se você tivesse que optar entre oferecer alimento ao paciente traqueostomizado ou ao paciente não traqueostomizado, qual escolheria?

A grande maioria dos alunos no início do curso de Disfagia preferiria o não traqueostomizado, por não ser tão "grave". Porém, se levarmos em conta que o paciente traqueostomizado tem uma via de acesso fácil, caso haja bloqueio das vias aéreas pelo alimento, e se existir um bom preparo para utilização das técnicas de avaliação e aspiração oro e nasofaríngea, esta tarefa tornar-se-á relativamente tranqüila.

O objetivo inicial deste capítulo é desmistificar a "gravidade" da avaliação e do tratamento da deglutição do paciente traqueostomizado, familiarizando o fonoaudiólogo com os procedimentos de uso mais freqüentes no meio hospitalar. O segundo objetivo é apresentar a **válvula de fala**, como uma alternativa ao tratamento da fala e da deglutição do paciente traqueostomizado e dependente do ventilador. A formação necessária ao exercício hospitalar ainda não está incluída nos currículos de graduação em Fonoaudiologia. A troca de experiência e conhecimentos entre os fisioterapeutas respiratórios, otorrinolaringologistas, cirurgiões de tórax e de cabeça e pescoço torna esta prática eficiente.

São comuns as alterações da deglutição e fonação no paciente traqueostomizado. Desde o nascimento, as funções de sucção, deglutição e respiração estão interligadas anatômica e neurofisiologicamente. O ar e o alimento fundem-se na hipofaringe, onde ocorre o cruzamento dos tratos respiratório e orogástrico. Após tal cruzamento, a posição anteriorizada e aberta do trato respiratório facilita a penetração do alimento em pacientes com alteração do mecanismo de proteção das vias aéreas.

O que é uma Traqueostomia?

É uma abertura na traquéia que permite a passagem de uma cânula. O procedimento cirúrgico propriamente dito é chamado de traqueotomia e é realizado sob anestesia local ou geral, entre o terceiro e o quarto anéis traqueais, em sua porção anterior (figura 1).

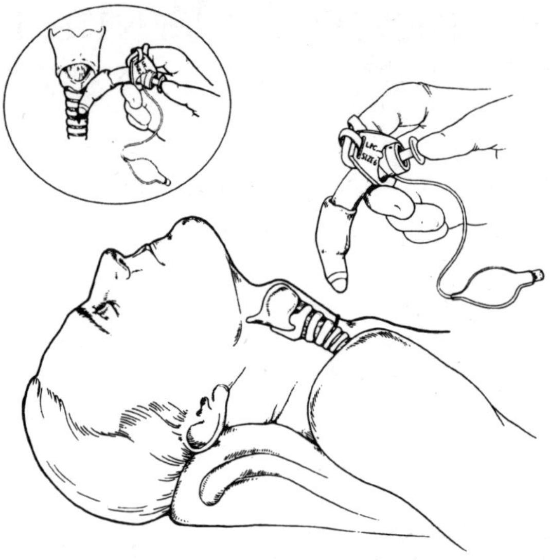

Figura 1. *Traqueotomia (Ham et al., 1995. p. 3). Reproduzido com permissão da Mallinckrodt do Brasil.*

Quando é Necessária uma Traqueostomia?

Em geral, a traqueostomia, que tem por objetivo a manutenção da respiração, é realizada pelas seguintes razões:

- obstrução de vias aéreas superiores;
- necessidade de ventilação mecânica prolongada (suporte respiratório prolongado);
- remoção de secreções traqueobrônquicas;

- redução do espaço morto e da resistência da via aérea durante a ventilação, diminuindo assim o esforço respiratório;
- proteção da via aérea contra aspiração;
- evitar seqüelas da intubação prolongada (estenoses cicatriciais).

Partes da Cânula de Traqueostomia

Existem diferentes tipos de cânulas de traqueostomia, mas elas são basicamente formadas pela cânula externa, cânula interna, placa de fixação, obturador, botão de oclusão e balonete ou *cuff** interno com válvula de controle externo (figura 2).

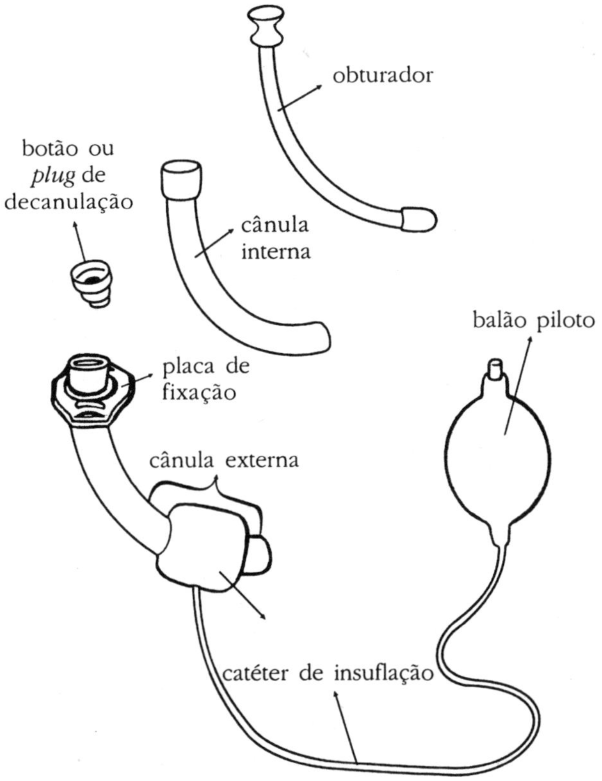

Figura 2. *Partes da cânula de traqueostomia.*

A **cânula externa** faz a interface com a traquéia, compondo a estrutura básica da traqueostomia. A **cânula interna** adapta-se por dentro da cânula externa, podendo ser removida para limpeza e ser trocada quando ocorre a formação de "rolhas" de secreção. A cânula interna tem tamanho e forma específicos, sendo somente adaptada à sua própria cânula externa.

* *A tradução para o português da palavra* "cuff" *tem o significado de bainha e, embora não seja adequada, é consagrada pelo uso.*

A **placa de fixação** permite que a cânula seja seguramente mantida em posição, impedindo que escorregue para dentro ou para fora da traquéia. É nesta placa que observamos o registro do tamanho da cânula e o seu diâmetro interno e externo.

O **obturador** (ou introdutor) adapta-se à parte externa, permitindo a troca da cânula, direcionando-a para não causar dor ou ferir estruturas adjacentes. É utilizado somente durante o processo de inserção e removido imediatamente após.

O **botão de oclusão**, também conhecido como "*plug*", é uma pequena peça plástica que tem por finalidade ocluir a cânula de traqueostomia. Geralmente é utilizado em pacientes que estão aprendendo ou reaprendendo a respiração nasal voluntária. Tem a vantagem de ser facilmente retirado, caso o paciente necessite ser aspirado ou esteja apresentando dificuldades respiratórias.

O **balonete ou *cuff*** foi previamente descrito como um balão interno que circunda a cânula externa da traqueostomia. A estrutura básica do *cuff* e seus componentes estão relacionados internamente com um mini cateter de insuflação, que permite o caminho de entrada do ar para insuflar e desinsuflar o *cuff*. Esse cateter está ligado externamente ao balão piloto, que indica a quantidade de ar no *cuff*. O ar, introduzido por uma seringa, não deve ultrapassar 25 mm Hg (pressão fisiológica dos capilares sangüíneos).

São funções do *cuff*:

1. Prevenir o escape de ar ao redor da cânula proveniente da via aérea inferior em direção à superior, especialmente durante a ventilação mecânica, sendo que tal vedação é importante para a regulagem e funcionamento do ventilador.
2. Reduzir o risco de materiais aspirados da via aérea superior penetrarem na traquéia.

FISIOLOGIA DA TRAQUEOSTOMIA

Normalmente, o ar que entra pelas narinas é filtrado, aquecido e umidificado. Em seguida, passa pela faringe e laringe até a traquéia e pulmões. O ar expirado segue o mesmo trajeto, inversamente. Quando o ar expirado passa pela laringe, as pregas vocais vibram produzindo som e voz (figura 3).

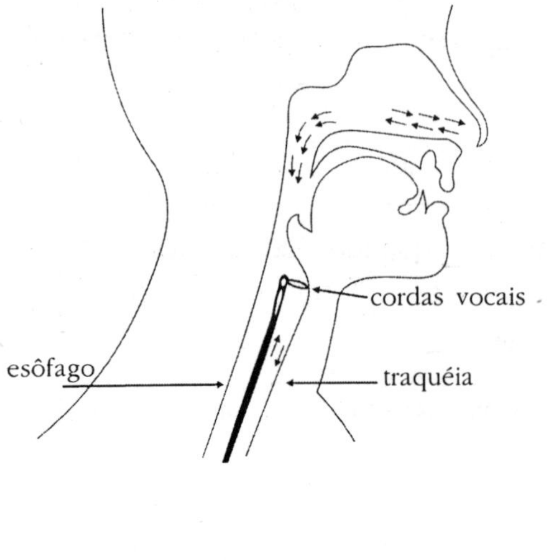

Figura 3. *Mecanismo normal de respiração e fonação (Knobel, 1999. p. 1239, figura 99-3A). Reproduzido com permissão do autor e da Editora Atheneu.*

A traqueostomia impede o fluxo normal de ar em direção à laringe, isto é, em vez do ar passar através do trato respiratório superior durante a inspiração e expiração, a maior parte dele entra e sai pela cânula (figura 4). Este desvio do fluxo aéreo e a interrupção da função vocal normal têm amplas implicações em todo o sistema respiratório, fonatório e de deglutição.

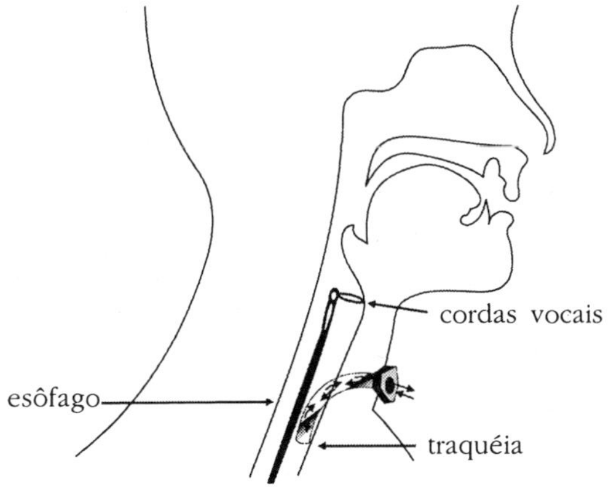

Figura 4. *Inspiração e expiração pela traqueostomia, demonstrando a perda da capacidade de fonação (Knobel, 1999. p. 1239, figura 99-3B). Reproduzido com permissão do autor e da Editora Atheneu.*

Mudanças Fisiológicas

As mudanças fisiológicas ocasionadas pela presença da traqueostomia são:

1. Disfonia ou afonia.
2. Alteração do processo de umidificação, aquecimento e filtragem do ar.
3. Alteração do olfato e do paladar.
4. Alteração dos mecanismos de defesa, resultando em aumento de secreções e risco de infecções.
5. Modificação da resistência do fluxo aéreo.
6. Perda da pressão subglótica fisiológica positiva (Dikeman & Kazandjian,1995).

Disfonia - Afonia

A maior quantidade do fluxo aéreo é redirecionada para dentro da cânula de traqueostomia durante a expiração. O ar residual (que passa por fora da cânula, se o *cuff* permitir e/ou estiver desinsuflado) pode atingir o nível das pregas vocais, mas freqüentemente é insuficiente para produzir voz de qualidade normal e, então, os pacientes podem apresentar disfonia. Se o ar é completamente impedido de atingir as pregas vocais, como, por exemplo, na presença do *cuff* insuflado, então o paciente pode apresentar um quadro de afonia. Tanto a disfonia quanto a afonia dependem:

1. Do tamanho da cânula de traqueostomia em relação ao lúmen da traquéia, ou seja, quanto maior o tamanho da cânula, menor a capacidade de fonação.
2. Da presença ou não do *cuff* insuflado.
3. Da capacidade pulmonar do indivíduo.

Alteração do Processo de Umidificação, Aquecimento e Filtragem do Ar

A traqueostomia causa a perda da função das vias aéreas superiores de umidificação, aquecimento e filtragem do ar, podendo levar ao ressecamento da mucosa, ao acúmulo de secreção, à formação de "rolhas" e até à obstrução completa das vias aéreas.

Alteração do Olfato e do Paladar

O ar estimula os receptores celulares olfatórios e gustativos ao passar pelas cavidades nasal e da boca. Dado o redirecionamento do fluxo do ar pela traqueostomia, quase sempre o paciente refere diminuição do olfato e do paladar, com subseqüente redução do apetite.

Alteração dos Mecanismos de Defesa, Resultando em Aumento de Secreções e Risco de Infecções

Há alterações no mecanismo de tosse, redução da atividade ciliar e alteração da integridade da mucosa traqueal, resultando em aumento das secreções, em risco de aspiração e de infecções. Na avaliação do paciente, é importante verificar se o reflexo de tosse está preservado, por se tratar de um mecanismo fundamental de proteção das vias aéreas.

Modificação da Resistência do Fluxo Aéreo

A via aérea superior (nariz, faringe e laringe) é responsável por 80% da resistência aérea total. A traqueostomia reduz o esforço necessário para que sejam realizados os movimentos respiratórios e também o "espaço morto", ou seja, o espaço das vias aéreas em que não há troca gasosa (figura 5).

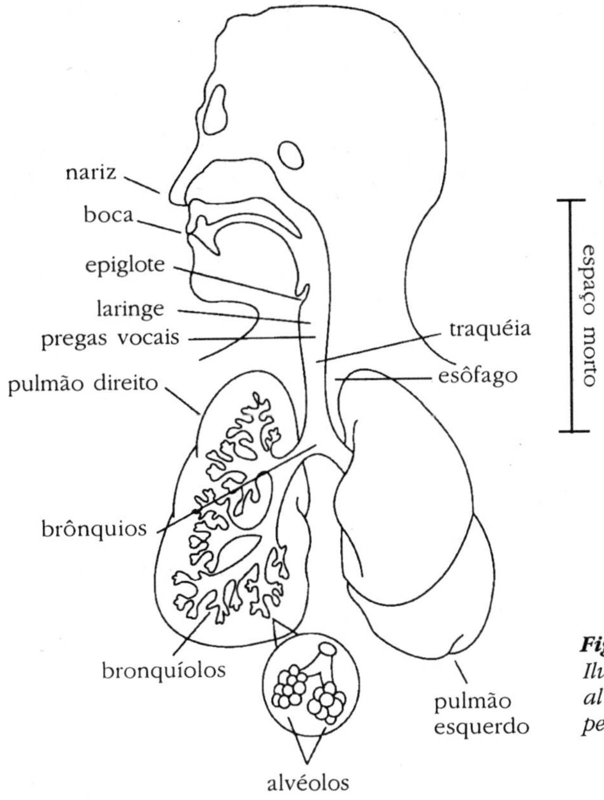

Figura 5.
Ilustração do "espaço morto" (Ham et al., 1995. p. 8). Reproduzido com permissão da Mallinckrodt do Brasil.

Perda da Pressão Subglótica Fisiológica Positiva

É a perda da habilidade de gerar pressão intra-torácica positiva durante a expiração com o fechamento máximo das pregas vocais, como na manobra de Valsalva.

Avaliação Clínica do Paciente Traqueostomizado

A avaliação clínica tem por objetivo conhecer o estado clínico do paciente para a determinação do diagnóstico e da conduta a ser seguida. Deve-se proceder à identificação do paciente e à triagem do seu estado comportamental, cognitivo e lingüístico para estabelecer se ele é capaz de retomar sua comunicação oral. Em seguida, é preciso identificar o tempo de intubação e caracterizar o tipo da traqueostomia. É importante pesquisar no prontuário do paciente se houve ocorrência de pneumonia, pois se for do tipo aspirativa, costuma acometer a base do lobo pulmonar direito ou os segmentos superiores dos lobos superior e médio. O parecer da fisioterapeuta respiratória irá elucidar a presença e o aspecto de secreção endotraqueal e os parâmetros do ventilador, caso o paciente necessite de ventilação mecânica. Deve-se solicitar ainda o parecer da fisioterapeuta motora quanto aos aspectos globais de movimentação, para determinação do grau de dependência do paciente. Também é importante pesquisar qual o tipo de alimentação que o paciente recebe (via oral, por sonda nasogástrica, por gastrostomia ou por jejunostomia). Finalmente, deve ser feita a avaliação da deglutição, da fala e da voz. O Protocolo de Avaliação Clínica encontra-se no Anexo 1.

É importante ressaltar que os dados do Protocolo de Avaliação Clínica acima sugerido devem ser acoplados aos demais dados de avaliação do paciente, especialmente quanto aos obtidos nas avaliações, videofluoroscópica e nasofibroscópica, da deglutição.

Válvula de Fala

As válvulas de fala são indicadas aos pacientes traqueostomizados e/ou dependentes do ventilador que são considerados candidatos à comunicação oral, ou seja, que tenham a capacidade de articular os fonemas.

Revisão Histórica

Em 1984, David Muir, um paciente de 23 anos portador de tetraplegia causada por distrofia muscular, sofreu uma parada respiratória e, sendo traqueostomizado, tornou-se dependente do ventilador. Seu grande mérito reside no invento da válvula que originariamente era designada a permitir um aumento da capacidade respiratória entre os ciclos inspiratório e expiratório do ventilador. Ele adaptou-a na saída da cânula interna de sua traqueostomia, permitindo a entrada do ar durante a inspiração e o seu fechamento na expiração, dirigindo assim o fluxo do ar para a traquéia, laringe, pregas vocais e para as cavidades oral e nasal (figura 6). O Dr. Victor Passy, otorrinolaringologista da Universidade da Califórnia - Irvine, Estados Unidos, interessado na idéia de Muir, realizou investigações com seus pacientes traqueostomizados e, após alguns ajustes, formaram uma parceria que resultou na válvula de fala de Passy-Muir.

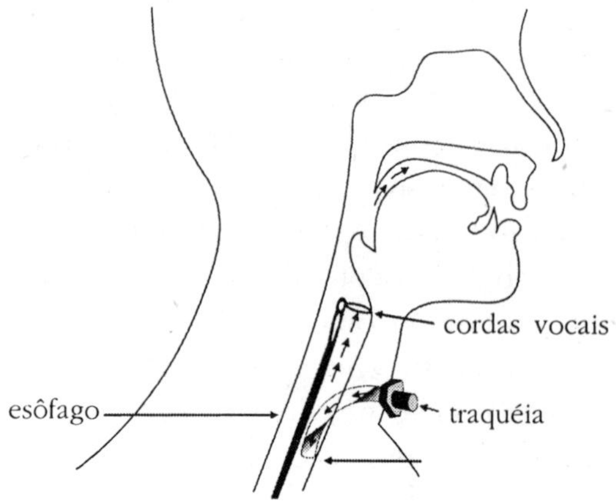

Figura 6. *Mecanismo de funcionamento da válvula de fala (Knobel, 1999. p.1239, figura 99-3D). Reproduzido com permissão do autor e da Editora Atheneu.*

Antes da válvula de fala, os pacientes eram instruídos a realizar a oclusão digital da cânula durante a expiração para poderem articular com som, ou era indicado o uso da laringe eletrônica (vibrador laríngeo) ou de sistemas alternativos de comunicação.

Indicações e Contra-Indicações

Para indicação da válvula de fala é necessária uma avaliação **transdisciplinar*** (Kazandjian & Dikeman, 1993). Como pré-requisito básico o paciente deve conseguir manter-se bem com o *cuff* desinsuflado. Em outras palavras, o paciente não pode estar apresentando aspiração, deve ter o reflexo da deglutição presente e adequado. O uso da válvula beneficia os pacientes portadores de malformações de laringe e de traquéia congênitas ou adquiridas (por exemplo: laringotraqueomalácia); doenças respiratórias (apnéia do sono, displasias broncopulmonares, doença pulmonar obstrutiva crônica, insuficiência respiratória aguda); vasculares (acidentes vasculares cerebrais, neoplasias cerebrais, afecções cardíacas); traumáticas (trauma cranioencefálicos, raquimedulares, ferimento por arma de fogo, contusões pulmonares) ou neuromusculares/degenerativas (miastenia *gravis*, distrofia muscular, esclerose lateral amiotrófica, esclerose múltipla, síndrome de Guillain-Barré e AIDS).

A válvula de fala é contra-indicada para casos de laringectomias totais, paralisia bilateral de pregas vocais, para os portadores de estenoses laríngeas e traqueais graves, para aqueles em estado clínico grave ou com nível cognitivo (atenção e alerta) rebaixado, para os traqueostomizados com *cuff* insuflado, para os que têm uma grande quantidade de secreção traqueal, para os casos de disartria grave, distúrbios língüo-cognitivos e ansiedade grave.

Ressaltamos que a equipe determina as metas iniciais, o primeiro teste e o aumento gradativo do treino com a válvula. Se houver boa aceitação, o paciente pode permanecer o dia todo com ela, retirando-a para dormir.

Vantagens

Os benefícios alcançados pela utilização da válvula de fala estão relacionados com os seguintes aspectos: aumento da ventilação e oxigenação sangüínea, filtragem aérea prevenindo infecções, diminuição das secreções, aumento da sensação olfatória, diminuição do esforço vocal, aparecimento ou retomada da fala com som, emissões mais longas e mais fortes, prosódia e qualidade vocais mais normais e também como ajuda no processo de desmame do ventilador e/ou da traqueostomia (Mason, 1989). A válvula de fala restaura a pressão positiva fisiológica, melhorando

* *O termo* ***transdisciplinar*** *refere-se à equipe de médico, enfermeiro, fisioterapeuta e fonoaudiólogo que irá realizar o procedimento de avaliação e colocação de válvula de fala, de forma que um ou dois profissionais assumam a responsabilidade de implementar o plano de tratamento estabelecido pela equipe.*

conseqüentemente a deglutição, mas sua principal vantagem está no fato de tratar-se de um dispositivo simples e de baixo custo, que permite uma melhora substancial na qualidade de vida do paciente, que passa a poder comunicar-se e a ser compreendido pela equipe médica e pelos familiares, e podendo inclusive reduzir o tempo de sua internação.

Pré-Requisito Básico para a Colocação da Válvula de Fala

Como pré-requisito básico para a colocação de uma válvula de fala exige-se que o paciente apresente condições de se manter com o *cuff* desinsuflado por um determinado período de tempo. Para isso devem ser seguidos os protocolos de desinsuflação do *cuff*, que deve ter sido prescrito pelo médico. É muito importante que no primeiro teste de colocação da válvula, o fisioterapeuta esteja com o fonoaudiólogo, pois podem ser necessários ajustes no ventilador durante a colocação da mesma.

Benefícios Advindos da Colocação da Válvula de Fala

Dentre os benefícios advindos da colocação da válvula de fala, podemos citar: fala com sonoridade, pois o ar expirado é redirecionado para as pregas vocais; melhora da deglutição; auxílio na decanulação; maior controle sobre as secreções; uso *in-line* do ventilador; restauração do olfato; melhora da pressão pulmonar; fala ininterrupta e com maior intensidade, sem a necessidade de oclusão digital do traqueostoma.

Especificamente quanto à deglutição, o uso da válvula cria um sistema fechado, que restaura a pressão positiva nos pulmões, melhorando a deglutição e reduzindo tosses e engasgos durante a alimentação. A pressão pulmonar gerada pelo uso da válvula permite ao paciente tossir de modo mais forte e efetivo, o que auxilia a eliminação de secreções, melhora a oxigenação e ajuda a prevenir um colapso pulmonar.

O fluxo aéreo na via aérea superior facilita a evaporação das secreções, reduzindo a necessidade de aspiração nasotraqueal. Em relação à decanulação, a válvula age como um passo anterior à oclusão digital do traqueostoma, facilitando o processo de transição.

É interessante notar que a válvula auxilia no redirecionamento do fluxo aéreo para a boca e o nariz, restabelecendo o olfato e podendo afetar também o paladar, melhorando o apetite e propiciando ganho de peso.

Passos para a Colocação da Válvula de Fala de Passy-Muir em Pacientes Dependentes do Ventilador (Mason & Watkins, 1992)

1. Inicie pelos protocolos de aspiração (Anexo 2) e desinsuflação do *cuff* (podem ser realizados por médico, fisioterapeuta, enfermeiro ou fonoaudiólogo).

2. Certifique-se de que o *cuff* esteja completamente desinsuflado e os ajustes necessários ao ventilador tenham sido estabelecidos (realizados pelo fisioterapeuta).
3. Posicione a válvula Passy-Muir. Desconecte o paciente do ventilador e posicione a válvula no adaptador da cânula de traqueostomia. A válvula de fala pode então ser conectada a uma grande variedade de cânulas descartáveis que se liguem ao tubo do ventilador (fisioterapeuta, enfermeiro, fonoaudiólogo). Lembre-se de que a necessidade de um tubo adicional como adaptador irá depender do ajuste individual e do posicionamento da válvula no circuito.
4. Reajuste o alarme do volume corrente expirado (fisioterapeuta).
5. Verifique a resposta do ventilador e os instrumentos de monitoração depois da colocação da válvula. Observe o pico de pressão inspiratória, freqüência respiratória, freqüência cardíaca, saturação de O_2 e níveis de CO_2 (fisioterapeuta e enfermeiro). Reajuste os parâmetros do ventilador, se necessário (fisioterapeuta).
6. Instrua o paciente quanto ao uso da via aérea superior, por meio de solicitações de "soprar o ar", vocalizar, cantar, contar ou conversar. A utilização da espirometria à beira do leito pode ainda facilitar a reutilização da via aérea superior. Informe sempre ao paciente que a fala é possível no ciclo ventilatório (fonoaudiólogo).
7. Utilize os ajustes adicionais do ventilador, se necessário (fisioterapeuta). Enquanto o paciente não entrar em desconforto, explore estas mudanças para melhorar sua voz e conforto.

Sinais e Sintomas Indicativos de Retirada da Válvula

Se o paciente apresentar os seguintes sinais e/ou sintomas, recomenda-se a retirada imediata da válvula de fala:

1. Aumento do esforço expiratório.
2. Sensação de calor.
3. Sensação de ar retido nos pulmões.
4. Hipercapnemia (ou seja aumento do nível sangüíneo de CO_2).
5. Queda da saturação.
6. Alteração da freqüência respiratória e/ou da freqüência cardíaca.

Orientações sobre Limpeza e Cuidados com a Válvula de Fala

As seguintes orientações sobre cuidados e limpeza devem ser seguidas pelos profissionais, paciente e familiares, para o uso correto e seguro da válvula de fala:

1. Antes de conectar a válvula à cânula de traqueostomia, observar se **o *cuff* está desinsuflado.**
2. Retirar a válvula no caso de qualquer desconforto respiratório.

3. Sempre retirar a válvula antes de dormir.
4. A válvula deve ser limpa diariamente. Mantê-la em solução de água misturada com água oxigenada, soro fisiológico gelado, vinagre ou sabão por até 15 minutos. Enxaguar em água corrente e secar com algodão ou gaze. Certifique-se de que não haja presença de crostas; se houver, limpá-las com auxílio de um cotonete.
5. A válvula deve ser substituída após 30 (trinta dias) de utilização, ou antes, caso a membrana se rompa ou permaneça aderida durante a inspiração.

Anexo I

Protocolo de Avaliação Clínica Fonoaudiológica do Paciente Traqueostomizado e Dependente do Ventilador

Identificação:
Nome:
Idade: Sexo: ☐ F ☐ M
Diagnóstico:
Data do Diagnóstico:
Localização da Lesão:
Ressonância Magnética:
Tomografia Computadorizada:

Triagem Comportamental:

Alerta:	Prostrado:
Cooperativo:	Não Cooperativo:
Consciente da Dificuldade:	Não Consciente da Dificuldade:
Negligente:	Impulsivo:
Postura ou Posicionamento Ruim:	Outros:

Triagem Cognitiva:
Consciente:
Atenção Reduzida:
Sonolento:
Coma *Vigil*:
Coma Profundo:

Triagem Lingüística:
Afasia:
Apraxia:
Agnosia:
Disartria:
Disfonia:

Aspectos Respiratórios:

Intubação:	☐ Sim	☐ Não	Tempo:
Ventilador:	☐ Sim	☐ Não	Tempo:

Parâmetros:

Traqueostomia: ☐ Sim ☐ Não

Tipo: ☐ Metálica ☐ Plástica ☐ Fenestrada

Número da Cânula: Tempo:

Cuff: ☐ Sim ☐ Não

☐ Insuflado ☐ Parcialmente Insuflado ☐ Desinsuflado

Consegue manter-se com o *cuff* desinsuflado? ☐ Sim ☐ Não

Tempo:

Secreção Endotraqueal: ☐ Sim ☐ Não

☐ "Rolha"

☐ Espessa Amarelada

☐ Fluida Amarelada

☐ Fluida Clara

Ausculta Torácica:

RX de Tórax:

História Atual e Pregressa de Pneumonia: ☐ Sim ☐ Não

☐ Atual

☐ Recente (< 6 Meses)

☐ Antiga (> 1 Ano)

Indicadores Aspiração: Presença de Secreção Salivar Endo ou Peritraqueal

Estertores ou Ruído de Transmissão

Imagem Direita Representando Condensação

Alimentação:

☐ VO ☐ SNG ☐ G ☐ J

Posicionamento RX da SNG: ☐ Gástrico ☐ Enteral

Comunicação Oral:

Capacidade de Articular os Fonemas: ☐ Sim ☐ Não

Apresenta Voz com *Cuff* Desinsuflado: ☐ Sim ☐ Não

Avaliação da Deglutição:

Com Saliva:

Voluntária: ☐ Normal ☐ Alterada ☐ Ausente

Automática: ☐ Normal ☐ Alterada ☐ Ausente

Com *Cuff*: ☐ Insuflado ☐ Desinsuflado

Técnica dos Quatro Dedos:

Movimentos Linguais: ☐ Normais

☐ Alterados

☐ Ausentes

Hesitação dos Movimentos Linguais: ☐ Sim ☐ Não

Elevação Laríngea: ☐ Presente
☐ Ausente
☐ Reduzida

Com Alimento:

Com *Cuff*: ☐ Insuflado ☐ Desinsuflado
Passagem de Alimento para a Traqueo: ☐ sim ☐ não
Consistência: ☐ Líquida ☐ Pastosa ☐ Sólida
Volume: ☐ 1 ml ☐ 3 ml ☐ 5 ml
☐ 10 ml ☐ Copo
Ocorrência em Relação ao Disparo da Fase Faríngea:
☐ Antes ☐ Durante ☐ Após
Quantidade: ☐ Pequena ☐ Média ☐ Grande
Modificação do Padrão Vocal Após Introdução do Alimento:
☐ Sim ☐ Não

CONCLUSÃO:

CONDUTA SUGERIDA:

EXAMINADOR:

Anexo 2

Técnica de Aspiração Oro/Nasofaríngea (Bone & Eubanks, 1991)

1. Aspirar quando necessário, e não como rotina, para diminuir o risco de traumas e de atelectasias.
2. A duração da aspiração deve ser menor do que 15 segundos, para reduzir o tempo de hipóxia.
3. Oxigenar o paciente antes de cada aspiração, para evitar a queda da saturação.
4. Aguardar 2 a 3 minutos entre cada aspiração, para promover conforto das vias aéreas e oxigenação.
5. Aplicar, durante a introdução do cateter, pressão negativa de forma intermitente (não contínua) na válvula da sonda, para evitar a lesão da mucosa.
6. Introduzir o cateter devagar, de forma contínua e rotativa, para diminuir a incidência de invaginação da mucosa para o lúmen do cateter.
7. Selecionar o cateter quanto ao tamanho adequado, para auxiliar na remoção efetiva da secreção.
8. Pressão negativa indicada para a aspiração de vias aéreas: Adultos - 10 a 15 cm H_2O e acima de 75 anos - 5 a 10 cm H_2O.

Referências Bibliográficas

BONE, R.C. & EUBANKS, D.H.- The basis and basics of mechanical ventilation. *Dis. Mon. 37*(6): 321-406, 1991. (EUA)

DIKEMAN, K.J. & KAZANDJIAN, M.S.- *Communication and swallowing management of tracheostomized and ventilator dependent adults.* San Diego, Califórnia, Singular Publishing Group Inc., 1995. p. 61-96.

HAM, C.; GLASSER, J.; McINTURFF, S.L.; YUSKA, C.- *Tracheostomy tube; adult home care guide.* St. Louis, Mallinckrodt Medical Inc., 1995.

KAZANDJIAN, M.S. & DIKEMAN, K.J.- Transdisciplinary team concept. *In:* MASON, M. (Ed.)- *Speech pathology for tracheostomized and ventilator dependent patient.* Newport Beach CA, Voicing!, 1993.

KNOBEL, E.- *Condutas no paciente grave.* 2.ed. São Paulo, Atheneu, 1999.

MASON, M.- Communication approaches for tracheostomized and ventilator dependent patients. St. Louis, *ASHA Convention,* 1989.

MASON, M. & WATKINS, C.- Protocol for use of the Passy-Muir tracheostomy speaking valves. *Eur. Respirat. J., 5*(15):148, 1992.

Capítulo 8

Nutrição em Disfagia

Patrícia Stanich

O estado nutricional (EN) pode ser definido como o grau pelo qual a necessidade fisiológica de nutrientes do indivíduo está sendo atendida pelo alimento que está sendo ingerido. A avaliação do EN envolve o exame das condições físicas do indivíduo: crescimento e desenvolvimento, comportamento, níveis de nutrientes sangüíneos ou nos tecidos, e a qualidade e quantidade de nutrientes ingeridos.

Informações sobre medicação em uso, doenças crônicas, situação econômica, conhecimento sobre restrições, padrões culturais e condição de vida são também importantes, pois são fatores que podem influenciar a ingestão de alimentos e, conseqüentemente, o estado nutricional.

O paciente disfágico merece grande atenção quanto à manutenção do EN, tendo em vista que a ingestão alimentar adequada se torna muito difícil.

Uma das medidas preventivas para se evitar a deterioração do EN é a adoção da prática periódica da avaliação nutricional.

Em uma abordagem completa da avaliação do EN, todos esses aspectos enumerados abaixo devem ser considerados: abordagem da ingestão alimentar, dados bioquímicos, exames clínicos pertinentes à história clínica, dados antropométricos e dados psicossociais.

Abordagem da Ingestão Alimentar

Para a abordagem da ingestão alimentar utiliza-se, primeiramente, o recordatório alimentar de 24 horas, por ser o método mais simples de se obter informações sobre a ingestão dietética do paciente. O indivíduo deve relatar todos os alimentos ingeridos nas últimas 24 horas. Sabe-se que este método tem suas limitações, mas, por meio dele é possível fazer uma análise qualitativa da alimentação. Com o intuito de complementar as informações obtidas na consulta inicial, mediante o recordatório alimentar, deve-se solicitar nos próximos retornos que o cuidador e/ou paciente anotem durante 3 dias consecutivos, ou durante dois dias da semana ou em um dia do fim de semana, tudo o que foi ingerido. Este método é conhecido como registro alimentar e envolve mais tempo, compreensão e motivação por parte do paciente e/ ou cuidador. A contribuição nutritiva de cada alimento é assim calculada: soma-se o total de nutrientes, dividindo-o pelo período usado, obtendo-se assim a média da ingestão alimentar diária. Estes cálculos são rotineiramente efetuados por sistemas computadorizados - Sistema de Apoio à Nutrição - CIS (Centro de Informática em Saúde) - Universidade Federal de São Paulo - Escola Paulista de Medicina.

Uma vez que a composição de nutrientes é determinada, utiliza-se como padrão de referência a comparação com as Necessidades Dietéticas Diárias Recomendadas (RDAs) (*Comittee...*, 1989). Embora as RDAs não sejam destinadas à aplicação em indivíduos enfermos, o nutricionista pode utilizá-las como meio comparativo para avaliar, de maneira geral, o aporte dietético do paciente, uma vez que não há estabelecimento das necessidades nutricionais para os vários estados patológicos.

Dados Antropométricos - Antropometria

Uma parte importante do exame físico, principalmente em crianças e adolescentes, é a medida e a avaliação do crescimento e desenvolvimento dos examinandos. Esta informação tem maior valor quando obtida a partir de um período de tempo determinado, mediante registros regulares, precisos e consistentes das medidas antropométricas e de desenvolvimento. As medidas desta natureza refletem o estado nutricional total de uma pessoa até o momento da vida em que está sendo analisado.

Peso e Altura

As medidas de peso e altura são as mais comumente utilizadas, mas, pelo fato de sua significância e importância não serem usualmente apreciadas, elas são com freqüência medidas de modo desatento.

A altura é um indicador de nutrição ou desnutrição crônica e deve ser medida com a máxima precisão possível. Crianças com menos de 36 cm devem ser medidas na posição deitada (comprimento do topo da cabeça ao calcanhar).

Em situações nas quais a altura é dificilmente medida, como em pessoas idosas com severas alterações esqueléticas ou crianças com deformidades (escoliose) ou distrofias musculares, a envergadura está sendo correlacionada com a altura e, algumas vezes, utilizada clinicamente para estimar a altura.

No entanto, o peso é uma medida sensível de desenvolvimento e pode ser uma pista precoce para indicar problemas de crescimento e inadequações nutricionais. Reflete o estado nutricional recente de crianças e adultos quando comparado com a altura. Nos adultos, medidas regulares de peso são particularmente importantes quando há uma doença crônica envolvida. Ao documentar uma perda de peso em relação ao peso anterior normal do indivíduo, verifica-se a incapacidade do mesmo em satisfazer suas necessidades nutricionais.

Métodos para Aferição Correta de Peso e Estatura

Peso	Altura
1. Utilizar balança de peso sempre que possível.	**1.** A pessoa deve estar descalça.
2. Calibrar a balança antes de iniciar a aferição.	**2.** Os pés devem permanecer juntos, com os calcanhares encostados na barra da escala de medida.
3. A pessoa deve ser pesada somente com as roupas íntimas e sem sapatos.	**3.** A pessoa deve permanecer em pé, reta, olhando para a frente sem fletir ou estender a cabeça.
	4. Uma barra horizontal deve ser abaixada, para ser apoiada sobre o topo da cabeça, fazendo a aferição.

Perímetro Cefálico

A medida do perímetro cefálico é de certo modo útil em crianças, especialmente naquelas com idade abaixo de 3 anos, pois reflete o crescimento do cérebro que costuma ser mais rápido nos primeiros anos de vida.

PREGAS CUTÂNEAS E CIRCUNFERÊNCIA DO BRAÇO - MEDIDAS COMPLEMENTARES

A espessura das pregas cutâneas pode auxiliar os profissionais nutricionistas na estimação da gordura corpórea e das reservas protéicas musculares do indivíduo. Geralmente são tomadas sobre o músculo tríceps ou bíceps, abaixo da escápula (subescapular) ou acima da crista ilíaca (supra-ilíaca). As pregas mais comumente utilizadas são as medidas do tríceps (prega cutânea triciptal - PCT) e subescapular, pois os mais completos padrões e métodos de avaliação foram desenvolvidos para estes locais.

A circunferência do braço (CB) pode ser definida como a medida a meia distância entre o processo acrômio da escápula e a extremidade do cotovelo. Quando a CB é combinada com a medida de PCT, uma melhor avaliação do estado nutricional protéico-calórico poderá ser efetuada.

Concluindo, a avaliação antropométrica do paciente disfágico adulto compreende a aferição das medidas de peso, altura, CB e PCT; enquanto que nas crianças menores de 24 meses é feita ainda a aferição do perímetro cefálico e da CB, e nas maiores de 12 meses é feita a da PCT.

INTERPRETANDO OS DADOS OBTIDOS

Interpretação de Peso e Altura: nas crianças, o peso e a estatura são registrados como um percentil, o qual reflete a porcentagem da população total de crianças do mesmo sexo, peso e estatura, bem como o crescimento da criança em cada faixa etária, criando-se uma "curva de crescimento" que poderá ser acompanhada periodicamente.

Crianças, cujas medidas estão entre o percentil 25 e 75, são provavelmente representativas de crescimento normal. Cruzar um percentil com o aumento da idade não é incomum, a menos que isto reflita uma tendência progressiva ascendente ou descendente. Muitas crianças cruzam os percentis durante os primeiros anos de vida; no entanto, algumas podem levar 2 anos para "encontrar seu canal de crescimento". O interessante é realizar várias medidas, em tempos diferentes, que reflitam uma linha de percentil marcada, e que aponte para a probabilidade da criança estar apresentando uma alteração na velocidade de crescimento, fisiologicamente normal, ou com uma causa médica ou nutricional relatada.

Os gráficos de crescimento freqüentemente utilizados são os *do National Center for Health Statistics* (NCHS), baseados em dados de crianças de todas as origens étnicas dos EUA. Estes gráficos são utilizados mundialmente e são preconizados pela Organização Mundial da Saúde (OMS) (gráficos 1 e 2).

***Gráfico 1**. Controle de peso e altura de meninas de 0 (zero) a 48 meses (Fonte: Marques et al., 1982).*

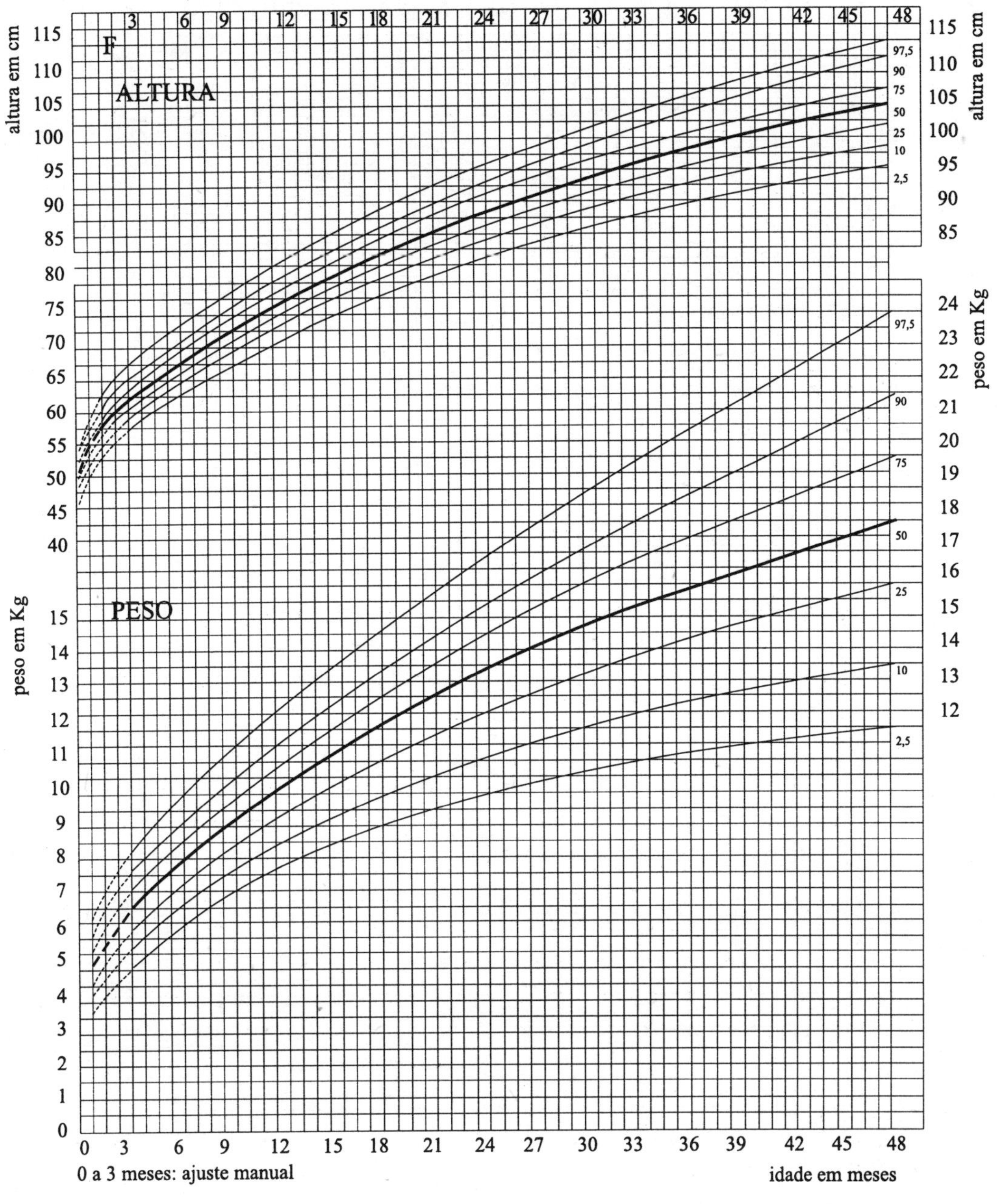

Gráfico 2. *Controle de peso e altura de meninos de 0 (zero) a 48 meses (Fonte: Marques et al., 1982).*

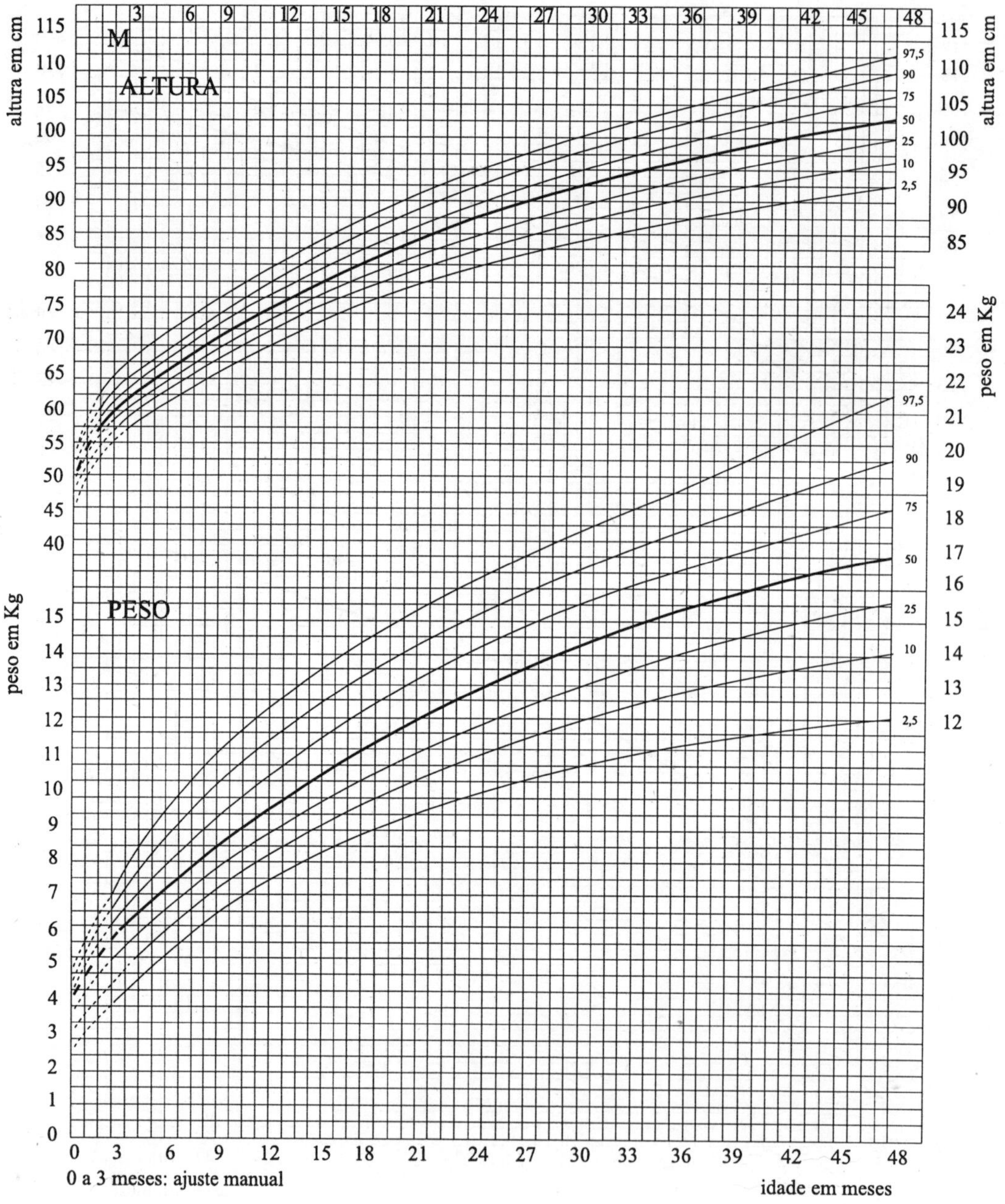

Para classificação do estado nutricional utiliza-se como padrão de referência a classificação proposta por Waterlow (1976).

Peso - Estatura	**Estatura - Idade**	
	> 95 %	≤ 95 %
> 90 %	Eutrófico	DN* pregressa
≤ 90 %	DN* atual	DN* crônica

* DN = Desnutrição

Para indivíduos adultos, as medidas de peso e altura são também úteis na determinação do estado nutricional. Para determinação do peso ideal para altura de um adulto, recomenda-se a comparação com os parâmetros citados pelo *Metropolitan Life Insurance* (1983). Além da simples comparação das medidas com as tabelas apropriadas, muitos pesquisadores têm relacionado peso/estatura, um com o outro, numa tentativa de desenvolver uma proporção que indique o peso apropriado para a estatura. O mais comum e bem aceito é o **Índice de Massa Corpórea** (IMC). Este índice foi criado para ter uma mínima correlação com a altura corpórea e uma alta correlação com a obesidade.

$$IMC = \frac{\text{Peso (Kg)}}{\text{Altura (cm)}}$$

Interpretação de uma Dieta Adequada: uma dieta adequada é composta por vários nutrientes necessários à manutenção do organismo, aos processos vitais, ao crescimento e desenvolvimento normais. Não há uma dieta ideal generalizada; ideal é a que compõe as necessidades nutricionais do indivíduo.

A deficiência nutricional é um fenômeno progressivo em pacientes disfágicos, e técnicas diferentes de avaliação detectam vários estados de adequação ou de deficiência nutricionais. Os métodos ideais são os que detectam deficiências nutricionais nos estágios iniciais de desenvolvimento, de modo que o aporte dietético possa ser melhorado por meio de suporte e aconselhamento nutricional, antes que apareçam lesões mais severas decorrentes dessas deficiências.

Quando o indivíduo, por algum motivo, não consegue ingerir as quantidades suficientes para manutenção do bom estado nutricional, lançamos mão de algumas alternativas, como, por exemplo, a utilização de dietas enriquecidas ou suplementos nutricionais.

As dietas enriquecidas mantêm a alimentação habitual do paciente, acrescida de alimentos altamente calóricos ou protéicos, tais como a adição de açúcares, amidos, farinhas e mucilagens; a inclusão de uma fruta como boa fonte de calorias e carboidratos adicionais e a utilização de sopas cremosas no lugar de sopas baseadas em caldo de carnes.

Os suplementos nutricionais são indicados quando, nem a alimentação habitual do paciente nem o enriquecimento da dieta conseguem suprir as necessidades nutricionais do indivíduo. A quantidade prescrita do suplemento é baseada na diferença calórica necessária para atingir as necessidades nutricionais.

O mercado atual oferece-nos uma gama de suplementos, com indicações pediátricas e para adultos, como: Pediátrico (Pediasure, Sustain) e adulto (Sustagen, Meritene, Sustain, Nutridrink, etc.).

Em muitos casos, pelas condições sócio-econômicas da família e/ou do próprio paciente, a indicação do suplemento torna-se inviável. Nestes casos, calculamos uma dieta com o valor calórico total (VCT) desejado, baseada nos alimentos disponíveis pela família. A melhora do EN dos pacientes que receberam como suplemento os produtos supra citados é bem mais rápida do que nos pacientes que não receberam os suplementos adequados.

Pacientes com Refluxo Gastroesofágico (RGE)

Quando o RGE é diagnosticado nos pacientes disfágicos ou é a principal causa da disfagia, o acompanhamento nutricional faz-se indispensável, porque pode prevenir situações que agravariam um EN limítrofe. Em segundo lugar, porque pode refletir a maneira como o paciente está adotando medidas corretas, e assim contribuindo positivamente para o tratamento. A seguir apresentaremos algumas orientações básicas para o tratamento dietético oferecidas aos pacientes e/ou cuidadores.

Objetivos	Alimentos Evitados	Sugestões
1. Prevenir a irritação da mucosa esofágica na fase aguda. **2.** Prevenir o RGE. **3.** Diminuir a capacidade irritante ou a acidez do suco gástrico.	. sucos cítricos (laranja, abacaxi, tomate, morango); . alimentos gordurosos; . chocolates, café e álcool; . evitar grandes volumes alimentares.	. dormir com a cabeceira elevada; . perda de peso, quando em excesso; . não dormir logo após as refeições.

Condutas Terapêuticas X Orientação Dietética

Assim que o terapeuta determinar o diagnóstico, tratamento e prognóstico do paciente disfágico, a atuação do nutricionista consistirá basicamente na orientação dietética baseada no tipo de disfagia encontrado, seguida do acompanhamento nutricional periódico. Por exemplo, diante do prognóstico do paciente adulto em fase de transição de alimentação enteral para via oral, qual a conduta dietoterápica a ser seguida? ***Após determinação do estado nutricional de eutrofia ou algum grau de desnutrição, iniciaremos a nova dieta, ou seja, o suporte nutricional será mantido por via enteral; à medida que o paciente for aumentando a ingestão por via oral, iremos diminuindo os volumes da enteral e melhorando a oferta de alimentos com melhor aceitação por parte do paciente, ou seja, a prescrição terapêutica de 200 ml de pastoso por via oral será convertida em refeições, como por exemplo no esquema abaixo:***

---

pela manhã → 50 ml de mingau (leite + mucilagem + açúcar)
almoço e jantar → 50 ml de sopa liquidificada (verdura + 2 legumes + carne + arroz ou macarrão)
à tarde → 50 ml de danone ou iogurte de fruta

Observação: o volume total da dieta enteral deve ser mantido nos 2 primeiros dias; após este período o volume deve ser diminuído na quantidade (volume) que o paciente aceitar por via oral.

Vias Alternativas de Alimentação

Quando a alimentação por via oral não é suficiente para suprir as necessidades orgânicas e nutricionais do indivíduo, ou quando a mesma é contra-indicada em vista de um severo grau de disfagia, com riscos de penetração ou aspiração pulmonar, o suporte nutricional por vias alternativas faz-se necessário.

O suporte nutricional clássico compreende a administração de nutrientes por via enteral ou parenteral. A escolha da via de nutrição irá depender dos objetivos do tratamento e das perspectivas de reabilitação do paciente disfágico. Por exemplo, um paciente com disfagia para sólidos pode ser beneficiado recebendo suplementação líquida por via oral. Entretanto, o paciente com disfagia moderada associada a algum tipo de depleção do estado nutricional, não se beneficiaria somente com o suplemento, necessitando, na maioria dos casos, de nutrição enteral por sonda nasogástrica (SNG) ou sonda nasoentérica (SNE), por um curto período de tempo.

Nas disfagias severas a indicação do suporte nutricional enteral mais prolongado é inevitável, podendo se optar pela localização mais adequada ao estado clínico do paciente: gastrostomia ou jejunostomia (orifício em nível gástrico) ou jejunostomia (orifício em nível intestinal). Em uma análise comparativa entre gastrostomia e jejunostomia, indica-se a gastrostomia pela possibilidade de descartar a intervenção cirúrgica (pode ser realizada por via endoscópica, permitindo a utilização de dietas hiperosmolares), enquanto que a jejunostomia necessita de procedimento laparoscópico e da utilização de dietas elementares.

A escolha do suporte nutricional parenteral (NP) deve ser realizada de modo cauteloso e criterioso, pois compreende a administração de nutrientes através de um acesso venoso, por meio de cateteres. As soluções são preparadas com produtos farmacológicos, e a administração correta exige a presença e o acompanhamento intensivo da Enfermagem.

Este tipo de nutrição é indicado quando há a impossibilidade de utilização do trato gastrointestinal, ou quando o objetivo refere-se à recuperação rápida do estado nutricional de pacientes hospitalizados. Graças aos recentes avanços tecnológicos e científicos, a prática da NP já pode ser realizada em domicílio, onde, atualmente, alguns grupos multidisciplinares já estão organizando e monitorando a NP com êxito.

Quando procuramos relacionar o benefício da NP em pacientes disfágicos, devemos considerar que não mais poderá haver utilização do trato gastrointestinal, e, portanto, os riscos de penetração ou aspiração de alimentos estarão diminuídos, ou em alguns casos, excluídos. No entanto, não podemos afirmar que as complicações respiratórias ocorridas freqüentemente nestes pacientes diminuiriam, pois em alguns casos, mesmo se excluindo a alimentação por via oral ou enteral, o paciente continua aspirando saliva ou até mesmo outras secreções.

Com base em tudo o que foi descrito neste capítulo, devemos frisar que o acompanhamento nutricional do paciente disfágico deve ser individualizado, procurando-se, dentro do possível, adequar a oferta de nutrientes às condições clínicas, junto com a evolução terapêutica do paciente. A indicação de uma ou outra via de nutrição dependerá, basicamente, dos objetivos, perspectivas e resultados do tratamento.

Referências Bibliográficas

COMITTEE ON DIETARY ALOWANCES, FOOD AND NUTRITION BOARD- *Recommended dietary alowances.* Subcommittee on the 10º edition of the RDAs. Washington DC, Food and Nutrition Board, Comission of the Life Sciences, National National, Research Council, National Academy Press, 1989.

MARQUES, R. M., MARCONDES, E., BERQUÓ, E., PRANDI, R., YUNES, J.- *Crescimento e desenvolvimento pubertário em crianças e adolescentes brasileiros; altura e peso.* São Paulo, Brasileira da Ciência, 1982.

METROPOLITAN LIFE INSURANCE COMPANY- Metropolitan height and weight tables. *Statistic Bulls, 64,* 2-9, 1983.

WATERLOW, J.C.- Classification and definition of protein; caloric malnutrition. *In:* BEATON, J.H. & BENGOA, J.M. (ed)- *Nutrition in preventive medicine.* Genebra, Suíça, WHO, 1976. p. 530-55. (Anexo 2, Monograph Series 62)

Capítulo 9

Refluxo Gastroesofágico

Ricardo Katsuya Toma

Denomina-se refluxo gastroesofágico (RGE) ao retorno passivo do conteúdo gástrico para o esôfago. O refluxo do conteúdo gástrico é uma ocorrência fisiológica com maior freqüência no lactente, decrescendo com o progredir da idade pela presença de um eficiente sistema de prevenção do RGE conhecido como barreira anti-refluxo. Embora os lactentes tenham algum grau de refluxo gastroesofágico, a gravidade dos sintomas varia largamente, desde eructação ocasional até vômitos persistentes. Na maioria das vezes, o RGE pode ser considerado como fisiológico, devendo ser diferenciado do patológico que, por sua vez, evidencia uma série de sinais, sintomas e complicações.

Fisiologia

Acreditou-se, durante vários anos, que o esfíncter esofágico inferior (EEI) era o único componente da barreira anti-refluxo; atualmente porém, sabe-se que ela é representada por vários elementos existentes na transição entre o esôfago e o estômago e que podem ser reunidos em dois grupos: fatores anatômicos e fatores funcionais (Richard et al., 1990).

Fatores Anatômicos

O EEI, o pilar diafragmático, o ligamento frenoesofágico, o ângulo de Hiss e a disposição em roseta das pregas da mucosa do fundo do estômago são as estruturas anatômicas que podem ser definidas, no momento, como tendo participação na barreira anti-refluxo.

EEI: é composto de uma camada longitudinal externa e de uma camada interna de músculo liso circular, especialmente disposta para criar uma zona de alta pressão na parte distal do órgão e, em repouso, estão tonicamente contraídas.

Pilar Diafragmático: mais especificamente as fibras do pilar direito do diafragma que enlaçam o esôfago e diminuem a sua luz (Altshuler, Boyle, Nixon, 1985). A parte crural do diafragma desenvolve-se no mesentério esofágico em oposição à parte costal, que se origina na membrana pleuroperitoneal. Portanto, não constitui surpresa que o pilar diafragmático tenha uma função relacionada com o esôfago em vez de com a respiração (Delatthre, Palot, Ducasse, 1985). Inúmeros estudos sugerem que o diafragma crural e, portanto, o pilar diafragmático, contrai-se em uma fração de segundo antes do diafragma costal (Eastompa, Fitting, Grassino, 1987). Essa contração tem importância fisiológica, particularmente atuante nas situações de aumento súbito da pressão intra-abdominal (tosse, inspiração profunda e flexão do tórax).

Ligamento Frenoesofágico (Bombeck, Dillard, Nyhus, 1966): é uma condensação do tecido areolar frouxo e da faixa subperitoneal originária da superfície inferior do diafragma, e que forma uma bainha em torno do esôfago que ancora e fixa a extremidade mais distal do esôfago no diafragma, impedindo a ascensão do estômago para o tórax e, ao tracionar o EEI, antagoniza sua força de contração tônica.

Ângulo de Hiss: projeção intraluminar da mucosa no nível da transição esofagogástrica. Esta prega que o esôfago faz ao penetrar no estômago atua mecanicamente, comportando-se como uma barreira ao RGE.

Disposição em Roseta das Pregas da Mucosa do Fundo do Estômago: estas pregas, ricas em fibras elásticas, ao se contraírem provocam fechamento do cárdia.

Fatores Funcionais

O fator funcional principal é representado pelo EEI, situado na porção distal do órgão, cuja ação é exercida pelas fibras musculares da camada circular. A caracterização anatômica desse esfíncter ainda não está definida, embora, do ponto de vista funcional, já esteja bem demonstrada. O tônus intrínseco do EEI continua sendo o elemento mais importante para a proteção contra a acidificação do esôfago distal.

Esta zona, tonicamente contraída, é independente de neurotransmissores na manutenção do tônus em repouso no estado basal; entretanto, o impulso neural é importante na produção de neurotransmissores inibidores, responsáveis pelo relaxamento do esfíncter inferior, provavelmente peptídeos vasoativos intestinais (Bianeani, Walsh, Behar, 1984) e óxido nítrico. O peristaltismo e a salivação são outros fatores funcionais importantes para a manutenção da integridade esofágica. A associação dos fatores anatômicos e funcionais protege o esôfago distal da acidificação excessiva.

Fisiopatologia

O EEI tonicamente contraído, durante muito tempo, foi admitido como sendo anormal nas pessoas com RGE, sendo considerado o principal mecanismo responsável pela produção do RGE. Estudos manométricos iniciais minimizaram a importância da redução da pressão do EEI como único fator na produção do refluxo, uma vez que o tônus desse esfíncter se correlaciona mal com a presença ou não de RGE. A pressão basal normal tem sido observada em pacientes com RGE, sugerindo a participação de outros fatores na patogenia do RGE.

O relaxamento transitório do EEI tem sido apontado recentemente como um mecanismo adicional aos episódios normais e anormais de RGE (Guy et al., 1996). Os RTEEIs (Relaxamentos Transitórios do EEI) são relaxamentos inadequados de uma PEEI (Pressão do EEI) normal e independem da deglutição normal (Janssens & Séfre, 1995).

As diminuições do tônus dos pilares diafragmáticos que acompanham os RTEEIs comprometem ainda mais a barreira anti-refluxo. Este relaxamento inadequado pode estar relacionado com o funcionamento anormal do SNC ou com reflexos entéricos evolutivamente exagerados (proximal ou distal). Um exemplo de reflexo entérico proximal anormal é o início de uma deglutição que não prossegue no corpo do esôfago, porém resulta em relaxamento do esfíncter inferior (Arara & Tovar, 1989). Os reflexos entéricos distais seriam decorrentes de distensão gástrica, estimulando mecanorreceptores da parede do estômago com peristaltismo retrógrado e relaxamento do EEI (Boix Ochoa, 1986).

Em indivíduos normais, somente 35% dos RTEEIs são acompanhados de refluxo. Porém, em pacientes com doença do RGE, esta proporção é de aproximadamente 65%.

A velocidade de esvaziamento gástrico diminuída é um fator etiopatogênico também descrito e que poderia explicar as diferenças entre os pacientes com RGEs fisiológicos e patológicos, uma vez que o volume do conteúdo gástrico foi utilizado como indicador de resistência do EEI; porém, este não é um achado universal em pacientes com RGE. Assim, o retardo do esvaziamento gástrico levaria à distensão do estômago e aumento do número de RTEEIs, favorecendo desta maneira o refluxo dos conteúdos gástricos.

APRESENTAÇÃO CLÍNICA

O RGE pode levar a uma série de sinais e sintomas clínicos associados ao TGI (Trato Gastrointestinal) e a entidades mórbidas fora deste aparelho. Portanto, é importante obter uma história cuidadosa e um exame físico minucioso para formar o diagnóstico e observar a presença de patologias associadas ao RGE. De um lado estes pacientes podem ser totalmente assintomáticos ou ter sintomas mínimos, enquanto de outro podem apresentar esofagite grave com estenose, sangramento, alterações pré-malignas, grande deficiência nutricional ou problemas respiratórios graves.

Para fins práticos, o RGE pode ser classificado em 4 subtipos:

1. RGE fisiológico: refluxo em recém-nascido (RN) e bebês, geralmente com 3 meses de vida, causado pela imaturidade do complexo EEI.
2. RGE não complicado: sem seqüela patológica.
3. RGE complicado: refluxo no grupo de pacientes que desenvolvem complicações relacionadas com o RGE (aspiração pulmonar, esofagite, atraso de crescimento, hemorragia, etc.).
4. RGE secundário: observado em crianças com deficiência neurológica central (Halpern, Folley, Johnson, 1991) ou psicomotora, com grandes hérnias hiatais (Darling, Fisher, Gellis, 1974), ou naquelas submetidas à correção de atresia de esôfago. O RGE secundário pode ser complicado ou não (Cyr, Ferrara, Thompson, 1989).

VÔMITO

É o sintoma principal e mais freqüente, ocorrendo em até 90% dos casos, podendo variar de uma simples regurgitação até vômito em jato ou vômito alimentar. A regurgitação pós-prandial sem esforço é a manifestação mais típica do RGE durante a primeira infância, embora apenas um pequeno percentual dos episódios de refluxo resulte em êmese visível (Trimble et al., 1995). Estudos cintilográficos ou monitorização com pH intra-esofágico observam que menos de 20% do material refluído para o esôfago inferior são regurgitados nos bebês com RGE. O vômito é uma manifestação clínica comum do RGE nas crianças mais idosas e em adultos que, com freqüência, apresentam esofagite e dor. Em muitos pacientes não há uma história clínica nítida compatível com o RGE, o que dificulta muito o diagnóstico.

Pirose

É um sintoma bastante comum nos pacientes com refluxo, e é tipicamente reconhecido pelo paciente como sensação de queimação retroesternal. Na população adulta é o sintoma mais freqüente e específico. Deve ser diferenciado da azia (queimação em nível de epigástrio) que, embora possa surgir na doença do RGE, é mais comum em patologias do estômago (Jameson & Durandau, 1988).

Precordialgia

A dor torácica recebeu, recentemente, grande atenção como sintoma de RGE. Berezin et al. (1993) apontaram a relação entre a precordialgia e a doença esofágica de refluxo, observando a presença de 63% de esofagite em 27 crianças com precordialgia. Estudos subseqüentes em crianças com asma ou prolapso de válvula mitral e precordialgia sugerem que 75% delas têm esofagite. A precordialgia desaparece em 90% dos pacientes depois do tratamento e cicatrização da inflamação esofágica (Katz & Castell, 1985).

Disfagia

A irritação crônica do esôfago pelo refluxo ácido determina diminuição da luz do esôfago pelo edema da parede, podendo evoluir com fibrose e estenose. Esta diminuição do calibre esofágico pode, ou não, levar a uma sensação dolorosa. A sensação da passagem lenta ou bloqueada do alimento da boca para o estômago é uma queixa comum nos pacientes com RGE. A patogenia da disfagia é multifatorial, e é provável que as manifestações clínicas dependam, em grande parte, dos mecanismos fisiopatológicos envolvidos, os quais serão discutidos em outros capítulos deste livro.

Sialorréia

A hipersalivação é produzida pelo refluxo de ácido no esôfago distal que causa uma salivação reflexa. A sialorréia pode ser encarada como fator de proteção, uma vez que provoca deglutição, peristalse e aumenta a limpeza do ácido. É pouco provável que seja esta a única manifestação do refluxo; todavia, o médico deve reconhecer esse sintoma como manifestação do RGE (Helm, Dodds, Hogan, 1987). Em crianças com paralisia cerebral, a piora dos sintomas disfágicos, acompanhados de hipersalivação e intolerância alimentar, deve levar o médico e o terapeuta a suspeitar de Doença do Refluxo Gastroesofágico (DRGE), mesmo na ausência de vômitos ou regurgitações.

Rouquidão

É outro sintoma incomum. Constata-se que em muitos pacientes a rouquidão é o resultado direto do refluxo ácido para a hipofaringe (Katz, 1990; Cote & Miller, 1995). Evidentemente, a rouquidão pode ser o resultado de muitos distúrbios, e é preciso pensar neles antes de afirmar que ela seja atribuída ao refluxo (Mc Nally, Maydonovitch, Prosek, 1989).

Soluços

As doenças esofagianas foram aparentemente associadas aos soluços (Katz, 1990). Alguns descrevem o RGE como causa e outros como conseqüência dos soluços (Shay, Myers, Johnson, 1984; Gluck & Pope, 1986). A correção cirúrgica do RGE pode não corrigir o soluço, o que implica na inexistência de correlação direta de causa e efeito entre ambos.

Sintomas e Manifestações Pulmonares

(Quill, 1995; Simpson, 1995; Chakraharti et al., 1995).

A relação entre RGE e sintomas respiratórios é muitas vezes difícil de determinar. Embora tenha sido demonstrada a presença de RGE em alguns pacientes com sintomas respiratórios recidivantes, a resolução do RGE não leva necessariamente à resolução da doença das vias respiratórias. Embora relatos de casos tenham tentado demonstrar a presença de RGE nestes distúrbios, muitas vezes não é esclarecido se o refluxo é um agente causal ou secundário ao esforço respiratório ou à tosse.

Sintomas Associados

Síndrome de Sandifer. Em muitas crianças com sintomas de refluxo, comportamento e posturas anormais, têm sido observados, como inclinação da cabeça para um lado e contorções bizarras do tronco (Mandel & Tirosh, 1989). O RGE é ocasionalmente associado a uma variedade de queixas na região da cabeça e pescoço, tais como otalgia recidivante e erosões dentárias; 83% dos pacientes com erosão dentária têm RGE na monitoração contínua do pH esofágico e quase 40% dos pacientes com DRGE estudados por Schroeder et al. (1995) têm erosão dentária.

Nos pacientes pediátricos o quadro clínico pode ainda ser mais polimorfo, principalmente nos de baixa idade, que poderão manifestar a doença por meio de irritabilidade, em virtude de pirose, e outras apenas por choro constante ou recusa alimentar. O médico deve ter sempre em mente o diagnóstico de RGE, principalmente nos pacientes com acometimento em nível cognitivo, que não podem manifestar queixa de pirose e disfagia. Nas crianças com paralisia cerebral, a piora clínica da disfagia, anteriorização do reflexo do vômito, aumento de secreção oral, irritabilidade e perda súbita de peso devem levar à suspeita de RGE. Deve ser feita neste caso uma distinção entre a piora da disfagia e o RGE. Em alguns casos a diferenciação é difícil, e a disfagia e o RGE devem ser pesquisados e tratados conjuntamente.

Complicações

Esofagite de Refluxo

O desenvolvimento da lesão esofágica depende de vários fatores. Os componentes refluídos conseguem permear a mucosa e causar lesão. Os íons H^+, pepsina, sais biliares e enzimas pancreáticas podem atuar isolada ou conjuntamente.

A barreira da mucosa esofágica equilibra os efeitos desses agentes lesivos. Essa barreira é um complexo de componentes anatômicos e funcionais que atuam para manter a integridade da mucosa. Os principais componentes da barreira são: fatores mecânicos que impedem o refluxo; fatores intraluminais que limpam e neutralizam o refluído; componentes funcionais da arquitetura da mucosa que retardam a penetração do conteúdo do refluído e os mecanismos de defesa celular que mantêm a homeostasia das células.

Além disso, dois outros fatores são importantes para o clareamento do material refluído:

1. Peristaltismo: o contato do material ácido refluído desencadeia onda peristáltica secundária que, percorrendo o esôfago, clareia o material refluído.
2. Salivação: com seu pH alcalino neutraliza o conteúdo do material refluído e também aumenta o número de deglutições.

Quando há uma quebra deste equilíbrio, o material ácido refluído do estômago causa lesão na mucosa esofágica, inicialmente nas camadas mais profundas, caracterizada por hiperplasia basal. Com a persistência deste estímulo, ocorre perda completa do epitélio escamoso, levando à ulceração, inflamação crônica e fibrose subepitelial.

ESTENOSE PÉPTICA

É a mais grave complicação do RGE. Mais comum no esôfago distal, geralmente com 1 a 2 cm de comprimento, manifesta-se por disfagia para sólidos e odinofagia. Dos pacientes que procuram serviço médico por causa de sintomas de refluxo gastroesofágico importante, 10% têm estenose de esôfago. Porém, pode haver formação de estenose em indivíduos anteriormente assintomáticos, e até 1/4 dos pacientes que desenvolvem estenose no esôfago não têm qualquer sintoma prévio de pirose ou regurgitação.

ÚLCERA ESOFÁGICA

A ulceração esofágica é uma manifestação que pode ocorrer em pequeno percentual de doentes com RGE. Quando múltiplas, são geralmente lineares, afetando principalmente o esôfago distal. As úlceras solitárias parecem ser mais comuns na vigência do epitélio de Barret. Estas úlceras sangram com freqüência e a perfuração é uma complicação rara.

ESÔFAGO DE BARRET

Consiste na presença de alterações metaplásicas na mucosa do esôfago em resposta ao RGE crônico. Nessa patologia o epitélio escamoso específico do esôfago é substituído por epitélio colunar e é um achado encontrado em 4,5 a 13% das crianças submetidas à biópsia do esôfago por causa de sintomas de esofagite (Cheu, Grosfeld, Heitetz, 1992). São mais comuns em pacientes idosos com história de consumo de álcool e tabagismo e nas crianças com deficiências neurológicas, talvez porque fiquem muito tempo em decúbito dorsal e pela intensidade de seus episódios de refluxo (Sagar et al., 1995).

Em alguns relatos, as estenoses de esôfago foram associadas ao esôfago de Barret. Essas estenoses diferem dos estreitamentos pépticos distais convencionais por sua localização mais proximal e por aparecerem freqüentemente com ulcerações ativas na margem proximal (junção escamocolunar). O esôfago de Barret é considerado como precursor do adenocarcinoma esofágico.

PÓLIPO INTRA-ESOFÁGICO

É resultado do RGE e da esofagite secundária. A associação entre pólipos esofagianos com hérnia hiatal e o seu desaparecimento com a cirurgia anti-refluxo sustentam ainda mais esta relação. O quadro clínico não difere daquele dos pacientes com esofagite não complicada.

Hemorragia

O processo inflamatório e as erosões da mucosa e ulcerações podem se complicar com sangramento. O sangramento é mais comum na vigência de esôfago de Barret, do uso de drogas antiinflamatórias não esteróides e de antiagregante plaquetário e nos pacientes com alterações neurológicas.

Avaliação do RGE

Há numerosos testes diagnósticos para estudar o paciente com suspeita de refluxo ou sintomas com os quais ele pode ter relação. Como o RGE refere-se a um complexo sintomático sem uma etiologia específica, qualquer processo intestinal ou extra-intestinal que interrompa a motilidade gastrointestinal poderá levar ao refluxo. Muitos destes testes diagnósticos para avaliar o RGE poderão meramente quantificar sua presença, não dando qualquer informação sobre a etiologia do distúrbio. Alguns avaliam a presença do refluxo, outros a patologia e alguns apenas as seqüelas do RGE.

Estudo Radiológico

Apesar dos progressos tecnológicos de outras modalidades diagnósticas, o exame rediológico ainda é importante por ser de fácil execução, de baixo custo e pouco invasivo, desde que realizado com todos os cuidados técnicos (McCauley & Darling, 1978). É útil para excluir outras doenças que possam simular RGE, mas também por constituir um método útil de avaliação da motilidade do esôfago, por demonstrar refluxo, mostrar alterações morfológicas da esofagite de refluxo e detectar complicações, tais como, estenoses e ulcerações. É também um método confiável para se avaliar a motilidade orofaríngea.

Cintilografia

Nos últimos 15 anos houve crescente interesse na utilização dos métodos radioisotópicos para avaliação das funções esofagianas, que incluem também a demonstração do refluxo do conteúdo gástrico para o esôfago. A ingestão de fórmula marcada pelo radionucleotídeo permite a execução de um exame de medicina nuclear conhecido como cintilografia gastroesofágica. Após a ingestão da fórmula (em geral enxofre ou estanho coloidal com Tc99), o paciente é colocado sob gama-câmara durante 30 a 90 minutos, e após 4 horas é feito um rastreamento pulmonar para documentar a aspiração (McVeagh & Howman, 1987). O teste tem a vantagem de não ser invasivo e de ser pobre em radiação. Tem a desvantagem de ser executado em um período de tempo relativamente curto em um campo não fisiológico; apresenta ainda uma outra desvantagem, a de seu equipamento ser de alto custo. Na população adulta apresenta baixa sensibilidade e especificidade para refluxo gastroesofágico, não sendo praticamente utilizado para este diagnóstico.

A cintilografia gastroesofágica permite ainda detecção da rapidez do esvaziamento gástrico, o que poderá ser útil na avaliação de crianças que têm RGE. Isto é particularmente importante nas crianças submetidas à fundoplicatura cirúrgica por indicar se elas precisam ou não de um procedimento para facilitar o esvaziamento gástrico simultaneamente à fundoplicação (Hillemeien, McCallum, Biancani, 1985).

Manometria Esofágica

Constitui o melhor método diagnóstico para o estudo das alterações motoras do esôfago. Permite medir as pressões intraluminares do esfíncter esofágico superior, do corpo esofagiano e do EEI.

Inicialmente, houve esperança de que as mudanças no perfil da pressão nas vias gastrintestinais superiores e as alterações do tônus do EEI pudessem ter grande valor na avaliação do RGE. Apesar de os relatos iniciais surgerirem que muitos lactentes com RGE têm decréscimo da pressão do EEI, estudos posteriores sugeriram que, na maioria dos lactentes com RGE, a pressão basal ou tônica do esfíncter está dentro da faixa do normal. Somente nos casos muito graves de RGE, particularmente naqueles em que há necessidade de correção cirúrgica, foi constatado que existia uma associação entre pressão basal muito baixa em nível do EEI (<6mmHg) e RGE, ou entre dismotilidade esofágica grave e RGE.

Estudos em adultos têm evidenciado que o relaxamento transitório do EEI poderá ser o agente etiológico primário da maioria dos RGEs e que provavelmente fatos semelhantes possam ocorrer na infância.

PHmetria

O monitoramento do pH do esôfago com uma sonda durante 24 horas é considerado o teste diagnóstico de escolha na avaliação do RGE (Ghiltehert et al., 1995). Deve-se deixar a sonda de pH no esôfago distal; a posição correta da sua ponta pode ser obtida com uma radiografia do tórax, e a localização do EEI pode ser alcançada por meio do dispositivo que acompanha o aparelho de pHmetria ou pela manometria. É importante correlacionar os dados com os fatos clínicos que ocorram durante o estudo, tais como alimentação, sufocação, choro, vômito, tosse e posição (Vandenplas & Goyvaerts, 1991). Todas as mudanças de posições são anotadas em um diário à beira do leito, já que podem afetar a ocorrência de refluxo durante a avaliação diagnóstica com a sonda de pH. O registro deve ser feito também durante os períodos de sono.

O dilema mais difícil de diagnóstico relacionado com o refluxo consiste na presença de sintomas pulmonares sugestivos de refluxo, porém sem sintomas óbvios de regurgitação. A monitoração prolongada do pH esofágico proporciona o diagnóstico do RGE oculto nos pacientes com sensação de bolo na garganta, pneumonias de repetição, disfagia ou tosse inexplicada. Não só detecta refluxo oculto, como também permite a investigação da relação entre os sintomas e os episódios de refluxo.

Endoscopia e Biópsia Esofágica

A endoscopia é útil no diagnóstico e na avaliação de esofagite, sendo o melhor exame para identificar alterações na mucosa secundária ao RGE, tais como esofagites, úlceras e estenoses, como também anomalias anatômicas associadas. A biópsia da mucosa é necessária na avaliação do grau da esofagite, já que a gradação, de leve a grave, depende dos achados endoscópicos e histológicos.

Tratamento

Para indicar um tratamento, quer seja ele clínico quer seja cirúrgico, é preciso determinar se os sintomas são suficientemente importantes para autorizar qualquer tipo de terapêutica. Os lactentes portadores de RGE apresentam, com freqüência, melhora espontânea no primeiro ano de vida sem qualquer tratamento específico. Por outro lado, pacientes com vômito persistente e repetido podem desenvolver complicações já descritas devendo ser indicado um tratamento precoce. O tratamento do RGE pode ser dividido em 3 fases:

1. Tratamento conservador.
2. Tratamento farmacológico.
3. Tratamento cirúrgico.

Tratamento Conservador

Faz parte desta fase do tratamento a orientação dos pais sobre a postura, técnicas de eructação, dieta fracionada em volume menor e mais freqüente, alterações da consistência do alimento (Bailey & Andres, 1987) e sobre como evitar alimentos (por exemplo chocolate e cafeína) e medicações (antipolinérgicos) que diminuam a pressão do EEI. Estudos com pHmetria mostraram que a posição ereta e o decúbito ventral elevado (30º a 45º) reduzem a duração do refluxo ácido quando mantidos durante todo o dia. Esta técnica posiciona a junção esofagogástrica dentro da bolha de ar gástrica, em vez de abaixo do nível hidroaéreo no estômago. Desta maneira, a gravidade aumenta a resistência ao refluxo e também facilita o clareamento esofágico.

O posicionamento do lactente em cadeira conhecida como "bebê conforto" não tem se mostrado efetivo em reduzir o RGE. Uma comparação prospectiva e controlada entre o "bebê-conforto" e decúbito elevado (posição prona com a cabeça elevada) mostrou que o decúbito elevado resulta em episódios menores e mais breves de RGE.

Muitos pacientes podem ser tratados efetivamente com a dieta fracionada. Esta técnica reduz a quantidade de alimento no estômago disponível para um episódio de RGE. O uso de sondas enterais com gotejamento contínuo tem tido sucesso em alguns casos específicos.

Tradicionalmente, as mães de criança com RGE sintomático são orientadas para engrossar a dieta a fim de reduzir os sintomas. Estudos com monitorização pH esofágico mostraram que este procedimento não tem eficácia, a menos que o lactente seja colocado em decúbito elevado. Entretanto, apesar de não diminuir o tempo de refluxo, a dieta engrossada melhora o número de episódios de vômito, o tempo de choro e o tempo em que o bebê se mantém acordado.

Terapêutica Medicamentosa

O uso de antiácido, ou de antagonistas do H_2, certamente poderá reduzir a quantidade de ácido gástrico e exercer um efeito sobre a esofagite péptica. Infelizmente (lamentavelmente) muitos pacientes continuam a ser sintomáticos durante a terapêutica ou recidivam quando o tratamento é descontinuado.

1. Metoclopramida: aumenta a pressão do EEI e a velocidade de esvaziamento gástrico. Porém, os efeitos colaterais ocorrem em 11% a 34% dos pacientes. Sonolência é o efeito colateral mais comum, mas reações extrapiramidais podem ocorrer, e com maior freqüência na infância. Embora possamos encontrar relatos da eficácia da metodopramida no tratamento do RGE (na idade pediátrica), outros estudos demonstram que ela é ineficaz e/ou comprovam a necessidade do uso de altas doses para se obter resultados terapêuticos.
2. Bethanechol: um agonista muscarínico, tem mostrado um grande aumento da pressão do EEI em mais de 90% dos pacientes em que foi utilizado, mas muitos estudos falharam na tentativa de demonstrar sua efetividade em reduzir o RGE, à monitorização de pH esofágico. Os resultados também são bastante controvertidos.
3. Domperidona: um agente similar à metoclopramida, porém com menos efeitos colaterais no SNC. Relatos sugerem que ela pode melhorar sintomas do RGE (Barone & Jessen, 1994).
4. Cisaprida: recentemente desenvolvida, é o mais promissor dos agentes farmacológicos no arsenal terapêutico para tratar o RGE. Este agente procinético aumenta a pressão do EEI, e a velocidade do esvaziamento gástrico; a maioria dos efeitos colaterais observados com a cisaprida acha-se relacionado com o aparelho gastrointestinal. A ação primeira deste mecanismo, como aceito

normalmente, está no favorecimento da liberação de neurotransmissores (Ach) no plexo mioentérico intestinal, que parecem estimular a contração dos músculos lisos em todo o trato intestinal (Cucchiara, Staiano, Cappozzi, 1987; Hoffman & Ross, 1993).

5. Omeprazol (bloqueadores de bomba de prótons): reduz a secreção ácida gástrica por meio de mecanismo de ação altamente seletivo. Produz inibição específica; a dose depende da bomba de prótons nas células parietais. Esta ação farmacológica inibe a etapa final da formação de ácido no estômago, proporcionando assim uma inibição efetiva, tanto da secreção ácida basal quanto da estimulada, independentemente do estímulo. O Omeprazol tem sido utilizado em alguns casos de esofagite refratária à terapia com bloqueador H_2.

Terapêutica Cirúrgica

Na última década, os procedimentos de alívio do RGE tornaram-se muito comuns em grandes centros de cirurgia pediátrica. Isto pode refletir uma maior conscientização clínica para o problema e o aumento de encaminhamentos, em vez de um incremento real na prevalência da doença. A melhora na assistência e na longevidade dos pacientes pediátricos com deficiência neurológica pode responder em grande parte pelo aumento da cirurgia anti-refluxo, já que este grupo de pacientes representa uma população com RGE clinicamente refratário. A cirurgia é indicada para pacientes com sintomas de refluxo intratáveis ou que apresentam risco de vida ou para aqueles cujo tratamento clínico falhou (Folley, 1992).

A operação mais comum é a fundoplicatura, ou o envolvimento do esôfago distal pelo fundo gástrico. O objetivo da intervenção cirúrgica é restabelecer a barreira anti-refluxo por meios anatômicos, de tal forma que as relações anatômicas existentes sejam manipuladas ou alteradas para reforçar a função deficiente. Segmento a longo prazo tem demonstrado eficiência que varia de 60% a mais de 90%.

Com uma significante incidência de complicações, a indicação da cirurgia deve ser criteriosa e os pacientes devem ser acompanhados atentamente (Morris, 1989). A incidência de reoperação em casos de obstrução do intestino delgado secundário a bridas varia de 5% a 10%, enquanto que, em outras causas de laparotomia, a incidência é de 1%. Esta complicação pode ser particularmente desastrosa em pacientes incapazes de vomitar. Entre os pacientes com obstrução secundária de adesão intestinal após fundoplicatura, menos de 30% apresentam vômitos.

Gastrostomia e RGE

O acesso enteral para nutrição é indicado a pacientes que não conseguem manter a ingestão oral adequada para suprir suas necessidades energéticas. Na população pediátrica, o suporte nutricional adequado é crítico, já que todos estão em crescimento e desenvolvimento, e a formação do SNC se completa em torno do 2º ano de vida, dependendo do suporte de proteínas, lipídios, carboidratos e micronutrientes adequados.

Quando é indicado acesso enteral prolongado, para a nutrição em pacientes que necessitam de terapia fonoaudiológica, a sonda nasoenteral (SNE) deve ser prescrita.

Uma nova inserção da sonda, por causa da saída ou oclusão da mesma, é freqüente, sobretudo na população pediátrica, o que traz desconforto à criança. Ela desenvolve reflexo de luta ao contato com sua face devido à associação com a inserção e presença da SNE, podendo inibir os reflexos de sucção e de deglutição. Na fase de adaptação nota-se maior produção de saliva, o que pode ser uma agravante, sobretudo nos pacientes disfágicos e com aspiração pulmonar.

Quando as crianças se adaptam e se habituam com o estímulo sensório da presença do tubo, ocorre redução na ativação do reflexo protetor do vômito. O tubo na nasofaringe impede o adequado fechamento velofaríngeo, reduzindo a geração de pressão intra-oral eficiente para a sucção e deglutição. Morris (1989) refere a dificuldade do terapeuta em trabalhar com a estimulação oral simultânea, com a sucção não-nutritiva e desenvolvimentos das habilidades para alimentação oral enquanto a SNE é usada.

O uso da SNE traz implicações psicossociais. A presença do tubo traz à mente a lembrança freqüente da doença, além de estar exteriorizando que alguma coisa séria está errada com a criança e não ser esteticamente agradável.

Gastrostomia é o procedimento de escolha para adultos e crianças que necessitam de suporte nutricional enteral por mais de 6 semanas, sobretudo naqueles com indicação para terapia fonoaudiológica de disfagia.

A gastrostomia, sobretudo inserida por via endoscópica (PEG – Gastrostomia Endoscópica Percutânea), não acarreta maiores complicações, podendo a alimentação ser iniciada nas primeiras 12 horas após a inserção.

As complicações da gastrostomia endoscópica percutânea mais freqüentes são: infecção da ostomia, refluxo gastroesofágico, deslocamento do tubo e ruptura do trato gastrocutâneo.

Tem sido relatado que 12% a 50% dos pacientes submetidos à gastrostomia cirúrgica ou endoscópica desenvolvem RGE significativo (Berezin, Schwartz, Halata, 1986; Gauderer, 1991), já na população adulta ele é pouco significativo.

As teorias que tentam explicar o RGE nos pacientes gastrostomizados são:

. alteração do ângulo de HISS e diminuição da pressão do EEI;
. inabilidades do paciente para tolerar volume gástrico aumentado;
. geração de pressões abdominais altas nos pacientes com hipertonia conseqüente a patologias neurológicas;
. intolerância alimentar.

Weatley, Wesley, Tkach (1991) não recomendam a realização do procedimento cirúrgico anti-refluxo no tempo da gastrostomia, que é indicado somente nos casos de falha clínica, ganho inadequado de peso/crescimento e pneumonia aspirativa.

Os princípios do tratamento do RGE no paciente gastrostomizado são:

. adequação de volumes à capacidade e esvaziamento gástrico;
. tempo de infusão da dieta maior que trinta minutos, alimentação com decúbito elevado;
. suspenção ou substituição de drogas com efeito anticolinérgico acentuado;
. tratamento da constipação intestinal;
. suspeição de intolerância alimentar.
. tratamento medicamentoso: cisaprida isolada ou associada aos bloqueadores dos receptores H_2 ou aos bloqueadores de bomba protônica.

Referências Bibliográficas

ALTSHULER, S.M.; BOYLE, J.J.; NIXON, E.T.- Dissociation of costal and crural contractile effects on the gastroesophageal high pressure zone. *Gastroenterology*, *88*:1305, 1985.

ARARA, J. & TOVAR, J.A.- Motor efficiency of the refluxing esophagus in barrel conditions and after acid challenge. *J. Pediatr. Surg.*, *24*:1049-54, 1989.

BAILEY, D.J. & ANDRES, I.M.- Lack of efficacy of thickened feeding as treatment for gastroesophageal reflux. *J. Pediatr.*, *110*:187-9, 1987.

BARONE, J.A. & JESSEN, L.M.- Cisapride A gastrointestinal prokinetic drug. *Ann. Pharmacother*, *28*:488-500, 1994.

BEREZIN, S.; SCHWARZ, S.M.; HALATA, M.S.- Gastroesophageal refere secondary to gastrostomy tube placement. *Am. J. Dis. Childhood*, *140*:65-71, 1986.

BEREZIN, S.; HALATA, M.S.; NEWMAN, L.J.; GLASSMAN, M.; MEADOW, M.S.- Esophageal manometry in children with esophagitis. *Am. J. Gastroenterol.*, *88*:680-1, 1993.

BIANEANI, P.; WALSH, J.H.; BEHAR, J.- Vasoactive intestinal peptide; neurotransmitter for lower esophageal sphincter relaxation. *J. Clin. Invert.*, *73*:963-7, 1984.

BOIX OCHOA, J.- The physiologic approach to the management of gastric esophageal reflux. *J. Pediatr. Surg.*, *21*:1032-9, 1986.

BOMBECK, C.T.; DILLARD, D.H.; NYHUS, L.M.- Muscular anatomy of the gastroesophageal junction and role of phrenoesophageal ligament. *Ann. Surg.*, *164*:643-54, 1966.

CHAKRAHARTI, S.; SINGH, K.; SINGH, V.; NAIN, C.K.; INDAI, S.K.- Airway response to acid instillation in esophagus in bronchial asthima. *Indian J. Gastroenterol.*, *14*:44-7, 1995.

CHEU, H.W.; GROSFELD, J.L.; HEITETZ, S.A.- Persistence et Barret's esophagus in children after antireflux surgery; influence on follow up care. *J. Pediatr. Surg. The Diatr. Seng.*, *27*:260-6, 1992.

COTE, D.N. & MILLER, R.H.- The association of gastroesophageal reflux and otolaryngology disorders. *Compr. ther.*, *21*:80-4, 1995.

CUCCHIARA, S.; STAIANO, A.; CAPOZZI, C.- Cisapride for gastroesophageal reflux and peptic oesophagitis. *Arch. Dis. Child.*, *62*:454-7, 1987.

CYR, J.A.S.; FERRARA, T.B.; THOMPSON, T.- Treatment of pulmonary manifestations of gastroesophageal reflux in children two years of age or less. *An. J. Surg.*, *157*:400-4, 1989.

DARLING, D.B.; FISHER, J.H.; GELLIS, S.S.- Hiatal hernia and gastroesophageal reflux in infants and children; analysis of the incidence in North American children. *Pediatrics*, *54*:450-4, 1974.

DELATTHRE, J.F.; PALOT, D.P.; DUCASSE, A.- The crural of the diaphragm and diaphragmatic panage. *Ant. Clin.*, *7*:271-83, 1985.

EASTOMPA; FITTING, J.W.; GRASSINO, A.E.- Costal and crural diaphragm our early inspiration; free breathing and occlusion. *Am. J. Physiol.*, *87*:1622-8, 1987.

FOLLEY, S.Q.- Current surgical considerations in gastroesophageal reflux disease in infancy and childhood. *Surg. Clin. North Am.*, *72*:1365-91, 1992.

GAUDERER, M.W.L.- Perentaneous endoscospic gastrostomy; a 10 year experience with 220 children. *J. Pediatr. Surg.*, *26*:288-92, 1991.

GHILTEHERT, G.; DEMEYERE, A.M.; JANSSENS, J.; VANTRAPPEN, G.- How wellcan quantitative 24 hours intraesophageal pH monitoring distinguish various degrees of reflux disease? *Dig. Dis. Sci.*, *40*:1317-24, 1995.

GLUCK, M. & POPE II, C.E.- Chronic hipcus and gastroesophageal reflux disease; the acid perfusion test as a provocative maneuver. *Ann. Intern. Med.*, *105*:219, 1986.

GUY, E.; BOECKYSTAENS, M.D.; GUIDO, N.J.; TY TGAT, M.D.- Pathophysiology, diagnosis and treatment of gastric esophageal reflux disease. *Current Opinion is Gastroenterology*, *12*:365-72, 1996.

HALPERN, L.M.; FOLLEY, S.G.; JOHNSON, D.G.- Gastroesophageal reflux; a significant association with central nervous system disease in children. *J. Pediatr. Surg.*, *26*:171-3, 1991.

HELM, J.F.; DODDS, W.J.; HOGAN, W.J.- Salivary response to esophageal acid in normal subjects and patients with reflux esophagitis. *Gastroenterology*, *93*:393, 1987.

HILLEMEIEN, A.C.; McCALLUM, R.; BIANCANI, P.- Developmental characteristics of the lower esophageal sphincter in the wither kitten. *Gastroenterology*, *89*:760-6, 1985.

HOFFMAN, M.A. & ROSS, A.J.- Surgical management of children with gastroesophageal reflux. *In:* ROSENTHAL, S.R.; SHEPPARD, J.J.; LOTZE, M.- *Nutritional support for the child whith developmental disabilities and dysphasia.* 1993.

JAMESON, G.G. & DURANDAU, A.- *Gastroesophageal reflux.* Philadelphia, W.B. Saunders, 1988 p. 65.

JANSSENS, J. & SÉFRI, D.- Spontaneous transient lower esophageal sphincters relaxations; a target for treatment of gastroesophageal reflux disease. *Gastroenterology*, *109*:1547-54, 1995.

KATZ, P.O.- Ambulatory esophageal and hipopharyngeal pH monitoring in patients with hoarseness. *Am. J. Gastroenterol.*, *85*:38, 1990.

KATZ, P.O. & CASTELL, D.O.- Review; esophageal motility desordes. *Am. J. Med. Sci.*, *290*:61-9, 1985.

Mc NALLY, P.R.; MAYDONOVITH, C.L.; PROSEK. R.A.- Evaluation of gastroesophageal reflux as a cause of idiopathic hoarseness. *Dig. Dis. Sci.*, *34*:1900, 1989.

McCAULEY, R.G. & DARLING, D.B.- Gastroesophageal reflux in infants and children; a useful classification and reliable physiologic tecknique for its demonstration. *A.J.R. Am. J. Roentignol.*, *130*:47-50, 1978.

McVEAGH, P. & HOWMAN, G.R.- Pulmonary aspiration studied by radionuclide milk scanning and barium swallow roentgenography. *Am. J. Dis. Child.*, *141*:917-21, 1987.

MANDEL, H. & TIROSH, E.- Sandifer syndrome reconsidered. *Acta Pediatr. Scand.*, *78*:797-9, 1989.

MORRIS, S.E.- Development of oral-motor skills in the neurologially impaired child receiving non-oral feelings. *Disphagia*, *3*:35-154, 1989.

QUILL, M.F.- Respiratory manifestations of gastroesophageal reflux in children. *J. Asthma*, *32*:173-89, 1995.

RICHARD, W.; McCALLUM, M.D.; RAVINDER, K.; MITTAL, M.D.- Doença do refluxo gastroesofágico; clínicas de Gastroenterologia da America do Norte. Saunders, 1990. v.3.

SAGAR, P.M.; ACKROYD, K.; HOSIE, K.B.; PATHERSON, J.E.; STODDARD, C.J.; KYGSHORTH, A.N.- Regression and progression of Barret's oesophagus after antireflux surgery. *Br. J. Surg.*, *82*:806-10, 1995.

SCHROEDER, P.C.; FELTER, S.J.; RAMIREZ, B.; LAZARCHEK, D.A.; VALTI, M.F.; RICHTER, J.E.- Dental erosion and acid reflux disease. *Ann. Intern. Med.*, *122*:809-15, 1995.

SHAY, S.S.; MYERS, R.L.; JOHNSON, L.F.- Hicarps associated with relux esophagits. *Gastroenterology*, *87*:204, 1984.

SIMPSON, W.G.- Gastroesophageal reflux disease and asthma. *Arch. Intern. Med.*, *155*:798-803, 1995.

TRIMBLE, K.C.; DOUGLAS, S.; PRIJDE, A.; HEADING, R.C.- Clinical characteristics and natural history of symptomatic but not excess gastroesophageal reflux. *Dig. Dis. Sci.*, *40*:1098-104, 1995

VANDENPLAS, Y. & GOYVAETS, H.- Gastroesophageal reflux, as measured by 24 hours pH monitoring, in 509 healthy infants screened for risk of sudden infant death Syndrome. *Pediatrics*, *88*:834-40, 1991.

WHEATHEY, M.J.; WESLEY, T.R.; TKACH, S.M.- Long term follow-up of brain-damaged children requering feeding gastrostomy; should on antireflux procedine always be performed? *J. Pediatr. surg.*, *26*:301, 1991.

Capítulo 10

Complicações no Sistema Respiratório do Paciente Disfágico

Alexandre Marini Isola

O sistema respiratório humano, em seu funcionamento fisiológico, compartilha uma área no trajeto das vias aéreas, que é comum ao sistema digestivo. Enquanto respiramos, o ar ambiente penetra pelas narinas ou cavidade oral, gerando um fluxo que se dirige à traquéia, passando pela faringe, laringe, e nela entrando pela glote. Quando nos alimentamos, ou deglutimos, há uma série de mecanismos, para que o fluxo alimentar seja desviado da glote e da traquéia e dirigido ao esôfago, e de lá ao restante do sistema digestivo. Há, concomitantemente, a inibição do ciclo respiratório neste instante.

Todos esses mecanismos envolvidos na deglutição estão diretamente relacionados com a proteção dos pulmões e vias aéreas inferiores.

Objetivamos aqui descrever os mecanismos acima mencionados, bem como as complicações oriundas das suas alterações por causas distintas, como doenças neurológicas, ventilação mecânica, vias de acesso às vias aéreas inferiores e outras.

Mecanismos da Deglutição

Durante o ciclo respiratório, as fibras ascendentes do nervo vago, com receptores provavelmente situados no tórax, carregam impulsos aferentes do reflexo de deglutição ao centro respiratório, onde uma sinapse com o nervo laríngeo recorrente leva o músculo cricoaritenóide posterior a abduzir as pregas vocais. Simultaneamente, a musculatura intrínseca da laringe inicia sua atividade, milisegundos antes da contração diafragmática, que, quando ocorrer, levará à inspiração do ar. Ao fim da inspiração, as pregas vocais se fecham um pouco, regulando o fluxo inicial da saída do ar, que constituirá a expiração.

Quando ocorre a deglutição, fibras eferentes do nervo laríngeo recorrente causam o reflexo de fechamento glótico, com adução total das pregas vocais, o que se dá antes da inibição da ação do músculo diafragma. Estes reflexos são os responsáveis pela apnéia da deglutição (Curtis & Langmore, 1997). É impossível fisiologicamente respirar e deglutir ao mesmo tempo.

Já foi descrito que a coordenação entre deglutição e respiração pode estar alterada nos pacientes com Doença Pulmonar Obstrutiva Crônica (DPOC), em parte por causa da alta freqüência respiratória, bem como da diminuição da habilidade em alterar esse padrão respiratório no momento da deglutição. Tal fato pode aumentar a chance deles deglutirem durante uma inspiração, com aspiração subseqüente (Shaker et al., 1992).

Não seria somente essa a conseqüência desta alteração de reflexo: o estado nutricional deste paciente, que muitas vezes já é ruim nos casos avançados da doença, podendo atingir até a caquexia (desnutrição muito acentuada), pode piorar pela dificuldade em deglutir e respirar, forçando-o, na prática, a uma ingestão aquém de suas necessidades. Associado a esse fator há o aumento do gasto de energia pelo trabalho respiratório cronicamente elevado. Nos casos mais graves, constatou-se dessaturação da oxiemoglobina durante a alimentação (Coelho, 1987; Schols et al., 1989).

Assim, as vias aéreas são protegidas da aspiração por uma variedade de reflexos, a saber: elevação da laringe superior e anteriormente, aposição das pregas vocais, reposicionamento das pregas ariepiglóticas, retroversão da epiglote e coordenação neurológica entre deglutição e respiração. Pessoas normais sempre inibem a inspiração durante a deglutição, e freqüentemente ela interrompe a fase expiratória do ciclo respiratório. Após a deglutição, o indivíduo geralmente retoma o ciclo respiratório na expiração (Coelho, 1987; Preiksaitis et al., 1992).

Pacientes com déficits neurológicos podem apresentar incoordenação entre respiração e deglutição, facilitando a aspiração durante a deglutição, bem como a inspiração iniciada pouco antes da deglutição.

Mecanismos da Ventilação

O fluxo inspiratório e expiratório do ar ocorre pelas diferenças de pressão intra-alveolar e do ambiente. Na inspiração, essa diferença de pressão é causada ativamente pela contração da musculatura respiratória, principalmente pelo músculo diafragma, que, a depender do esforço inspiratório, será acompanhado mais ou menos intensamente pela musculatura das paredes torácicas, incluindo-se aí a musculatura cervical. Essa contração muscular visa o aumento do volume da caixa torácica. Com isso, há diminuição da pressão intra-pleural, ocasionando expansão dos pulmões dentro da caixa torácica e conseqüente diminuição da pressão intra-alveolar. Esta, então, torna-se menor que a pressão ambiente, criando-se um fluxo de entrada de ar até o equilíbrio das pressões, momento em que o fluxo de entrada cessará, iniciando-se o fluxo expiratório. Este fluxo ocorre por aumento da pressão intra-torácica, ocasionada pelo retorno da caixa torácica à sua posição de repouso fisiológico (Capacidade Residual Funcional - CRF). A pressão intra-alveolar também aumenta, superando a pressão das vias aéreas, que por sua vez supera a pressão ambiente, criando um fluxo expiratório passivo ou decorrente de esforço expiratório, caso haja contração voluntária da musculatura expiratória. Isto aumentará mais a pressão intra-torácica, mantendo ou elevando o fluxo expiratório (expiração forçada), e levando os pulmões a conterem um volume de ar restante menor do que o encontrado após uma expiração normal.

Se existirem secreções, líquidos retidos ou restos alimentares no vestíbulo laríngeo quando se instalar o fluxo inspiratório, este poderá carrear esses elementos junto com o ar, os quais chegarão, assim, às vias aéreas inferiores e aos pulmões.

Pacientes com doenças respiratórias obstrutivas, principalmente as crônicas, como a DPOC, podem ter que manter constantemente uma postura de expiração ativa, o que leva a um aumento da pressão intra-abdominal, facilitando por vezes o refluxo gastroesofágico; isto, em alguns pacientes ocasiona piora da obstrução, por estimular o broncoespasmo (Curtis & Langmore, 1997).

O broncoespasmo é a contração da musculatura que compõe a parede brônquica, e pode ocorrer devido a inúmeras causas, dentre as quais: asma brônquica, inalação de irritantes / alergênicos (gases tóxicos), penetração e aspiração de líquidos para as vias aéreas inferiores e refluxo gastroesofágico, até por estímulo de receptores esofágicos, com reação vagal que acaba atingindo também os brônquios.

Os músculos respiratórios são estriados e assim podem estar comprometidos em doenças como miopatias e miotonias, como a *miastenia gravis,* botulismo, bem como doenças neurológicas degenerativas (como a esclerose lateral amiotrófica) e inflamatórias (Síndrome Guillain-Barré). Essas doenças estão associadas a quadros respiratórios restritivos e aspirativos, muitos deles causados pela própria fisiopatologia da doença em questão.

O ar ambiente que respiramos é composto por uma série de gases, e dentre eles podemos destacar: oxigênio (~21%), nitrogênio (~78%), e outros como o dióxido de carbono e o vapor d'água, que se incluem no 1% restante, em parcela ínfima quando comparado com os já citados. Quando o ar ambiente chega à intimidade alveolar, há uma nova composição de frações, por causa da utilização do oxigênio pelo organismo, da retirada do dióxido de carbono do sangue e da presença do vapor d'água (atingindo níveis maiores que os do ar ambiente). Levando-se em consideração uma pressão atmosférica ao nível do mar (760 mm Hg), a pressão de oxigênio em ar ambiente estará em torno de 156 mm Hg* e a do vapor d'água e do dióxido de carbono estarão quase nulas. Já na intimidade alveolar, a Pressão Alveolar do Oxigênio (PAO_2) é em torno de 90 mm Hg, com a Pressão Alveolar de Gás Carbônico ($PACO_2$) em torno de 40 mm Hg e a Pressão de Vapor D'Água (PVH_2O) em torno de 47 mm Hg. A troca de gases se dá pela membrana alveolocapilar.

Para que o ar entre e saia dos alvéolos, e estes sejam mantidos abertos, sem que suas paredes colabem, é necessária a ação da surfactante, uma substância produzida pelos pneumócitos tipo II, que diminui a tensão superficial do líquido intra-alveolar, impedindo o colabamento alveolar. Mesmo a presença de pequena quantidade de material estranho ao alvéolo pode interferir no fenômeno de troca gasosa (hematose). Por exemplo: a presença do líquido pode, por si, diluir a surfactante, permitindo o colabamento alveolar. Já a ação química deste líquido no alvéolo pode produzir uma reação inflamatória de intensidade variável, que ocasionará acúmulo de edema na membrana alvéolo-capilar, prejudicando a troca gasosa e podendo levar a um quadro de insuficiência respiratória aguda. O colabamento alveolar pode ser localizado ou envolver um grande número de alvéolos. A substância aspirada pode também ocluir bronquíolos terminais e respiratórios, levando a micro-atelectasias, cuja expressão radiológica se traduz em diminuição do volume segmentar, lobar ou pulmonar e até em atelectasias maiores, traduzidas radiologicamente como um infiltrado focal, heterogêneo ou não, a depender da extensão e comprometimento do parênquima pulmonar (Curtis & Langmore, 1997). As atelectasias são definidas como áreas de parênquima pulmonar não ventiladas (por causas várias) e que, devido a isso, sofrem apenas ação da força elástica do parênquima pulmonar. Com a absorção dos gases alveolares, a pressão intra-alveolar na área afetada tende a diminuir, ficando menor que a pressão elástica, a qual prepondera, levando ao colabamento, parcial ou total daquela área. Isto pode ocorrer em todo o pulmão, dependendo da causa e de onde se localiza a obstrução.

A aspiração ainda pode levar à instalação de quadros infecciosos graves, dependendo dos fatores que veremos adiante.

Para evitar todas estas alterações oriundas da aspiração, devemos conhecer as defesas das vias aéreas e mantê-las atuando dentro da normalidade.

Mecanismos de Defesa das Vias Aéreas na Deglutição

A primeira linha de defesa das vias aéreas contra a aspiração é a função normal da laringe durante a deglutição, que inclui a elevação e anteriorização da laringe, a retroversão da epiglote e o fechamento glótico. O esfíncter esofageano

* *Considerando-se um indivíduo jovem, 70 kg, em repouso.*

superior, sempre contraído, impede também que um material de refluxo penetre na faringe e seja aspirado.

No entanto, se a despeito desses mecanismos, houver aspiração de material para a traquéia, a tosse será o primeiro mecanismo eficaz de defesa.

Em 1963, Weibel classificou a árvore respiratória em zonas, de acordo com a bifurcação dos brônquios e sua função (Curtis & Langmore, 1997). É uma classificação anatomofuncional, pois divide a árvore brônquica em duas grandes zonas: A Zona de Condução de Weibel e a Zona Transicional e Respiratória de Weibel. A Zona de Condução alonga-se da traquéia até os bronquíolos terminais, inclusive. Essa zona tem apenas a função de **conduzir** o fluxo de ar que entra e sai dos pulmões, sem capacidade de troca gasosa. Após os bronquíolos terminais, iniciam-se os bronquíolos respiratórios, seguidos dos ductos alveolares e finalmente dos sacos alveolares, onde se finda a árvore brônquica. A Zona Transicional e Respiratória estende-se dos bronquíolos respiratórios até os sacos alveolares, tendo como função, além de **conduzir** o fluxo de ar, a de realizar a **hematose**, ou seja, a função da troca gasosa.

Se o material aspirado se mantiver ao nível das vias aéreas de condução (Weibel), ele será retirado pela ação mucociliar das células do epitélio respiratório. Porém, se o material aspirado atingir zonas mais distais de Weibel, chamadas transicionais e respiratórias, onde já há função de troca (hematose), ele será retirado do local por meio de ação celular, pois a tosse e a esteira mucociliar não funcionam nessas zonas (Curtis & Langmore, 1997).

A esteira mucociliar constitui importante mecanismo de defesa, e depende entre outros fatores da integridade do epitélio respiratório das vias aéreas de condução. São essas células cilíndricas que produzem o muco, onde ficam presas partículas microscópicas ou outras maiores. Esse muco, que forma uma esteira, desloca-se no sentido alvéolo-laringe, sendo fisiologicamente deglutido (Tietjen, Kanner, Quinn, 1986). A substituição desse epitélio por epitélio pavimentoso, nas metaplasias ocorridas nas infecções crônicas ou de repetição, e até mesmo em conseqüência do uso do cigarro, forma "lagos" de muco, que não se deslocam, e por ser um líquido rico em nutrientes, vêm a constituir excelente meio de cultura para microorganismos. Outras causas de alteração da função ciliar são genéticas, como nas síndromes do cílio imóvel, ou adquiridas, como na intoxicação alcoólica aguda ou mesmo pelo fumo (Warner, 1986; Curtis & Langmore, 1997).

A tosse, outro importante mecanismo de defesa, é um ato reflexo definido como uma forte expiração de ar dos pulmões através de uma passagem estreita, sendo estimulada por receptores em oro e nasofaringe, laringe e segmentos proximais das vias aéreas inferiores (Curtis & Langmore, 1997).

O reflexo da tosse pode se encontrar diminuído nos recém-nascidos, contribuindo muito para a severidade dos quadros de infecção por aspiração pós-prandial (Feinberg et al., 1990).

Fisiologicamente, o fechamento da glote faz parte do reflexo da tosse e, quando esse fechamento não ocorre, como nos pacientes ***recentemente*** traqueostomizados, há sério comprometimento na **efetividade** da tosse. É importante destacar que o fechamento glótico não é essencial para a tosse ser **efetiva**. Já a força de músculos expiratórios, especialmente do diafragma e de músculos abdominais, é essencial para a **efetividade** da tosse. Isto porque, com treino, pacientes ***cronicamente*** traqueostomizados e com a musculatura citada funcionando normalmente, poderão apresentar uma tosse que se mostra **efetiva** (ou seja, eficaz para a limpeza das vias aéreas). Já nos casos de tetra ou paraparesias, a tosse é totalmente impossível de ser executada de forma eficaz, pelo não funcionamento, ou pelo funcionamento inadequado da musculatura citada (Curtis & Langmore, 1997).

Outro mecanismo de defesa são os vasos linfáticos, que normalmente retiram líquidos dos pulmões, em média 400-700 ml por dia em situação fisiológica. Esses líquidos podem conter macromoléculas até mesmo oriundas de hemorragia. Os vasos linfáticos, contudo, não podem remover partículas de alimentos. Sua função de depuração é diminuída nos casos de hipoalbuminemia (em virtude de diminuição no gradiente osmótico para os linfáticos) e insuficiência cardíaca congestiva. Com esses pacientes há maior chance de desenvolvimento de pneumonias. Outra conseqüência é a formação de derrame pleural. Dependendo da severidade da diminuição da drenagem linfática, pode ocorrer também edema intersticial, até mesmo alveolar, levando a uma insuficiência respiratória alvéolo-capilar grave.

A defesa celular é realizada por várias células do sistema imunológico. Os alvéolos são protegidos pelos macrófagos, que são células grandes, com capacidade de fagocitose (englobamento de partículas, por exemplo, alimentares). Há nos alvéolos pulmonares em média de 1 a 2 macrófagos por alvéolo, que se mantêm ali por proliferação *in situ*. Essas substâncias fagocitadas são então levadas aos linfonodos regionais onde sofrerão ação linfocitária (Curtis & Langmore, 1997). O macrófago por si só não provoca uma reação inflamatória completa em nível alveolar. Ele dá início a uma reação em cadeia, envolvendo outras células do sistema imunológico e mediadores químicos (inflamatórios), substâncias que modularão essa resposta inflamatória, e que são produzidas por macrófagos e demais células do sistema imune (Meduri et al., 1995; Pittet et al., 1997). A ação isolada do macrófago frente aos antígenos tende a ser eficaz. Se assim não o fosse, o interstício pulmonar tenderia a ficar constantemente preenchido de outras células inflamatórias, o que interferiria com a hematose (Kaltreider, 1982; Curtis & Langmore, 1997). Para alguns tipos de microorganismos e/ou antígenos serem destruídos pela fagocitose do macrófago, o mesmo precisa estar ativado. Essa ativação depende da produção de mediadores (citoquinas, por exemplo), e dependerá, portanto, da instalação de um processo inflamatório para ocorrer (Meduri et al., 1995; Curtis & Langmore, 1997).

Enfim, após a aspiração ou inalação de pequenas quantidades de uma substância estranha ao pulmão, ela sofrerá depuração, por meio da ação inicial dos macrófagos e do sistema linfático. Caso a quantidade seja maior, haverá instalação de um processo inflamatório, com o recrutamento de células de defesa da corrente sangüínea como os polomorfonucleares, por exemplo (Curtis & Langmore, 1997). A instalação desse processo inflamatório, sua extensão e sua modulação, poderá causar um maior ou menor grau de destruição do parênquima pulmonar envolvido, com suas conseqüências para o organismo (Murray et al., 1988; Meduri et al., 1995; Pittet et al., 1997).

Ventilação Mecânica: Vias de Acesso ao Sistema Respiratório e Suas Complicações

Frente a uma enorme gama de doenças, oriundas das mais variadas causas, bem como modernamente, a uma série de tratamentos que envolvem desde procedimentos cirúrgicos até o suporte respiratório em Unidades de Terapia Intensiva, desenvolveram-se vários métodos de ventilação artificial. O mais aceito e largamente utilizado atualmente é o da ventilação mecânica por pressão positiva, por meio de uma prótese alocada na traquéia. Outra opção é a ventilação não-invasiva, que passa desde a ventilação por pressão negativa à volta da caixa torácica (como nas couraças, os "pulmões de aço", pouco utilizados atualmente pelas limitações que impõem, tanto para tratamento da insuficiência respiratória, quanto para manipulação do paciente pela equipe médica e paramédica), até a ventilação não-invasiva com aplicação de pressão positiva por meio de máscaras, facial ou nasal, como o CPAP (*Continuous Positive Air Pressure*) e o BIPAP (*Bilevel Positive Air Pressure*), que têm suas indicações e usos específicos (Murray et al., 1988; Scarpinella-Bueno et al., 1997).

Porém, quando faz-se necessária a utilização da ventilação invasiva com pressão positiva, é preciso obter-se o acesso às vias aéreas inferiores. Este acesso pode ser obtido pela via translaríngica, com uma cânula, introduzida por via oral ou nasal, ou diretamente na traquéia, mediante um procedimento cirúrgico denominado traqueostomia (Curtis & Langmore, 1997). A intubação oral e a nasal têm suas vantagens e desvantagens. As principais vantagens da intubação oral são: facilidade do procedimento, pois é realizada sob visualização direta, menor índice de trauma nasal, bem como de sinusites hospitalares; permite a utilização de tubos com diâmetros maiores, o que facilita exames futuros, como a broncoscopia, bem como a higiene brônquica e o desmame do respirador. As principais desvantagens: dificulta a alimentação, nos pacientes conscientes; o tubo pode deslocar-se mais facilmente; pode romper-se em caso de mordida do paciente. A intubação nasal, como a anterior, também tem vantagens, destacando-se: colocação do tubo sem necessidade de visualização direta desde que o paciente não esteja em parada cárdio-respiratória ou plenamente curarizado; tubo melhor alocado, com menor chance de deslocar-se; facilita alimentação do paciente consciente; facilita higiene oral; impede a rotura da cânula pela mordida do paciente. Entre as desvantagens: o fato de facilitar a formação de escaras na pele em volta do nariz; de predispor fortemente o aparecimento de sinusites hospitalares; por vezes, de obrigar a utilização de tubo muito delgado, o que dificulta a higiene brônquica, a realização de exames como a broncoscopia e também o desmame do respirador. A literatura recomenda o uso da via oral quando da intubação translaríngica (Tietjen et al., 1994).

Já a traqueostomia tem suas vantagens sobre a intubação translaríngica, principalmente nos casos em que o acesso às vias aéreas inferiores deverá ser mantido por tempo prolongado. Vantagens que se destacam: é muito mais confortável para o paciente consciente e permite sua maior mobilidade; facilita higiene oral e brônquica; apresenta menor índice de sinusite e otite média. Não devemos contudo esquecer que a presença da traqueostomia coloca o ar ambiente diretamente em contato com as vias aéreas inferiores, o que representa perda de mecanismos de defesa importantes, como a ação dos pêlos nasais, que retêm partículas maiores, o aquecimento e umidificação do ar em seios paranasais e mesmo a tosse e o espirro, que, no paciente destreinado, ficam comprometidas tanto na intubação quanto na traqueostomia. Isso facilita a instalação de processos infecciosos, em nível pulmonar (Tietjen et al., 1994; Curtis & Langmore, 1997).

Quando mudar a via de acesso às vias aéreas inferiores? Esta é uma grande discussão, pois depende de vários fatores, desde a causa que levou o paciente a ser intubado até a evolução clínica atual e prevista. As complicações podem ocorrer, relacionadas com o tempo de intubação, bem como com a pressão do "*cuff*" (balão) do tubo endotraqueal (deve-se usar, preferencialmente, tubos com *cuff* de baixa pressão) (Tietjen et al., 1994; Curtis & Langmore, 1997). Taxas de complicações tardias, tanto na intubação translaríngica, quanto na traqueostomia, ocorrem de forma similar (~ 5-15%), porém o tipo de complicação difere. Ambas podem comprometer seriamente a mucosa traqueal, que é nutrida por difusão. A pressão constante do *cuff* causa má nutrição tecidual, iniciando um processo de necrose, que ocasionará, a longo prazo, uma estenose de traquéia e até de pregas vocais. Já a traqueostomia, com *cuff*, apresenta os mesmos riscos em relação à traquéia, além do elevado risco de sangramento por escarificação da parede traqueal e da formação de fístula traqueoesofágica (Weymuller & Bishop, 1990; Curtis & Langmore, 1997). Assim, a prevenção dessas complicações torna-se fundamental, dentre elas a monitoração da pressão do *cuff*, pelo menos diariamente. Em torno de 7 dias de ventilação mecânica, já há lesão da mucosa laríngea na altura do *cuff*. Recomenda-se, em caso de necessidade de se manter a ventilação mecânica além de 7 dias, a troca para traqueostomia (Weymuller & Bishop, 1990).

A colocação de um tubo translaríngico ou de uma traqueostomia causa profundas alterações no processo de deglutição. Inicialmente, ambos diminuem ou impedem a elevação da laringe durante a deglutição. A traqueostomia também promove uma dessensibilização da laringe diante de estímulos da presença do bolo alimentar e da variação das pressões do ar que se perde durante a deglutição normal. Há descrição também da ação de *cuffs* hiperinsuflados, que comprimem o esôfago (posterior à traquéia), dificultando a passagem do bolo alimentar. Todos esses fatores contribuem para a alta incidência de aspiração nos pacientes traqueostomizados (Curtis & Langmore, 1997).

É preciso também anular o conceito de que o *cuff* (seja do tubo translaríngico, seja da traqueostomia), impede a aspiração. O que se sabe é que o mesmo pode impedir aspiração de grandes volumes (exemplo: regurgitação ou vômito), mas sua presença não impede a microaspiração (Nash, 1988). A função primordial do *cuff* é vedar as vias aéreas inferiores, para que não haja vazamento durante o ciclo inspiratório artificial, sob pressão positiva, visando atingir um pico de pressão no sistema respiratório e um adequado volume de ar ofertado aos pulmões, sob o regime de pressão desejado, tanto na inspiração, como na expiração.

A intubação está muito relacionada com episódios de infecções, na forma de pneumonias hospitalares. O risco estimado é de 1% ao dia em pacientes submetidos à ventilação mecânica (Fagon et al., 1988). Além da invasão e manipulação diária das vias aéreas inferiores, outros fatores contribuem para a instalação da pneumonia no paciente intubado, como o hábito de se prevenir as lesões agudas de mucosa gastroduodenal por causa do estresse em que se encontra o paciente, seja ele mental ou orgânico, como na septicemia por exemplo. Geralmente, são utilizados os antagonistas H2, como a cimetidina, a ranitidina e a famotidina, que tem boa ação, mas em virtude da elevação do pH gástrico, permitem a colonização do estômago por germes gram-negativos. Uma opção estudada e recomendada é a profilaxia com o uso do sucralfate, que não altera o pH gástrico, mas tem ação de proteção gástrica adequada, associada a menores índices de infecção hospitalar, se comparados com os anti H2 (Curtis & Langmore, 1997).

Atualmente, a maior recomendação para se evitar a pneumonia associada à ventilação mecânica é a adequada higiene das mãos e de todo o equipo utilizado para a higienização oral e brônquica do paciente, visando minimizar a colonização bacteriana hospitalar em circuitos de respiradores mecânicos, na boca do paciente e tentando evitar a transmissão entre pacientes. Assim que possível, deve-se proceder à extubação.

Complicações Clínicas da Aspiração

Aspiração é a passagem de material orofaríngeo pela laringe, atingindo os pulmões, geralmente relacionada com uma inspiração. Há autores que diferem aspiração (conforme descrita acima), de penetração, que seria a situação de entrada de conteúdo orofaríngeo na laringe distal, sem associação com uma inspiração, não atingindo os pulmões. Apesar de a aspiração estar relacionada com o processo de inspiração, sabe-se também que a aspiração pode ser um processo imperceptível clinicamente. A máxima de que, quanto mais fluida for uma substância, maior será a facilidade de atingir vias mais distais no pulmão, carece de dados clínicos ou experimentais para sua confirmação.

Quatro síndromes aspirativas são assim descritas:

1. Aspiração maciça:

. de sólidos;
. de líquidos.

2. Aspiração química (tóxica).
3. Aspiração de secreções orais.
4. Aspiração crônica de substâncias orgânicas.

A aspiração de sólidos de grande tamanho constitui emerg¯ncia clínica, por causa da asfixia, que levará à hipoxia e a dano neurológico em minutos e à morte se não for revertido o quadro. Pedaços menores de sólidos podem causar atelectasias lobares ou segmentares ou ainda infecções crônicas de repetição, quando não são percebidos e por isso, não são retirados. As radiografias podem enganar o médico nos casos agudos, pois não mostram, freqüentemente, áreas de consolidação. A radiografia em expiração forçada pode ajudar o médico nessa hora, porque poderá existir hiperinsuflação de algum lobo ou segmento, onde o ar ficou retido (alçaponado) por causa da obstrução. A remoção destes corpos estranhos se dá por broncoscopia, preferencialmente a rígida. Dependendo do tempo de obstrução e da extensão da área pós-obstrução, quando a ventilação volta a ocorrer, pode se desenvolver um edema no local.

Um volume de aspiração em torno de 150 ml já poderia ser letal, simplesmente pela asfixia que seria desencadeada. No caso de afogamentos, em torno de 15% das vítimas não se encontra água na laringe distal, em razão do espasmo que nela se processa no momento do afogamento (Modell, Graves, Ketover, 1976; Llarges & Isola, 1997). No entanto, ainda não é claro o quanto de líquido é necessário para levar à injúria pulmonar. Sabe-se que não depende apenas da quantidade, mas também da qualidade, ou seja, do tipo de líquido e suas características bioquímicas, do nível de consciência da pessoa na hora do episódio e após, e a habilidade do paciente em limpar suas vias aéreas (Curtis & Langmore, 1997).

A aspiração tóxica é aquela em que o tipo de líquido aspirado leva a uma pneumonite química. Mendelson descreveu, em 1946, a forma clássica como uma síndrome aspirativa de conteúdo gástrico em pacientes gestantes (Curtis & Langmore, 1997).Vários trabalhos se seguiram e determinaram que o pH e o volume da substância aspirada estavam diretamente relacionados com a injúria pulmonar. Em seres humanos, foi estimado um volume em torno de 50 a 300 ml e um pH $< 2,5$, situação em que a lesão se instala em minutos, e as conseqüências clínicas em relação à hematose serão proporcionais à área atingida, podendo-se chegar à Síndrome do Desconforto Respiratório do Adulto (SDRA) (Murray et al., 1988; Hudson, Milberg, Anard, 1995; Curtis & Langmore, 1997). No caso de líquido gástrico com pH de 5,9 também ocorreram mudanças nas trocas gasosas, mas a oxigenação normalizou-se em quatro horas (Schwartz et al., 1980).

O tratamento da aspiração tóxica dependerá da gravidade das conseqüências surgidas, desde simples observação clínica até suporte respiratório mecânico e hemodinâmico. A questão dos antibióticos permanece em discussão. A utilização precoce, ou logo após o episódio de aspiração, não tem impedido a instalação de pneumonias bacterianas. Ao contrário, tem selecionado germes resistentes, restringindo o arsenal quimioterápico para aquele caso. A experiência diária retrata que a observação atenta do paciente, clínica, radiológica e laboratorial, pode nos indicar os parâmetros de uma pneumonia em instalação, situação em que se tenta isolar o agente e, após a obtenção das amostras de Lavado broncoalveolar ou aspirado traqueal inicia-se uma antibioticoterapia de largo espectro, que será corrigida depois, mediante eventual antibiograma (Modell et al., 1976; Meduri et al., 1995;

Curtis & Langmore, 1997; Llarges & Isola, 1997).

As pneumonias bacterianas causadas por agentes anaeróbios podem complicar-se pelo surgimento de abscesso, empiema ou destruição parenquimatosa significativa.

Apenas alguns agentes de pneumonia são adquiridos por via inalatória, como a *Legionella*, a tuberculose e os fungos. A disseminação hematogênica é a forma mais utilizada pelas bactérias gram-negativas, por exemplo, em pacientes sépticos, hemodinamicamente comprometidos, com lesão de mucosa intestinal e penetração de bactérias dali oriundas, mas pode ocorrer também em gram-positivas, como o *S.aureus*. Muitas pneumonias bacterianas são adquiridas aparentemente por aspiração de secreções orais. Na grande maioria das pneumonias da comunidade (incluindo-se as devidas ao *Pneumococo*, ao *Micoplasma, ao Haemophyllus Influenza* e à *Chlamidia*), a infecção se dá por disseminação dos agentes das vias aéreas superiores para os pulmões (Curtis & Langmore, 1997).

A disfagia orofaríngea predispõe a pneumonias bacterianas de repetição, pois existe uma constante e volumosa aspiração, que se sobrepõe à capacidade de defesa do pulmão. A simples aspiração, em si, não é sinônimo de infecção, como já foi afirmado. Ela ocorrerá em razão do tamanho do inóculo aspirado, versus a integridade do sistema imunológico do paciente (Curtis & Langmore, 1997). Há discussão sobre o fato de que a aspiração, como episódio em si, predisponha à infecção. Isso porque mesmo pessoas normais podem ter pequenos episódios noturnos de aspiração, de secreção oral, o que foi documentado em trabalhos com marcadores radioativos instilados na nasofaringe de pacientes. De 29 casos estudados, 31% apresentaram cintilografias pulmonares positivas para o radioindicador. Já de 10 pacientes com estupor ou coma, 7 tiveram cintilografias positivas, inclusive com maior quantidade do radioindicador (Huxley et al., 1978).

A utilização de alimentação enteral, seja por gastrostomia/jejunostomia, não impede a aspiração de secreção oral e suas complicações (Curtis & Langmore, 1997).

A manutenção do quadro aspirativo, tornando-se algo crônico, tem sido apontada como uma causa de fibrose pulmonar, em última instância. A maioria dos casos é de pulmão em estágio terminal, com fibrose pulmonar tardia decorrente de um dano alveolar difuso. Alguns casos são relatados como fibrose pulmonar em decorrência da aspiração contínua do conteúdo de refluxo gastroesofágico, ou ainda, de incoordenação peristáltica do esôfago, no caso das esclerodermias. Experimentalmente, a infusão de partículas de comida diluídas em solução fisiológica induziram a uma reação granulomatosa. Em nossa experiência, pudemos constatar alguns casos de bronquiectasias, em lobos médio e inferior direito, em crianças com paralisia cerebral grave, portadoras de disfagia orofaríngea. Esse diagnóstico foi estabelecido através de radiografia e tomografia computadorizada de cortes finos. No entanto, vale ressaltar que esses exames podem ser prejudicados em sua avaliação pela possibilidade de infecção durante a realização dos mesmos, uma vez que nem sempre pudemos obter sua realização na fase ideal, com o paciente sob controle clínico dos quadros de broncopneumonia de repetição (Curtis & Langmore, 1997).

Assim, em pacientes com história de pneumonias de repetição compatíveis com aspiração, tosse ou engasgo durante a alimentação, ou fibrose pulmonar de origem inexplicada e história de aspiração / engasgos associada, devemos investigar clinica e laboratorialmente, utilizando-nos de recursos como o videodeglutograma e a nasofibroscopia, que são exames altamente sensíveis para a detecção da disfagia orofaringeana. Vale destacar que no videodeglutograma realizado para avaliação inicial e diagnóstico da disfagia, o meio de contraste ideal a ser usado é o tri-iodado, a despeito da toxicidade conhecida deste meio de contraste. Caso haja durante o exame uma aspiração importante de contraste à base de bário, este poderá ocasionar uma injúria pulmonar até mesmo severa, instalando-se um quadro de Insuficiência Respiratória Aguda e suas complicações, ao contrário do contraste iodado (Curtis & Langmore, 1997).

O uso de válvulas unidirecionais, no paciente cronicamente traqueostomizado (sem *cuff* **ou com o mesmo desinsuflado totalmente**) inicialmente idealizadas para facilitar a fala pelo desvio do fluxo expiratório para as pregas vocais (que devem estar íntegras para obter sucesso), tem sido indicado também para a recuperação dos níveis pressóricos laríngeos na deglutição, pois já há estudos com a válvula de Passy-Muir mostrando nítida melhora no quadro disfágico, documentado por videodeglutograma, tornando-se uma opção no caso dos pacientes conscientes, colaborativos e que têm o aparelho fonador íntegro (Second..., 1992; Mark et al., 1995).

Referências Bibliográficas

COELHO, C.A.- Preliminary findings on the nature of dysphagia in patients with chronic obstrutive pulmonary disease. *Disphagia, 2*:28-31, 1987.

CURTIS, L.J. & LANGMORE, S.E.- Respiratory function and complications related to deglutition. *In:* PERLMAN, A.L.; SCHULZE-DELRIEU, K.-*Deglutition and its disorders; anatomy, physiology, clinical diagnosis and management.* USA, Singular Publishing Group, 1997. p. 99-123.

FAGON, J.Y.; CHASTRE, J.; HANCE, A.J.; GUIGUET, M.; TROUILLET, J.L.; DOMART, Y.; PIERRE, J.; GILBERT, C.- Detection of nosocomial lung infection in ventilated patients; use of a protected specimen brush and quantitative culture techniques in 147 patients. *Am. R. Resp. Dis., 138*:110-6, 1988.

FEINBERG, M.J.; KNEBL, J.; TULLY, J.; SEGALL, L.- Aspiration and the elderly. *Dysphagia, 5*:61-71, 1990.

HUDSON, L.D.; MILBERG, J.A.; ANARD, D.- Clinical risks for development of the acute respiratory distress syndrome. *Am. J. Respir. Crit. Care Med., 151*(2-1):293-301, 1995.

HUXLEY, E.J.; VIROSLAV, J.; GRAY, W.R; PIERCE, A.K.- Pharingeal aspiration in normal adults and patients with depressed consciousness. *Am. J. Med., 64*:564-8, 1978.

KALTREIDER, H.B.- Alveolar macrophages; enhancers or supressors of pulmonary immune reactivity? *Chest, 82*:261-2, 1982.

LLARGES, C.M. & ISOLA, A.M.- Afogamento. *In:* SOCIEDADE PAULISTA DE PNEUMOLOGIA E TISIOLOGIA- *Atualização em pneumologia.* São Paulo, Atheneu, 1997. v.2.

MARK, A.; DETTELBACH, M.D.; ROXAN, D.; GROSS, M.A.; EIMBLING, D.E.- Effect of the passy-muir valve on aspiration in patients with tracheostomy. *Head Neck, 17*(4) August, 1995.

MEDURI, U.G.; HEADLEY, S.; KOHLER, G.; STENTZ, F.; TOLLEY, E.; UMBERGER, R.; LEEPER, K.- Persistent elevation of inflamatory citokines predicts a poor outcome in ARDS. *Chest, 107*(4):1062-73, 1995.

MEDURI, U.G.; HEADLEY, S.; TOLLEY, E.; SHELBY, M.; STENTZ, F.; POSTLETHWAITE, A.- Plasma and BAL citokine response to corticosteroid rescue treatment in late ARDS. *Chest, 108*(5):1315-25, 1995.

MODELL, J.H.; GRAVES, S.A.; KETOVER, A.- Clinical course of 91 consecutive near-drowning victims. *Chest, 70*(2):231-8, 1976. Aug.

MURRAY, J.F.; MATTHAY, M.A.; LUCE, J.M.; FLICK, M.R.- An expanded definition of the adult respiratory distress syndrome. *Am. R. Resp. Dis., 138*:720-3, 1988.

NASH, M.- Swallowing problems in the tracheotomized patient. *Otolaryngol. Clin. North Am., 21*:701-9, 1988.

PITTET, J.F.; MACKERSIE, R.C.; MARTIN, T.R.; MATTHAY, M.A. Biological markers of acute lung injury; prognostic and pathogenetic significance. *Am. J. Respir. Crit. Care Med., 155*(4):1187-205, 1997. Apr.

PREIKSAITIS, H.G.; MAYRAND, S.; ROBINS, K.; DIAMANT, N.E.- Coordination of respiratory and swallowing; effects of bolus volume in normal adults, *Am. J. Phisiol., 263*:R624-R630, 1992.

SCARPINELLA-BUENO, M.A.; ISOLA, A.M.; LLARGES, C.M.; AFONSO, J.E.; HOLANDA, M.A.; ROCHA, R.T.- Uso do suporte ventilatório com pressão positiva contínua (CPAP) por meio de máscara nasofacial no tratamento da insuficiência respiratória aguda. *R. Ass. Med. Brasil, 43*(3):180-4, 1997.

SCHOLS, A.M.W.J.; MOSTERT, R.; SOETERS, P.B.; GREVE, L.H.; WOUTERS, E.F.M.- Inventory of nutritional status in chronic obstrutive pulmonary disease. *Chest, 96*:247-50, 1989.

SCHWARTZ, D.J.; WYNNE, J.W.; GIBBS, C.P.; HOOD, C.; KUCK, E.J.- The pulmonary consequences of aspiration of gastric contents at pH greater than 2.5. *Am. R. Res. Dis., 121*:119-26, 1980.

SECOND ANNUAL CONGRESS- *Eur. Respirat. J., 5*(15):148, 1992. (august)

SHAKER,R.; LI,Q.; REN, J.; TOWNSENDD, W.F.; DODDS, W.J.; RYNDERS, A.- Coordination of deglutition and phases of respiration; effect of aging, tachypnea, bolus volume, and chronic obstrutive pulmonary disease. *Am. J. Phisiol., 263*:6750-5, 1992.

TIETJEN, P.A.; KANER, R. J.; QUINN, C.E.- Aspiration emergencies. *Clin. Chest Med., 15*(1):128-30, 1994.

WANNER, A.- Mucociliary clearance in the trachea. *Clin. Chest Med., 7*:247-58, 1986.

WEYMULLER, E.A. & BISHOP, M.J.- Problemas associated with prolonged intubation in the geriatric patient. *Otolaryngol. Clin. North Am., 23*:1057-74, 1990.

CAPÍTULO 11

AUSCULTA - CERVICAL E TORÁCICA

T. Neil McKaig

O estetoscópio é um instrumento extremamente útil na avaliação e no tratamento da disfagia. Desde sua invenção, os médicos vêm auscultando sons associados à fisiologia humana e incorporando esses achados a suas impressões diagnósticas.

A **ausculta cervical** caracteriza-se por ouvir os sons da deglutição mediante o uso de um instrumento de amplificação. Quando este procedimento é usado para ajudar a avaliar a fase faríngea da deglutição, os principais itens que se tenta escutar são:

1. Determinação da integridade do mecanismo de proteção das vias aéreas.
2. *Timing* desses sons associados à deglutição.

Falhas no funcionamento deste mecanismo de proteção ou alterações do *timing* adequado deste processo podem resultar em aspiração e complicações médicas secundárias. A proteção de vias aéreas durante a deglutição é uma resposta miomecânica complexa mediada por uma ação subcortical. Assim como no mecanismo de funcionamento de um motor de combustão interna, o *timing* de abertura e fechamento das válvulas no sistema é crítico para uma operação eficiente.

A **ausculta torácica** permite ouvir os sons da respiração pelo uso de um instrumento de amplificação. Os sons dos pulmões são geralmente ignorados pelos terapeutas de deglutição. Mesmo um excelente médico pode delegar esta tarefa a outro profissional da saúde, em vez de aprender a usar as técnicas ele mesmo. É imprescindível que o clínico conheça a situação do sistema respiratório ao tratar o paciente disfágico. Deve conseguir identificar corretamente quaisquer mudanças, a fim de fazer os encaminhamentos necessários ao médico, à equipe de enfermagem ou ao terapeuta de respiração. Para conseguir isso, o terapeuta de disfagia deve aprender o procedimento e incluir a ausculta do peito, antes e depois do tratamento, como parte de sua abordagem. Esta é uma ciência muito precisa, que não pode ser aprendida apenas com a leitura de um capítulo. O ideal seria o fonoaudiólogo tentar aprender a fazer ausculta cervical com um terapeuta respiratório ou um médico qualificado. O estetoscópio é apenas um instrumento, e assim como qualquer outro instrumento, é necessário saber usá-lo corretamente.

Panorama Histórico

O estetoscópio foi inventado por R.T.H. Laennec (1781 - 1826), por volta do ano 1817. Ele publicou seus achados em 1819, no *Traité de l'auscultation médiate* (Tratado da Ausculta Indireta). O aparelho era um tubo simples de madeira de 30 cm de comprimento, com uma abertura em formato de sino, que devia ser colocada no peito do paciente, e uma abertura mais estreita no outro lado, que devia ser colocada perto da orelha do médico (figura 1). Este médico, por muitos considerado o pai da medicina pulmonar, morreu de tuberculose aos 45 anos.

O estetoscópio binaural, semelhante ao comumente usado pelos médicos, foi inventado, por volta de 1840, por George P. Cammonn (1804 - 1863). Consistia em dois tubos rígidos adaptados às orelhas por um tubo de mola de tensão e por outro de borracha flexível estendido até o sino de ausculta (figura 2). Um catálogo de 1866 lista vários modelos de Estetoscópio de Cammonn, com preços variando de US$ 3,00 (para o modelo de borracha dura) a US$ 5,00 para o modelo de luxo com molas encapadas, o que hoje pode parecer muito barato agora, mas que representava um salário semanal naquele tempo.

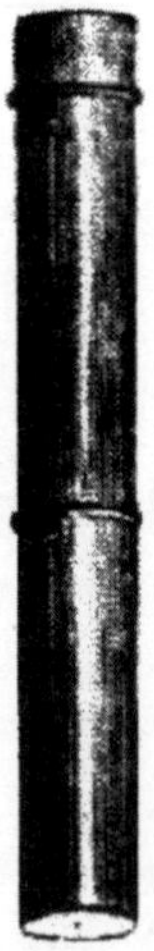

Figura 1. *Estetoscópio de Laennec.*

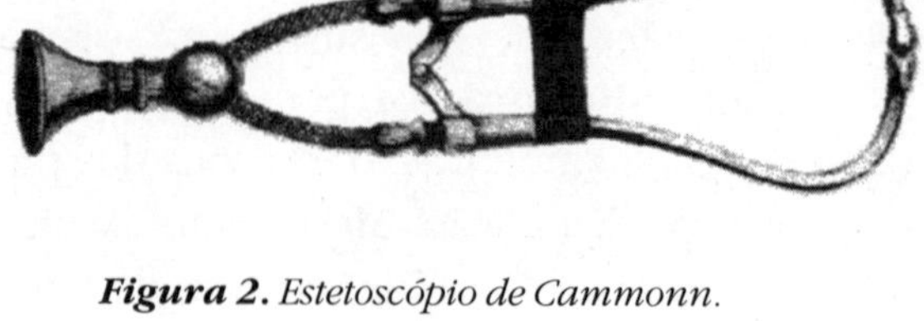

Figura 2. *Estetoscópio de Cammonn.*

A idéia de se poder ouvir vários sons do corpo humano, até mesmo a deglutição no nível da vértebra cervical, não é nova, apesar do interesse atual pela técnica de ausculta cervical. Na primeira metade do século 20, o Dr. A.F. Hertz estava investigando os sons que os alimentos faziam ao passar pelo canal da alimentação, quando observou que na deglutição de líquidos o som era agudo e curto, coincidindo com a contração do músculo miloióideo e a elevação da laringe (Hertz, 1907).

Os médicos da década de 50 foram incentivados a usar a técnica para avaliar a deglutição faríngea nos pacientes com poliomielite bulbar. O monitoramento eletrônico dos sons da respiração no nível cervical também foi sugerido durante uma epidemia de poliomielite para reduzir a necessidade de traqueostomia (Scott, 1953). Talvez esta tenha sido uma das primeiras tentativas de monitoramento de pacientes à distância. Durante as três décadas seguintes, o interesse pela técnica ateve-se principalmente aos laboratórios, onde os pesquisadores tentavam definir com maior precisão os sons da deglutição.

Recentemente houve uma nova onda de interesse dos médicos por este procedimento não-invasivo, usado para contribuir nas avaliações clínicas dos pacientes com suspeita de disfagia orofaríngea. Experimentos com análise computacional dos sons da deglutição foram realizados por Vice et al. (1994) na Universidade de Maryland, por Takahashi, Groher, Mihi (1994) na Faculdade de Odontologia de Showa em Tóquio, e por McKaig e Stroud (1996) no Hospital Prince Charles, no País de Gales. Esses estudos demonstraram a utilidade dos sons digitalizados da deglutição para medidas de duração e de amplitude.

Equipamento

O Estetoscópio

O estetoscópio binaural moderno pode reunir os sons de interesse e levá-los aos ouvidos, de dois modos. O primeiro, por meio de uma simples abertura em forma de sino, que não mudou muito desde o instrumento original de Launch, e é especialmente útil para reunir sons de baixa freqüência. O segundo por meio de uma placa chata com um diafragma rígido, mantido na posição por um anel, que é capaz de selecionar sons de altas freqüências. Com qualquer um desses tipos de coletores, os sons são transmitidos pelo tubo ou tubos flexíveis para um par de tubos rígidos, colocados nos ouvidos com uma mola de tensão. Ponteiras de material flexível protegem o canal do ouvido dos tubos rígidos, formando um selamento acústico. Uma vez que ambos coletores de sons apresentam diferentes faixas de respostas de freqüência, elas são quase sempre incorporadas a um único corpo de instrumento que roda e abre a porta de entrada do som apenas à tubulação do coletor selecionado.

Para iniciar a ausculta cervical ou torácica, o clínico deve possuir um estetoscópio adequado. Há vários fabricantes que produzem enorme variedade de instrumentos. Alguns são mais adequados que outros, com diferentes propriedades acústicas. Felizmente, Hamlett, Nelson, Patterson (1990), na Universidade de Wayne State em Detroit, Michigan, investigaram alguns dos estetoscópios mais comuns disponíveis no mercado e publicaram um artigo comparando suas propriedades relativas.

Os nove estetoscópios comparados foram:

1. Littman Classic II*.
2. Littman Cardiology*.
3. Littman Cardiology II*.
4. Hewlett Packard, Spague-Rappaport com diafragma grande*.
5. Hewlett Packard, Spague-Rappaport com diafragma pequeno*.
6. g Harvey cabeça tripla, diafragma macio*.
7. Tycos Harvey cabeça tripla, diafragma com nervuras.
8. Allen Medical Series 5-RPS, tubo longo*.
9. Allen Medical Series 5-RPS, tubo curto.

* *Indica que o sino e o diafragma estavam disponíveis e foram avaliados.*

O grupo de Hamlet estabeleceu seis critérios, de "melhor" a "pior", de acordo com as características da resposta de freqüências do instrumento (Hamlet et al., 1990). Para as freqüências baixas, a avaliação observou a amplificação de freqüências bastante baixas, e a uniformidade de resposta nas freqüências médias a baixas. Os critérios (listados a seguir) deviam atender, de maneira cumulativa, a seguinte seqüência:

1. Amplificação dos sons abaixo de 100 Hz.
2. Atenuação < 10 dB na faixa de 100 - 700 Hz, com variabilidade limitada a 0 - 10 dB.
3. Atenuação < 15 dB na faixa de 100 - 700 Hz, com variabilidade limitada a 5 - 15 dB.

Para a faixa de freqüências mais altas, a avaliação enfocou a relativa falta de atenuação com as freqüências altas e, nas freqüências médias, a uniformidade das respostas. Esses critérios (listados a seguir) deviam atender, de maneira cumulativa, a seguinte seqüência:

1. Atenuação < 30 dB na faixa de 1800 - 3000 Hz.
2. Atenuação < 20 dB na faixa de 1000 - 1800 Hz.
3. Atenuação < 15 dB na faixa de 100 - 700 Hz, com variabilidade limitada a 5 - 15 dB.

A conclusão do grupo (Hamlett et al., 1990) foi que dentre os estetoscópios estudados os dois melhores para a ausculta dos sons da deglutição, de acordo com os critérios usados, foram o Littman Cardiology II e o Hewlett Packard Rappaport-Sprague (sino médio, diafragma pequeno). O segundo foi desenvolvido para uso pediátrico, mas pode ser adaptado para ausculta cervical; porém, não é tão eficiente para ausculta torácica de adultos, o que será discutido mais adiante, neste capítulo.

Em sua discussão, os autores destacaram o fato da audição humana ser mais sensível entre 2000 e 3000 Hz, caindo drasticamente abaixo de 1000 Hz. A maioria da energia sonora da deglutição encontra-se na faixa de 0 a 2000 Hz. Assim, sugerem o uso de formato de sino para uma ausculta optimal (Hamlett et al., 1990).

Os Microfones e Acelerômetros

Outra forma de reunir sons da deglutição dá-se pelo uso de um acelerômetro ou de várias configurações de microfones. O sinal desses equipamentos pode ser registrado para análise posterior, pode ser ouvido diretamente pelos fones ou pelo alto-falante para demonstração do exame ou ser usado como uma técnica de *biofeedback*.

Talvez a melhor explicação sobre os acelerômetros e os vários microfones usados para ausculta cervical tenha sido dada por Philip M. Kuhn no encontro anual "The Year in Cervical Auscutation", realizado no dia 26 de outubro de 1995 em McLean, Virgínia (Kuhn, 1995). Suas explicações estão resumidas a seguir:

Acelerômetros: um acelerômetro mede a superfície de vibração e possui uma ampla faixa de resposta de freqüências. Se um aparelho bem pequeno for colocado na pele do pescoço com uma fita adesiva de dupla face, irá transduzir os sons da deglutição registrando a vibração da pele. Funciona melhor se estiver oposto a uma estrutura rígida como a laringe descartando sons ambientais, captando apenas vibração da superfície.

Microfone de Cavidade: trata-se da combinação de uma cabeça em sino do estetoscópio acústico e de um microfone miniatura. A vantagem deste sistema está em que as características de audição são semelhantes às do estetoscópio acústico. O sinal pode também ser filtrado para obtenção de uma janela de resposta de freqüências necessárias para o clínico ou o investigador. As desvantagens estão no fato de o sistema ser mais sensível ao ruído ambiental e a freqüência ser limitada e desigual.

Microfone Gradiente: trata-se de um meio termo apropriado entre o acelerômetro e o microfone de cavidade. Um microfone *electret* miniatura é mantido no lugar com uma espuma reticulada. O aparelho é posicionado na pele com uma fita adesiva dupla face. A vantagem deste sistema está na ausência de ruído de superfície, uma vez que o aparelho é preso à pele e o microfone capta os sons da superfície por causa da taxa de aceleração muito baixa. Os sons ambientais são ignorados e a resposta está muita próxima dos limiares da audição humana.

Microfone de Contato: com este sistema há uma coleta direta de sons da superfície da epiderme pelo uso de elementos sem as camadas intervenientes de ar ou de outros materiais, assim como, com os acelerômetros, em que a resposta é abaixo da resposta de freqüências do equipamento, tornando-se um equipamento ideal para a coleta de dados. Desvantagem: os equipamentos são pesados e difíceis de prender na pele (Kuhn, 1995).

Colarinho de Ausculta: este sistema é o resultado de uma tentativa de combinar os melhores aspectos dos equipamentos usuais e formar um aparelho facilmente disponível para o clínico. Uma cabeça de diafragma de um estetoscópio é acoplada a um microfone *electret* com tubos de borracha cirúrgica pesada (figura 3). Como o equipamento é acoplado diretamente ao computador, a atenuação de freqüências baixas é compensada eletronicamente. A cabeça do estetoscópio é colocada no aspecto lateral do pescoço, sobre a cartilagem tireóide, com uma fita mole de velcro®. O tubo de borracha e a resposta de pressão gradiente do microfone eliminam praticamente todos os sons ambientais. A fita de velcro® mantém a cabeça do diafragma em firme contato com a pele, permitindo que as mãos fiquem livres. Este microfone apresenta uma curva de resposta linear baixa que o torna ideal para registrar os sons da deglutição (McKaig, 1995).

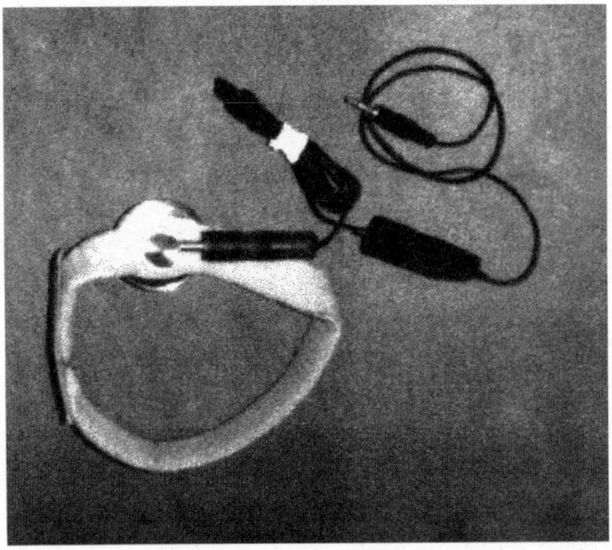

Figura 3. *Colarinho de ausculta.*

Equipamentos de Gravação

Há dois métodos básicos de gravação dos sons obtidos com o microfone eletrônico ou com os acelerômetros. O primeiro método é gravar o sinal com um gravador analógico e, posteriormente, digitalizar o sinal analógico com um computador ou sonógrafo. O segundo método é gravá-lo diretamente em um computador, onde este sinal original é registrado em formato digital. Cada um dos sistemas apresenta várias desvantagens. Muitos gravadores portáteis não têm uma boa resposta nas faixas de freqüências baixas, e os dados que interessam podem ser perdidos quando da transferência do sinal analógico para digital, ou de analógico para analógico. Mesmo os computadores do tipo *laptop* são um pouco grandes e apresentam algumas dificuldades quando usados no leito do paciente.

O Gravador: ao selecionar um gravador para registrar os sons da deglutição, deve-se considerar as especificações técnicas. Como os sinais de interesse estão localizados na faixa de freqüências baixas (de 0 a 2000 Hz) deve-se escolher o gravador com melhor resposta em freqüências baixas. Se for escolhido um gravador com resposta linear apenas em 1000 Hz, uma quantidade significativa de dados pode ser perdida. Além disso, se a gravação é reproduzida em um sonógrafo ou digitalizada em um computador, o som pode ser atenuado. Em alguns equipamentos não há uma linha de saída disponível, e um acoplamento de atenuação será necessário. Outra consideração é que a armazenagem do sinal no formato de fita pode perder a qualidade com o tempo e com as reproduções freqüentes.

Computador Pessoal: para digitalizar diretamente os sons no computador é necessário primeiro instalar uma placa de digitalização de sons. Há várias placas de sons disponíveis para computadores com boa resposta em freqüências baixas. Muitos computadores 486, e a maioria dos 586 (Pentiumâ), já vêm equipados com essas placas de som. Se o computador pessoal possuir um *drive* de CD ROM, muito provavelmente possuirá uma placa de som instalada. Quando a placa de som já está instalada deve-se apenas ligar o acelerômetro ou o microfone no encaixe de microfone e, com o *software* devidamente instalado, registrar os sons da deglutição. A vantagem da digitalização direta do sinal está no fato da qualidade digital ser superior; uma vez gravado o sinal, ele não se degrada por causa do meio em que foi registrado. Também é possível transmitir eletronicamente o sinal em um formato padrão para outros profissionais.

Onde Ouvir - Ausculta Cervical

Várias foram as sugestões dadas sobre o local de colocação do estetoscópio ou do microfone/acelerômetro para a obtenção da melhor resposta acústica. A região do pescoço é relativamente pequena e há uma quantidade significativa de atividade acústica ocorrendo constantemente. A maior parte da atividade é de natureza hidráulica, de vasos sangüíneos venosos e arteriais, do fluido cerebroespinhal, da deglutição freqüente de secreções, assim como de trocas gasosas em válvulas de restrição.

Todas essas atividades produzem sons discretos, que se transformam em sons que distraem a captação e não interessam para nossa investigação. Existe uma relação sinal/ruído em que conforme a redução do ruído, o sinal torna-se mais fácil de identificar. Um bom exemplo é ouvir o rádio do carro enquanto se dirige.

Quanto mais nos aproximamos da estação de rádio, mais intensa é a música (sinal) e menos estática (ruído) se ouve. Com a ausculta cervical há muito ruído competitivo, portanto o posicionamento do equipamento de captação do som no local onde a relação sinal/ruído é melhor é de extrema importância.

Takahashi et al. (1994) investigaram 24 pontos de posicionamento na parede lateral do pescoço. O **ponto [1]** é localizado no meio do osso hióide. Takahashi e seus colaboradores gravaram apresentações de bolos líquidos de 10 ml. Usaram um acelerômetro Teacâ 501 acoplado a um Sonógrafo Kayâ 5500 DPS por meio de um amplificador Teacâ SA-16.

Os pesquisadores confirmaram que o melhor local para a ausculta cervical era o **ponto [11]**, descrito como a borda lateral da traquéia imediatamente inferior à cartilagem cricóide. Este ponto foi escolhido por demonstrar a maior magnitude média e o menor desvio padrão da relação sinal/ruído. Os **pontos [4]** e **[5]** também foram considerados adequados à detecção dos sons da deglutição por sua baixa relação sinal/ruído. Não foram observadas diferenças entre os sexos. Em sua discussão, Takahashi considera que outros locais podem ser mais adequados à detecção de eventos fisiológicos específicos, como a respiração ou a aspiração, e também quando se trata de avaliação de crianças ou bebês (Takahashi et al., 1994).

Podemos concluir, a partir destes dados, que uma posição adequada do estetoscópio para a ausculta cervical seria a parte lateral da junção da laringe e a traquéia, anterior à carótida (figura 4). É claro que isto depende muito do tamanho do instrumento em relação ao tamanho do pescoço do paciente. Ao auscultar o pescoço de uma criança ou de uma paciente idosa pequena, a escolha de posicionamento é mais limitada do que em um homem adulto de grande porte.

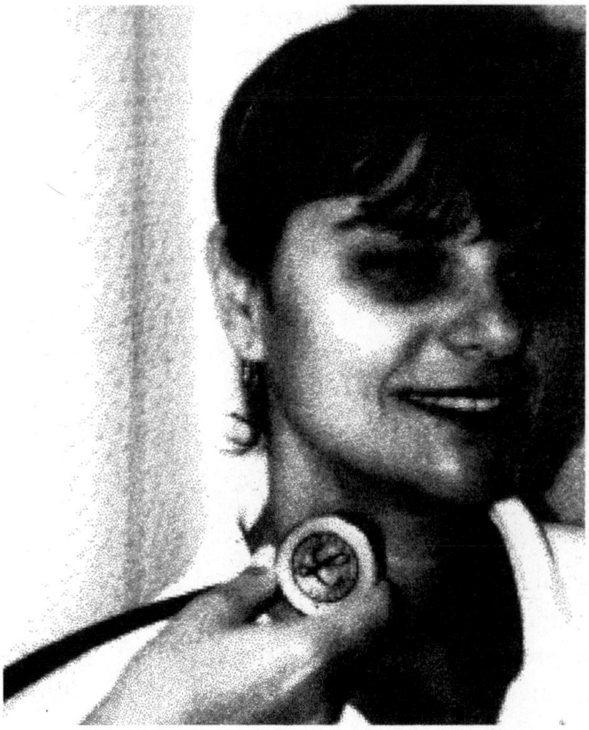

Figura 4. *Colocação correta do estetoscópio para ausculta cervical.*

O QUE OUVIR - AUSCULTA CERVICAL

Conforme mencionado anteriormente, há várias fontes sonoras na região da coluna cervical. O profissional deve escolher os sinais adequados, a partir dos quais pode estabelecer suas impressões diagnósticas. O uso do computador parece ser mais eficaz na seleção acústica. Em uma deglutição não-disfágica, em geral, há três sons marcantes quando o bolo passa para a faringe: dois cliques audíveis acompanhados de um sopro expiratório. Os profissionais que aplicam esta técnica também já identificaram uma grande variedade de outros ruídos estranhos, como gargarejos, espirros ou batidas secas, alguns deles ainda sem significado diagnóstico. No exame clínico tenta-se quantificar a duração da deglutição segundo os termos "lenta" ou "atrasada", mas sem pontos fixos de referência ou métodos válidos e confiáveis de medida, ou mesmo sem padrões de normalidade já conhecidos. O computador, capaz de digitalizar os sons e processar os ruídos produzidos pela deglutição em representações visuais de formato de onda, o que permite medidas exatas e, conseqüentemente, uma descrição mais precisa dos mesmos. É exatamente esta mudança para a visualização digital dos sons da deglutição que origina a necessidade de um léxico mais descritivo para se referir aos sons da deglutição como eventos acústicos (e agora visuais). Por exemplo, sugerimos o uso do termo **explosão** (*burst*) - usado pela primeira vez por Logan, Kavanagh, Wornall (1967) - para nomear os "cliques" da deglutição. Também usamos o termo **estertor crepitante** (*pop*) para identificar o ruído de freqüências altas que ocorre entre as explosões de cada deglutição (figura 5). Este fato de curta duração (em geral menos de 25 ms) pode ser útil como um marcador de tempo quando identificado através da análise de freqüências. Usando esses termos, desenvolvemos um sistema para descrever as diferentes apresentações da deglutição que observamos em nossas primeiras amostragens de ausculta cervical. Pudemos então descrever a deglutição usando um código abreviado, que descreve os componentes, tanto visualizados no computador por meio do gráfico da onda sonora quanto ouvidos na reprodução digital. O código para uma deglutição única de 10 ml é apresentado na figura 6.

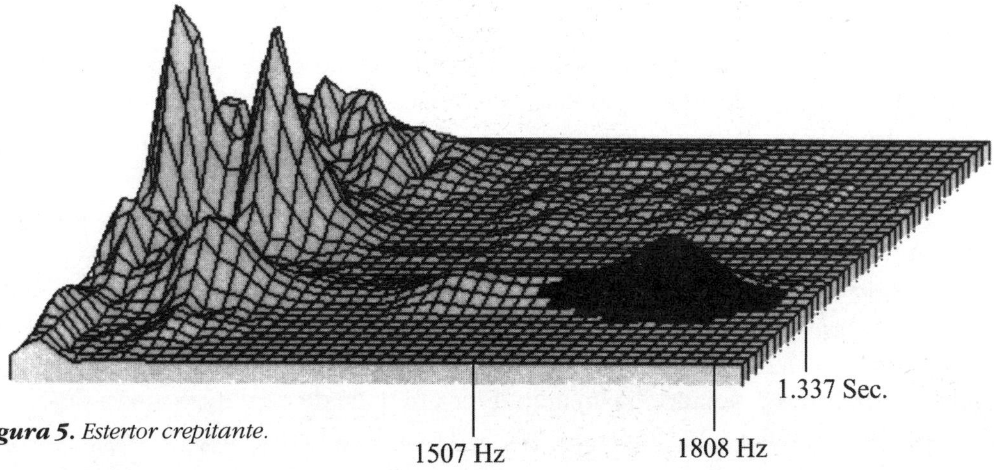

Figura 5. *Estertor crepitante.*

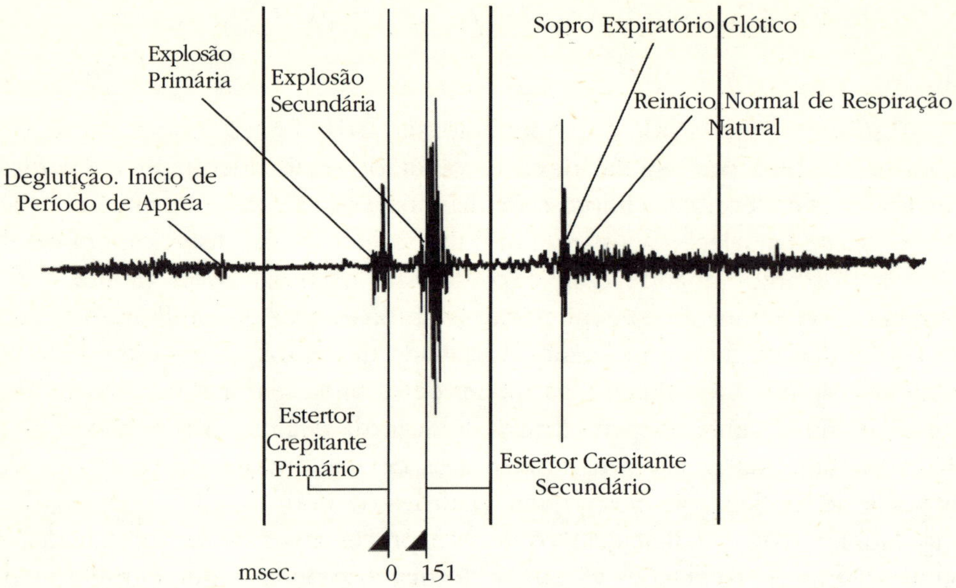

Figura 6. *Deglutição única de 10 ml.*

Na figura 6, o que deveria ser descrito como uma explosão dupla, estertor crepitante duplo, expiração glótica expiratória positiva, seria registrado no código como **2b2p+**. A variação de qualquer deglutição poderia ser (b - *burst* - explosão; p - *pop* - estertor crepitante):

2b2p+	duas explosões dois estertores crepitantes, positivo para expiração glótica
1b2p+	uma explosão dois estertores crepitantes, positivo para expiração glótica
1b1p+	uma explosão um estertor crepitante, positivo para expiração glótica
1b0p+	uma explosão nenhum estertor crepitante, positivo para expiração glótica
2b2p-	duas explosões dois estertor crepitante, negativo para expiração glótica
1b2p-	uma explosão dois estertores crepitantes, negativo para expiração glótica
1b1p-	uma explosão um estertor crepitante, negativo para expiração glótica
1b0p-	uma explosão nenhum estertor crepitante, negativo para expiração glótica

Para esta descrição padrão básica, adicionamos um outro critério para indicar a duração temporal da deglutição. Medimos a duração entre as explosões e a definimos como T (usando o estertor crepitante entre explosões, quando disponível, como um marcador de tempo). A duração do tempo entre as explosões, medida em milisegundos (T), é o enfoque central de nossa pesquisa atual. Ao usar o T como um código para duração entre as explosões, a figura 6 seria descrita como 2b2p+ T251. A partir deste ponto, pode-se começar a desenvolver o banco de dados necessário para definir a faixa de normalidade em termos de duração e de perfil acústico da deglutição (McKaig, 1996).

Assim, como esperado, há uma grande variedade de deglutições não-disfágicas e é bastante provável que muito do que se considera não-disfágico possa ser uma deglutição pré-disfágica. Ou seja, a deglutição de uma pessoa que pode estar predisposta à disfagia poderá, em um determinado momento, por uma pequena alteração, desencadear uma disfagia grave, enquanto em uma outra pessoa, a mesma alteração pode não causar qualquer problema.

Vamos agora retornar a discussão dos vários ruídos como gargarejos, espirros e batidas secas com significância diagnóstica ainda desconhecida. Muitos dos sons que já foram ouvidos e descritos são a base de impressões de penetração laríngea e de aspiração. A aspiração simples de um líquido fino pode ter o mesmo som de um último resto de água descendo pela pia. Um borbulhar sutil também pode ser auscultado durante a deglutição. Associamos esses sons com a liberação do ar subglótico durante a passagem de um bolo de líquidos finos. Já a presença de material nas pregas vocais após a deglutição, descrita como penetração com ou sem aspiração resulta em um estridor pós-deglutição, ou em uma fonação com som "molhado".

Na ausculta cervical é importante lembrar que estamos tentando formar uma idéia quase visual da deglutição. Aparentemente, é de grande importância atentar tanto para o *timing* da deglutição quanto para a identificação, ou não, de aspiração e penetração. Além do mais, o *timing* é específico a cada paciente, pois algumas pessoas têm uma deglutição que dura um total de 1 segundo, enquanto em outras pessoas dura 3 segundos, sem apresentar uma disfagia.

Na tentativa de expressar este *timing* relativo da deglutição, algumas medidas específicas da duração da deglutição foram feitas. Outra medida crítica é o período de apnéia da deglutição (dA – *deglutition apnea*), que seria o período em que a respiração é interrompida durante a deglutição. Quando observada, a duração do período de apnéia na deglutição pode ser medida e comparada ao valor T, formando a relação do tempo total da deglutição como T : dA. As medidas são feitas a partir do ponto de apnéia da deglutição até a liberação glótica expiratória pós-deglutição. Na figura 7, a área destacada representa o período de apnéia da deglutição. Para uma deglutição de 216.wav, o tempo é de 1.179 ms.

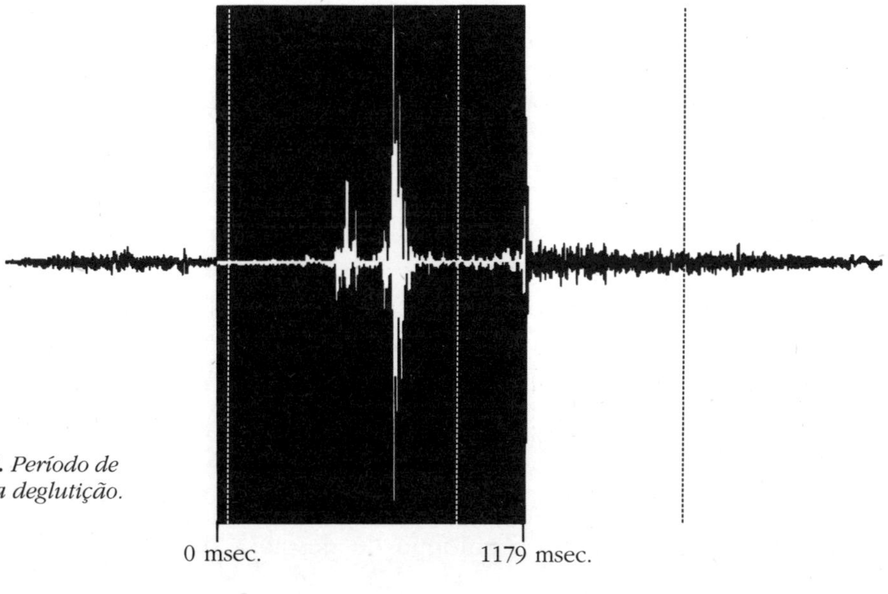

Figura 7. *Período de apnéia da deglutição.*

Colocando este valor na relação dA, o cálculo resultante será:

T : dA, onde T = 151 ms e dA = 1179 ms
151 : 1179
0,128 : 1

Pode-se argumentar que se a relação T : dA se aproxima de 1 : 1, o paciente está diante de um grande risco de aspiração.

Começamos a estabelecer a faixa da normalidade para o tempo de deglutição entre os estertores crepitantes de freqüências altas. Estima-se que 3000 deglutições normais devam ser coletadas a fim de descrever os dados normativos. Recentemente, deglutições de 260 pacientes não-disfágicos foram registradas por esse autor. A faixa etária desses pacientes era de 8 a 100 anos. Dividimos as deglutições em três grupos (tabela 1):

	Estertores Crepitantes	**0/30 Anos**	**30/60 Anos**	**60/100 Anos**
N	263	36	53	174
Sum	64078,49	8115,2	12949,74	43015,15
Mode	175,51	127,3	169,42	175,51
Max	470,39	344,85	470,39	425,85
Min	127,17	127,29	127,17	133,64
Median	223,95	225,42	217,78	236,01
Mean	243,64	225,42	244,33	247,21
Std. Div.	80,36	68,00	100,06	75,84
Ave. Div	64,94	58	79,66	62,11

Tabela 1. Distribuição do T médio em milissegundos.

1. A partir desta amostra inicial, notamos várias tendências: nos sujeitos entre 60-100 anos, o T médio é mais longo que nos sujeitos dos outros dois grupos.
2. Há uma grande variação (desvio padrão 80,36ms) na medida T entre explosões (deglutição).
3. Os Ts das deglutições não-disfágicas estão abaixo de 500 ms (0,5 s) para todos os grupos.

CAPACIDADE DE PREDIÇÃO E VALIDADE - AUSCULTA CERVICAL

Até o presente momento, o enfoque de pesquisa da ausculta cervical tem sido direcionado para sua capacidade de predizer aspiração corretamente. Estaria o clínico mais habilitado a prever uma aspiração ao incluir a ausculta cervical em sua avaliação clínica?

Há dois trabalhos de destaque abordando a capacidade de predizer aspiração, de Eicher et al. (1994) e de Zenner, Losinski, Russel (1995). No trabalho de Zenner e seus colaboradores, a predição da aspiração foi julgada por meio de uma avaliação clínica em 50 pacientes que haviam sido encaminhados com suspeita de disfagia orofaríngea. A idade média dos pacientes no grupo era de 66,6 anos. A avaliação clínica incluía ausculta cervical acompanhada de VFSS *(Video Fluoroscopy Swallow Study)*. A VFSS era realizada em uma média de 14,5 dias após a avaliação clínica. Neste estudo, os autores verificaram que, pelo uso da ausculta cervical na avaliação clínica, a aspiração traqueal podia ser prevista em 76% dos pacientes examinados. E posteriormente verificaram que sua capacidade de identificar a aspiração, conforme identificado pela VFSS, era de 0,842 (Zenner et al., 1995).

O grupo de Eicher, por outro lado, examinou 56 crianças com idade média de 48 meses. Esse estudo não explicitou quanto tempo existiu entre a avaliação clínica e a VFSS. Seus resultados demonstraram que conseguiram predizer de forma precisa 86% dos casos ao incluírem a ausculta cervical na avaliação clínica. O estudo conduzido por Dr. Eicher incluía um grupo controle, que consistiu de 27% das crianças encaminhadas para testagem. Este grupo controle recebeu a mesma avaliação clínica, sem ausculta cervical. O estudo demonstrou que essa avaliação clínica conseguiu melhorar em 19% sua capacidade de prever a aspiração ao usar a ausculta cervical (Eicher et al., 1994).

Os resultados semelhantes em ambos os estudos indicam que a ausculta cervical melhora a capacidade do profissional de predizer a aspiração e a penetração. A fim de avaliar a validade do procedimento, foi realizada uma comparação dos sons de uma única deglutição com a sua respectiva imagem fluoroscópica. Para tal, dois pesquisadores britânicos, A. Stroud e J. McHattie, desenvolveram um estudo exclusivo. Seus resultados foram relatados na reunião anual da *Dysphagia Research Society*, em 1996. Um estetoscópio transluzente para rádio foi preso ao pescoço do paciente durante o exame e J. McHattie fez a ausculta simultaneamente à VFSS mas sem observar o monitor ou o paciente. A. Stroud conduziu o estudo usando o protocolo padrão da VFSS. Comentários em relação a deglutição eram feitos somente após o auscultador julgar a deglutição. J. McHattie julgava a deglutição segundo sua percepção de aspiração ou de penetração. A precisão na predição da aspiração foi de 93% e na predição de penetração foi apenas um pouco menor. Somente uma vez, uma deglutição que parecia normal à VFSS foi identificada como alterada na ausculta. Neste caso havia resíduo de líquido nas pregas vocais, resultante de uma aspiração que havia ocorrido em uma deglutição anterior.

Os dados demonstram que a ausculta cervical pode ser um método válido, e com boa capacidade de previsão. Há muitas variáveis que devem ser consideradas, entre as quais estaria o instrumento que está sendo usado, o treinamento e a experiência do clínico ao realizar a ausculta.

ONDE OUVIR - AUSCULTA TORÁCICA

A fim de discutir o posicionamento do estetoscópio na ausculta torácica, é importante fazer uma revisão da anatomia torácica. Há cinco lobos nos pulmões, dois esquerdos e três direitos. Estes estão conectados à laringe pela árvore brônquica que se ramifica acima do coração. Os ramos para os três lobos da direita são praticamente retos em seu trajeto descendente, enquanto o do lado esquerdo forma um ângulo de quase 90 graus a partir da traquéia. Esses ramos continuam se dividindo em milhares de alvéolos ricos em capilares (figuras 8, 9 e 10). É nesse local que a hemoglobina do sangue troca o dióxido de carbono por oxigênio.

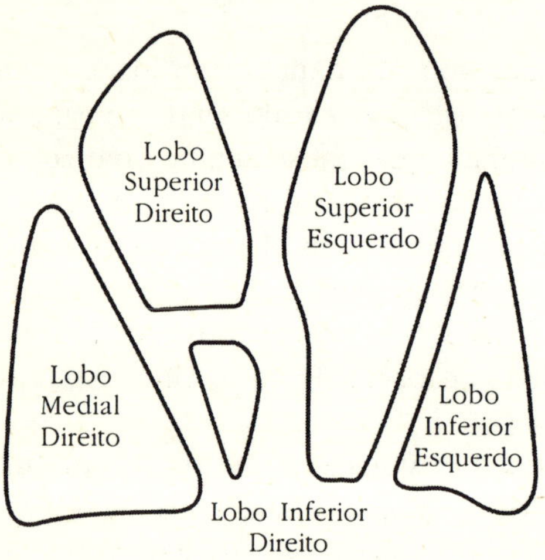

Figura 8. *Vista anterior dos pulmões.*

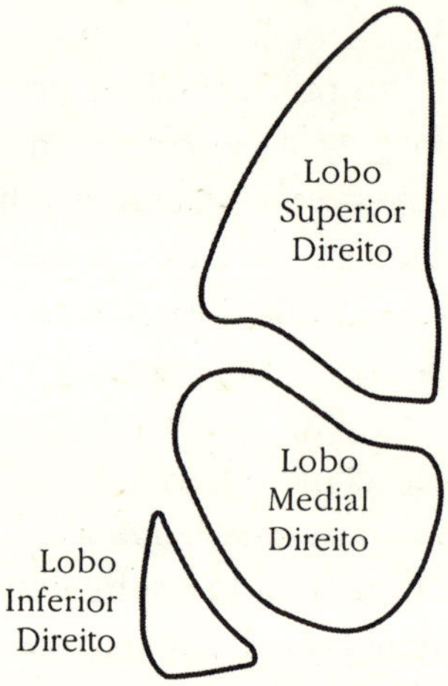

Figura 9. *Vista lateral dos pulmões.*

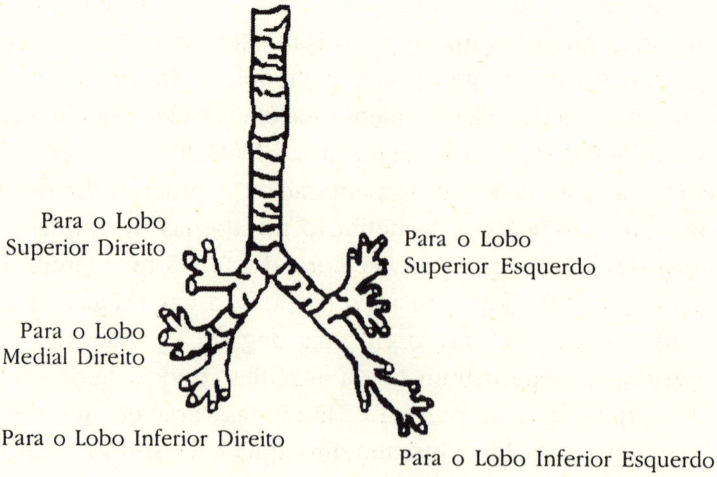

Figura 10. *Árvore brônquica – vista anterior.*

Ao auscultar o peito devemos considerar o sistema em pares, ouvir ambos os lados e comparar os sons da esquerda com os da direita, usando um padrão consistente. Pode-se começar no peito com o ápice direito, ápice esquerdo, lateral direta, lateral esquerda. Então pode-se passar para as costas do paciente para auscultar as bases da esquerda e da direita. O importante é ter um padrão consistente a ser seguido todas as vezes. É também importante que se coloque o diafragma do estetoscópio firmemente pressionado sobre a pele do paciente, e não sobre sua roupa. O clínico deve estar ciente de que se o paciente tem o peito ou as costas cobertos por muito pêlo (cabelo) isso pode causar uma falsa percepção dos sons. Deve-se tomar cuidado para segurar o estetoscópio de forma que os tubos de borracha não toquem nenhuma superfície.

O Que Ouvir - Ausculta Torácica

. estertor;
. roncos;
. sibilos;
. estertores crepitantes;
. estridores.

Mais uma vez, este capítulo não pretende fazer o clínico se tornar um *expert* em sons da respiração apenas com sua leitura. Nossa intenção é despertar os profissionais para diversos sons (alterados) dos pulmões a fim de poder melhor atender o paciente, estando alerta à condição respiratória e fazendo encaminhamentos quando necessário. Ao consultar outros profissionais sobre a situação do paciente, é interessante conhecer a terminologia correta para melhorar a comunicação entre os profissionais.

Alguns termos de acústica freqüentemente usados para descrever os sons da respiração são:

1. Vesicular: sons da respiração normal.
2. Estestores crepitantes roucos ou roncos: secreção em vias aéreas maiores.
3. Estestores crepitantes médios: secreção em vias áreas médias.
4. Estestores crepitantes finos ou estertores: secreção nos alvéolos.
5. Consolidação ou atelectasia: colapso dos alvéolos.
6. Sibilos: associados com obstrução brônquica.
7. Estridor inspiratório: associado com obstrução de vias áreas superiores.

Para esta ausculta, o som **vesicular** ou os sons da respiração normal são muito parecidos com o do vento soprando em uma caverna.

Estertor crepitante é um termo que veio substituir os termos mais antigos: estertor e ronco. Ao termo estertor crepitante são adicionados os qualificadores: fino, médio e rouco. **Estertor crepitante rouco** substitui o termo ronco que está associado à obstrução de vias áreas maiores por secreção. Em geral, o estetoscópio não é necessário para ouvi-los. São de freqüência mais baixa e contínua, presentes tanto na inspiração quando na expiração. Ao entrar no quarto do paciente e ouvir os estertores crepitantes roucos, deve-se consultar imediatamente o enfermeiro ou o terapeuta respiratório, pois talvez o paciente necessite ser aspirado antes de continuar com o tratamento. **Estertores crepitantes médios** são resultantes de secreção nas vias aéreas médias. **Estertores crepitantes finos**, também chamados de estertores, são resultantes da presença de fluidos nos alvéolos. O som assemelha-se ao ato de amassar papel celofane. Os estertores crepitantes são descontínuos e ouvidos apenas no ciclo inspiratório; os finos estão associados à pneumonia e são uma das razões para o fonoaudiólogo que trata de disfagia aprender a usar a ausculta torácica em seus pacientes.

As **consolidações ou atelectasias** são causadas pelo colapso dos alvéolos. Quando da ausculta praticamente nenhum som respiratório é ouvido nesta área. O fonoaudiólogo deve então discutir esse achado com o enfermeiro ou o terapeuta respiratório, pois o colapso pode ser um precursor de pneumonia.

Os **sibilos** são ouvidos na área brônquica, são de freqüência mais alta que os estestores crepitantes roucos ou os roncos, e pode ser ouvida no fluxo inspiratório ou expiratório. Freqüentemente é associada ao broncoespasmo, mas também pode ter sua origem na obstrução de vias aéreas. Se isto ocorrer quando o paciente estiver se alimentando, consulte imediatamente o enfermeiro ou o terapeuta respiratório.

O **estridor inspiratório** é ouvido na área laríngea. Trata-se de uma respiração ruidosa ou sibilante nas freqüências médias e altas ouvida durante o ciclo inspiratório. Se agudo, especialmente quando surge subitamente durante a alimentação, pode indicar uma obstrução nas vias aéreas. O fonoaudiólogo deve imediatamente tomar as devidas medidas, estabelecidas no seu protocolo.

A complicação respiratória mais comum resultante da disfagia é a pneumonia por aspiração. Essa ocorre pela inalação de material durante a alimentação, após a alimentação devido ao refluxo do conteúdo do estômago, ou ainda por aspiração de grandes quantidades de secreção orofaríngea. Na maioria dos casos a pneumonia por aspiração desenvolve-se no lobo inferior direito, isto em virtude da gravidade e da estrutura da árvore brônquica. Entretanto, o posicionamento do paciente pode ter efeitos sobre a localização da pneumonia. Pacientes com paresia ou paralisia no lado esquerdo do corpo tendem à rotação no mesmo lado. Isto muda o posicionamento das estruturas e permite que o material migre para o lobo inferior esquerdo. A pneumonia por aspiração é causada pelo crescimento bacteriano do material aspirado. Essa aspiração aparece como infiltração e normalmente vista nos Raios-X de tórax. A ausculta da pneumonia por aspiração progride desde a consolidação ou atelectasia até estestores crepitantes finos.

Resumo

Há muito tempo a ausculta torácica tem sido considerada uma prática aceitável, tendo suas raízes na medicina pulmonar. Aprender esta arte e combiná-la com a aplicação de uma ausculta cervical pode aumentar muito a capacidade do clínico de diagnosticar e tratar o paciente disfágico. Coletar e medir os sons da respiração e da deglutição exige equipamentos específicos. Apesar de um estetoscópio simples e barato também ser adequado, os estudos mostram que obtendo características ideais das freqüências na resposta do estetoscópio pode melhorar muito a habilidade dos clínicos no uso das técnicas. Há várias opções de coleta eletrônica dos sinais acústicos, mas também distintas opções de equipamentos de captação, e vários métodos de gravação do som para análise posterior. A gravação eletrônica dos sons da deglutição permite que o clínico analise a duração e o *timing* relativo da deglutição. Essas medidas podem ser comparadas antes e depois das intervenções terapêuticas para avaliar se o paciente melhorou, o que permite ao clínico incorporar metas terapêuticas com resultados mensuráveis em seu plano de tratamento.

A ausculta cervical pode prever uma possível aspiração (74% a 86% de predição correta), e é válida para identificar a aspiração (+93% de precisão na identificação). Mas, seria a ausculta cervical um teste válido para a competência da deglutição? Se a pergunta se refere à ausculta cervical como único instrumento para diagnóstico, a resposta é não. A ausculta cervical é mais um instrumento clínico que pode fornecer dados sobre o tratamento da disfagia.

A ausculta torácica é uma parte importante no trabalho com disfagia. O fonoaudiólogo deve aprender a arte e a prática da mesma, se não, será como o mecânico que nunca aprendeu a dirigir carro: nunca saberá se o conserto foi eficaz ou não. Se o clínico vai tratar um distúrbio com impacto no sistema respiratório, deve saber como avaliar as mudanças neste sistema.

REFERÊNCIAS BIBLIOGRÁFICAS

EICHER, P.PS; MANNO, C.J.; FOX, C.A.; KERWIN, M.E.- Impact of cervical auscultation on accuracy of clinical evaluation in predicting penetration/aspiration in pediatric population minute second workshop on cervical auscultation. 1994. p. 28-321.

HAMLET, S.L.; NELSON, R.J.; PATTERSON, R.L.- Interpreting the sounds of swallowing; fluid flow through the cricopharyngeus. *Ann. Otol. Rhinol. Laryngol., 99*:749-52, 1990.

HERTZ, A.F.- The passage of food along the human alimentary canal. *Guy's Hospital Reports, 61*:389-427, 1907.

KUHN, F.- A review of sensing devices for cervical auscultation minute third workshop on cervical auscultation. 1995. p. 1-10.

MCKAIG, T.N.- *Computer assisted cervical auscultation.* Minute First Workshop on Cervical Auscultation, 1995. p. 11-4.

MCKAIG, T.N. & STROUD, A.- The comparison of swallowing sounds with simultaneously recorded fluoroscopic imaging. ANNUAL MEETING OF THE DYSPHAGIA SOCIETY, 5. 1996. p. 29.

SCOTT, F.D.- The laryngeal microphone as an aid to treatment of bulbar poliomyelitis. *Brit. J. Med., 10*:1416, 1953.

STROUD, A & MC HATTIE, J.- To evaluate the reliability of auscultation for the detection of aspiration. ANNUAL MEETING OF THE DYSPHAGIA SOCIETY, 5. 1996. p. 31.

TAKAHASHI, K.; GROHER, M.E.; MIHI, K.- Methodology for detecting swallowing sounds. *Dysphagia, 9*:54-62, 1994.

VICE, F.L.; BOSMA, J.F.; GRAY, W.C.; ROSEN, J.; DEMPSEY, J.E.; MARTIN, V.R.- *Cervical auscultation of feeding in adults.* University of Maryland, School of Medicine, 1994. (video and handbook)

ZENNER, P.M.; LOSINSKI, D.S.; RUSSELL, H.M.- Using cervical auscultation in the clinical dysphagia examination in long-term care. *Dysphagia, 10*:27-31, 1995.

BIBLIOGRAFIA CONSULTADA

BOSMA, J.F.- Evaluation and therapy of impairments of suckle and transitional feeding. *J. Neurol. Rehab., 4*:79-84, 1990.

BOSMA, J.F.- *Listening and looking ahead.* Minute First Workshop on Cervical Auscultation, 1992. p. 63.

GROHER, M.E.- *Use of CA in feeding impaired persons.* Minute First Workshop on Cervical Auscultation, 1992, pp 26-29

Capítulo 12

Avaliação Videofluoroscópica das Disfagias

Maria Inês Rebelo Gonçalves
Maria Lúcia Nascimento Vidigal

Introdução

Há alguns anos o fonoaudiólogo tem assumido um papel fundamental na realização e na análise das avaliações clínica e videofluoroscópica dos pacientes portadores de disfagia. Isto ocorreu principalmente por ser ele o profissional responsável pela reabilitação funcional da deglutição desses pacientes. Durante a realização do videodeglutograma, cabe ao fonoaudiólogo não apenas observar as dificuldades apresentadas pelo paciente, mas também, e fundamentalmente, orientar as diversas manobras facilitadoras, posturais, de proteção das vias aéreas e de limpeza dos recessos faríngeos. Tais manobras auxiliam muito na reabilitação do paciente, até mesmo na determinação do tipo de alimentação mais adequado e seguro para cada caso. É importantc ressaltar que a reabilitação do paciente disfágico envolve profissionais de diversas áreas afins. O objetivo deste capítulo é discutir a avaliação videofluoroscópica das disfagias, desde suas indicações e contra-indicações até alguns métodos de análise.

Histórico da Avaliação da Deglutição

A primeira descrição da utilização de uma técnica radiográfica para o estudo da deglutição foi realizada em 1898 (Cannon & Moser, 1898). Nesse estudo os autores ofereceram a animais: ganso, gato, cachorro e cavalo, várias consistências de alimento contendo subnitrato de bismuto, observando, então, a passagem do bolo pelo esôfago. E, embora os autores afirmassem ser difícil de obter a imagem de uma deglutição humana, eles foram capazes de observar a deglutição de uma criança de 7 anos, sendo os primeiros a identificar diversos problemas, antes mesmo que a deglutição humana fosse retratada fielmente através de imagem radiológica (Perlman, Lu, Jones, 1997).

Depois de alguns anos, Mosher (1927) descreveu a deglutição normal de um colega e a deglutição observada em pacientes disfágicos, com radiografias organizadas em ordem de seqüência das ações.

Com o advento da cinefluorografia, a dinâmica da deglutição pôde ser observada de modo mais acurado, e é atualmente um método de avaliação reconhecido por muitos autores. Com a possibilidade de se gravar as avaliações em fita de vídeo, a videofluorografia tornou-se o método mais utilizado para a análise dos componentes de todas as fases da deglutição (Perlman et al., 1997).

A videofluoroscopia recebe diferentes denominações, a saber: deglutição de bário modificada (Logemann, 1983), teste de reabilitação da deglutição e estudo dinâmico da deglutição (Leonard & Kendall, 1997), podendo também ser denominado estudo diagnóstico da deglutição, avaliação funcional da deglutição, estudo videofluoroscópico da deglutição, avaliação videofluoroscópica da deglutição orofaríngea e deglutição de biscoito, entre outros. Adotamos o termo videodeglutograma com acompanhamento fonoaudiológico ou análise videofluoroscópica da deglutição.

Indicações e Contra-Indicações

O principal objetivo deste exame é determinar se o paciente pode alimentar-se, de modo seguro, por via oral, se apresenta condições de suprir suas necessidades nutricionais e de hidratação básicas, ou se é necessária a indicação de meios alternativos de alimentação. Ele é importante para o esclarecimento da presença de aspiração ou microaspiração, especialmente quando há alteração do reflexo de tosse (aspiração silenciosa), e. também para a verificação do resultado das manobras facilitadoras posturais e de limpeza de recessos faríngeos, assim como para a escolha da consistência de alimento mais adequada ao paciente. Este procedimento é indicado a pacientes com distúrbios neurológicos, do trato digestivo, submetidos à cirurgia de cabeça e pescoço ou que apresentem queixa de dificuldade à deglutição.

O videodeglutograma não é indicado a pacientes que na avaliação clínica apresentem sinais claros da existência de aspiração em grande quantidade (como, por exemplo, presença de secreção endotraqueal e resíduo alimentar). Também não é indicado a pacientes que apresentem comprometimento respiratório grave, reflexo de tosse comprometido, ausência do reflexo faríngeo, nível de consciência rebaixado e instabilidade clínica importante. Muitas vezes a avaliação videofluoroscópica é adiada, aguardando-se a melhora do estado geral do paciente.

Realização

A avaliação videofluoroscópica inclui a observação dinâmica das estruturas associadas à deglutição durante as fases preparatória, oral, faríngea e esofágica. Deve-se esclarecer que a avaliação da fase esofágica não é de responsabilidade do fonoaudiólogo, embora um exame esofágico detalhado possa ser realizado concomitantemente. É importante ressaltar a necessidade de realizar este procedimento da maneira mais breve possível, para se limitar o período de exposição do paciente à radiação, especialmente quando realizado em pacientes jovens.

Equipamentos

O exame deve ser realizado em sala blindada de Raios-X, com equipamento radiológico (escopia) acoplado a um videocassete quatro cabeças super VHS, com dispositivo para verificação da imagem quadro a quadro e em câmera lenta, visando o máximo acuro na captação. São também necessários um videomonitor, um microfone e um gerador de tempo:

1. **Videomonitor:** com resolução necessária para qualidade super VHS e controle de redução da figura.
2. **Microfone**: permite ao examinador saber o que o paciente está deglutindo, que tipos de instrução estão sendo dadas e quais dificuldades estão sendo experienciadas durante o procedimento.
3. **Gerador de tempo:** fundamental para medidas temporais, como a duração da fase preparatória oral, do disparo do reflexo faríngeo, do trânsito faríngeo, da abertura do esfíncter faringoesofágico, da elevação da laringe, do trânsito esofágico, entre outras, podendo oferecer a informação em centésimos ou milésimos de segundos.

Procedimento

Antes do início do procedimento propriamente dito, é ideal que o paciente seja submetido à anamnese e avaliação clínica específicas e detalhadas, cujas informações nos auxiliarão na realização do exame. A anamnese nos fornece dados sobre a presença de engasgos, pigarros e tosses freqüentes, impossibilidade ou dificuldade à deglutição, sensação de "alimento parado na garganta", pneumonias de repetição e refluxo nasal e gastroesofágico. A avaliação fonoaudiológica nos fornece dados sobre a comunicação e estado geral do paciente, importantes para auxiliar na localização da lesão.

Usualmente o exame é realizado com o paciente sentado, nas posições látero-lateral e ântero-posterior. É importante ressaltar que se deve realizar o exame na posição habitual de alimentação do paciente e com a utilização de próteses dentárias, caso ele as utilize.

Inicialmente faz-se uma tomada da imagem com o paciente em repouso, visando a calibração. A seguir inicia-se o protocolo de deglutição, quando é oferecido bário nas consistências líquida, líquida engrossada, pastosa e sólida. O bário em consistência líquida é oferecido nas quantidades 1 ml, 3 ml, 5 ml, 10 ml e na quantidade máxima suportada pelo paciente. Para se obter a consistência líquida engrossada, mistura-se bário líquido ao iogurte; a consistência pastosa é obtida misturando-se gelatina e pasta de bário na consistência de purê, que devem ser oferecidas na quantidade média de 2,5 ml. A consistência sólida é obtida pela da mistura de bário pasta com biscoito.

O paciente é orientado para manter o contraste na cavidade da boca até que haja a solicitação para deglutir; desta forma é possível observar se há perda prematura do alimento em direção à faringe. Muitas vezes uma quantidade mínima de contraste já é suficiente para um diagnóstico correto (Rossato, Wrightson, Donosil, 1977; Schultz et al., 1979; Logemann, 1983), especialmente quando há comprometimento respiratório e já se sabe que o paciente apresenta aspiração. Nestes casos, uma maior quantidade de contraste poderia causar sérias complicações.

De acordo com o desempenho do paciente em cada consistência oferecida são realizadas manobras facilitadoras: posturais, de proteção das vias aéreas e/ou de limpeza.

Vantagens e Desvantagens da Videofluoroscopia

Quanto às vantagens, podemos citar: análise dinâmica, precisa e imediata da deglutição, antes, durante e após o disparo do reflexo faríngeo, em diversas posições; baixo custo; procedimento não-invasivo. Como os dados são registrados em vídeo, podem ser posteriormente analisados, quadro a quadro, e mensurados objetivamente num programa computadorizado.

Quanto às desvantagens: exposição à radiação; utilização do contraste bário que, por apresentar moléculas grandes, se aspirado, não é absorvido pela corrente sangüínea; não ser um exame adequado à avaliação de anormalidades estruturais, tais como, hiperemias, tumores, etc.; estar limitado a 30 quadros por segundo. A videofluoroscopia também não é o exame mais indicado para a avaliação funcional da laringe, quando a complementação com a nasofaringolaringoscopia torna-se ideal.

MÉTODOS DE ANÁLISE - INTERPRETAÇÃO DOS RESULTADOS

A análise do videodeglutograma deve ser realizada de modo quantitativo e qualitativo, considerando-se todas as fases da deglutição.

Quanto à análise qualitativa, apontamos a seguir algumas observações relativas a cada fase. Vale a pena ressaltar que a análise qualitativa é realizada pela observação do exame, sem quaisquer outros recursos associados, na tentativa de se encontrar a(s) causa(s) da dificuldade. Durante o tratamento, outras causas podem se tornar evidentes. Cabe ao radiologista a interpretação de alterações estruturais de qualquer natureza.

FASE PREPARATÓRIA

Visão Lateral: observar o posicionamento e a capacidade de retenção do alimento na cavidade da boca; capacidade de formação do bolo; ocorrência de perda prematura do bolo; queda de alimento no sulco anterior e/ou lateral.

Visão Ântero-Posterior: observar os movimentos mastigatórios; a lateralização do alimento e presença de resíduos em sulcos laterais.

FASE ORAL

Visão Lateral: verificar o contato língua x palato duro; força propulsora da língua; redução da movimentação ântero-posterior da língua; movimentos ondulatórios linguais repetidos; descontrole do bolo, resultando em perda prematura; atraso do início da deglutição ou tempo de preparação oral prolongado; protrusão lingual para iniciar a deglutição; resíduos nos sulcos laterais e/ou anterior, no soalho da boca, na língua e no palato duro; adequado fechamento velofaríngeo; deglutição "pausada"; tempo de trânsito oral.

Visão Ântero-Posterior: verificar a adequada oclusão dentária; capacidade de lateralização do bolo; adequada trituração do alimento; presença de resíduo no sulco lateral ou soalho da boca; capacidade de manter um bolo coeso.

FASE FARÍNGEA

Visão Lateral: observar o tempo de trânsito faríngeo; presença do reflexo da deglutição; penetração nasal; formação de pseudo-epiglote; eversão da epiglote; presença de osteófitos cervicais ou de acalasia do cricofaríngeo ("barra"); onda da parede posterior da faringe; movimentação do hióide e da laringe; resíduo na valécula, na entrada da via aérea ou dos seios piriformes; necessidade de múltiplas deglutições; presença de penetração laríngea ou aspiração antes, durante ou após o disparo do reflexo da deglutição.

Visão Ântero-Posterior: verificar o resíduo em valécula e/ou seios piriformes uni ou bilateralmente; aspiração antes, durante ou após a deglutição; movimentação das pregas vocais.

Fase Esofágica

Visão Lateral: observar a presença de fístula traqueoesofágica, acalásia do cricofaríngeo ("barra"), divertículo de Zenker, incoordenação do cricofaríngeo e refluxo gastroesofágico.

Visão Ântero-Posterior: observar a presença de refluxo gastroesofágico.

Em relação à análise quantitativa, podem ser realizadas medidas de tempo, deslocamento e área (Leonard & Mackenzie, 1997), descritas a seguir:

Tempo: as medidas de tempo podem ser realizadas desde que o equipamento esteja acoplado a um gerador de tempo, que fornece dados temporais em centésimos ou até em milésimos de segundos, dependendo do tipo de equipamento empregado. O tempo de trânsito oral e faríngeo, de modo amplo ou então por partes, além da duração da abertura do segmento faringoesofágico, podem ser medidos.

Deslocamento: tais medidas incluem o deslocamento máximo do hióide e da laringe e o grau de abertura do segmento faringoesofágico.

Área: as medidas de área incluem a área da faringe durante o repouso e também em sua máxima constrição durante a deglutição da maior quantidade de bolo. A relação entre estas duas medidas fornece informações quanto à limpeza faríngea após a deglutição.

Manobras Facilitadoras, Posturais, de Proteção e Limpeza

As manobras facilitadoras e posturais são de grande valia na reabilitação do paciente disfágico, já que parte do treino de retomada da alimentação por via oral será baseado naquelas que se mostraram efetivas durante o exame. É importante ressaltar que a chave para o sucesso de uma manobra está na seleção da postura específica que se ajuste à anatomia e fisiologia do indivíduo (Logemann, 1993).

Dentre as manobras posturais, podemos citar:

Cabeça Abaixada

Essa posição estreita significativamente a entrada da via aérea e empurra a base da língua e a epiglote para trás, em direção à parede posterior da faringe (Welch et al., 1993). Nos casos de atraso no disparo do reflexo faríngeo a cabeça abaixada aumenta a proteção, pelo estreitamento da entrada da via aérea inferior e pelo aumento do espaço valecular. Desta forma a probabilidade do material deglutido permanecer na valécula antes do disparo do reflexo se eleva, reduzindo-se assim o risco de aspiração. Auxilia ainda nos casos de fechamento laríngeo não efetivo durante a deglutição, pois a epiglote afasta o alimento da entrada da via aérea. E, quando há retração da base da língua, a mesma é empurrada em direção à parede posterior da faringe.

Tal postura não é indicada para pacientes com redução da constrição faríngea ou controle lingual reduzido. Também não é efetiva para a eliminação da aspiração em casos de atraso na fase faríngea, se o alimento atinge os seios piriformes. Deve-se ressaltar que pacientes que apresentem quadro de demência, problemas mentais, estado cognitivo rebaixado, etc., não são bons candidatos à realização de manobras voluntárias.

Cabeça para Trás

Essa posição facilita a drenagem gravitacional do alimento em direção à faringe e melhora a velocidade do tempo de trânsito oral em pacientes com controle lingual reduzido ou submetidos à remoção parcial da língua (Logemann, 1983). A postura de cabeça abaixada pode ser combinada à postura de cabeça para trás nos casos em que não há controle do bolo na cavidade da boca. Nestes casos, o paciente é solicitado a colocar o alimento na cavidade da boca com a cabeça abaixada e a seguir é instruído a jogar a cabeça para trás quando se sentir pronto para iniciar a deglutição. Tal combinação previne o escape prematuro do alimento para a faringe antes do disparo do reflexo. Para evitar a aspiração antes do disparo do reflexo com a cabeça para trás, o paciente é instruido para fechar inicialmente sua via aérea de modo voluntário por meio da manobra de deglutição supraglótica e, a seguir, a inclinar a cabeça para trás. Desta forma, com a via aérea ocluída antes do início da deglutição, o alimento não será aspirado (Logemann, 1993).

CABEÇA VIRADA PARA O LADO COMPROMETIDO

Com a rotação da cabeça para um lado fecha-se o seio piriforme do mesmo lado (Kirchner, 1967; Logemann et al., 1989). Os pacientes que apresentam fraqueza faríngea unilateral ou paralisias, beneficiam-se da manobra de virar a cabeça para o lado paralisado, direcionando o alimento para baixo pelo lado oposto ou não comprometido. A rotação da cabeça promove também uma pressão externa no nível da prega vocal, em direção ao lado para o qual o paciente "vira". Tal pressão externa sobre a prega vocal comprometida faz com que esta seja movida em direção à linha média, melhorando o fechamento da via aérea (Logemann, 1993). Também se beneficiam desta manobra pacientes com redução do fechamento glótico, como na fraqueza laríngea unilateral ou paralisia, ou ainda pacientes que se submeteram a laringectomias parciais, especialmente as unilaterais, como, por exemplo, as hemilaringectomias.

CABEÇA VIRADA E ABAIXADA

Em geral, tal combinação leva ao melhor fechamento da via aérea nos casos de coaptação deficiente das pregas vocais em virtude de uma paralisia da prega vocal, uma vez que a rotação da cabeça empurra a prega vocal comprometida em direção à linha média e distancia o bolo do lado comprometido da laringe, enquanto que a postura de cabeça abaixada promove um estreitamento da dimensão da entrada da via aérea. Alguns pacientes podem se beneficiar desta combinação, embora possam não se beneficiar delas quando realizadas isoladamente.

CABEÇA INCLINADA PARA O LADO NÃO COMPROMETIDO

Esta posição faz com que o alimento se direcione para baixo, pelo mesmo lado, tanto na cavidade da boca quanto na faringe. Auxilia pacientes com disfunção unilateral da língua associada a desordens faríngeas (Logemann, 1993). A cabeça já deve estar inclinada quando o alimento é colocado na boca. Caso contrário, o alimento irá em direção ao lado comprometido.

INCLINAÇÃO CORPORAL LATERAL OU PARA TRÁS

Pacientes que aspiram o resíduo alimentar, ou seja, os que aspiram após a deglutição, podem se beneficiar desta manobra. Tais pacientes muitas vezes apresentam redução da peristalse faríngea ou redução da elevação laríngea sem aumento da quantidade de resíduo após sucessivas deglutições. Se há aumento da quantidade de resíduo após sucessivas deglutições, o paciente apresentará aspiração, independentemente das manobras posturais adotadas. Os pacientes que se beneficiam quando deglutem deitados são aqueles que aspiram após a deglutição (em virtude da permanência de resíduo após o ato de deglutir), e essa aspiração ocorre pelo efeito da gravidade, cuja direção é alterada, mantendo o alimento nas paredes da faringe. É fundamental certificar-se de que os pacientes que serão submetidos a esta manobra não apresentem refluxo gastroesofágico ou qualquer outro distúrbio gástrico ou esofágico, para que não ocorra o retorno do alimento à faringe.

Dentre as manobras voluntárias de proteção das vias aéreas citamos:

Deglutição Supraglótica

Seu principal objetivo é o fechamento laríngeo, antes e durante a deglutição, evitando a aspiração (Logemann, 1983). O paciente deve seguir as seguintes instruções: inspirar e prender a respiração; ocluir seu traqueostoma (se houver); deglutir; tossir imediatamente após a deglutição. O paciente deve ser orientado a realizar o treino com saliva antes de iniciar o treino com alimentos, e o fonoaudiólogo, especialmente durante a realização do videodeglutograma, deve manter as instruções verbais para auxiliar o paciente. Tal manobra pode não ser suficiente em determinados casos, como numa laringectomia parcial extensa ou numa paralisia bilateral das pregas vocais em abdução.

Deglutição Supraglótica Estendida ou *Dump Swallow*

Indicada para pacientes que apresentem grave redução da mobilidade ou do volume linguais por ressecções cirúrgicas de cabeça e pescoço. Em tais casos observa-se pouco ou nenhum trânsito oral, fazendo com que o paciente necessite ingerir uma maior quantidade de líquido para enviar o alimento da boca para a faringe, com cabeça estendida, através da ação da gravidade. Para esta manobra o paciente deve seguir as seguintes instruções:

1. Colocar 5 a 10 ml de líquido na boca.
2. Prender a respiração.
3. Ainda prendendo a respiração, colocar a cabeça para trás, enviando o líquido como um todo para a faringe.
4. Deglutir duas, três ou quantas vezes forem necessárias para limpar a maior quantidade de líquido possível, ainda prendendo a respiração.
5. Tossir.

Com o aumento da confiança e da eficiência, o paciente pode ingerir até 30 ml de uma vez, em cinco a seis deglutições sucessivas. Esta técnica permite ao paciente com grave comprometimento lingual ingerir uma quantidade significativa de calorias num curto período de tempo.

Deglutição Super-Supraglótica

Tem por objetivo fechar voluntariamente, antes e durante a deglutição, a entrada da via aérea, pela rotação da cartilagem aritenóide anteriormente direcionada à base da epiglote. A elevação laríngea aproxima a cartilagem aritenóide da superfície posterior da epiglote. São dadas as seguintes instruções aos pacientes:

1. Inspire e prenda sua respiração bem "forte".
2. Mantenha sua respiração presa e faça força, como durante a defecação, enquanto você deglute.

O esforço excessivo auxilia na rotação anterior da aritenóide e no fechamento da entrada da via aérea. Esta manobra beneficia pacientes com redução do fechamento da entrada da via aérea, particularmente os submetidos a uma laringectomia supraglótica. Em tais casos, a cartilagem aritenóide é rodada para a frente, para fazer contato com a base da língua. Nestes pacientes, ou em indivíduos com anatomia normal, esta manobra auxilia a retração da base da língua e a rotação anterior da aritenóide.

Manobra de Mendelsohn

Tem como principal objetivo melhorar a elevação laríngea, a duração e o grau de abertura do segmento faringoesofágico durante a deglutição. Nos casos em que o paciente apresenta baixo nível de consciência ou dificuldades motoras, o fonoaudiólogo realiza esta manobra elevando a laringe do paciente com a mão, estimulando a deglutição e auxiliando na abertura do segmento faringoesofágico. Se o paciente tem possibilidade de realizar a manobra por si só, deve seguir as seguintes instruções:

1. Elevar sua laringe com (ou sem) o auxílio da mão.
2. Mantê-la elevada até o término da deglutição.

As manobras voluntárias de limpeza dos recessos faríngeos incluem:

Intercalar Deglutição de Sólidos com Líquidos

Auxilia os pacientes que apresentam uma quantidade excessiva de resíduo na faringe após a deglutição e que não deglutem subseqüentemente a saliva, ou pacientes em que as deglutições repetidas de saliva não auxiliam na limpeza do resíduo da faringe. É oferecido ao paciente líquido intercalado com sólido durante o exame para se avaliar seu efeito na limpeza da faringe. A manobra pode ser repetida até que o resíduo seja eliminado.

Deglutição com Esforço

Tem por objetivo aumentar o movimento posterior da base da língua e melhorar a limpeza do bolo na valécula. É dada a seguinte instrução ao paciente: tente deglutir forte, contraindo os músculos da boca e da garganta com força durante toda a deglutição.

Deglutições Múltiplas

Solicita-se ao paciente que degluta várias vezes seguidas, principalmente em casos em que se observa que há abertura reduzida do segmento faringoesofágico, permitindo a passagem de pequenas quantidades de alimento por deglutição.

Estalos de Lábios Protraídos

Auxilia, pelo estiramento da musculatura facial e do pescoço, a movimentação do resíduo presente na valécula. Orienta-se o paciente a protrair os lábios e estalá-los diversas vezes com força, e a deglutir em seguida.

Lateralização da Cabeça

Estimula a movimentação do resíduo presente nos seios piriformes e a abertura do segmento faringoesofágico. O paciente é instruído a lateralizar a cabeça para ambos os lados, várias vezes, e a deglutir a seguir.

Emissão de Fonemas Guturais

Estimula a movimentação da base da língua e da faringe, proporcionando a movimentação do resíduo presente na valécula. O paciente é orientado a emitir a sílaba "ri ri ri" diversas vezes e a deglutir em seguida.

Escarro

O paciente é orientado a fazer o movimento de escarrar, com o som gutural característico, e a deglutir a seguir. Tal manobra auxilia a retirada do resíduo da entrada da via aérea e/ou dos seios piriformes. Pela força com que a manobra é realizada, por vezes o paciente consegue trazer o bolo até a cavidade da boca, podendo expeli-lo.

Valsalva Modificado

Tal manobra facilita a movimentação do resíduo presente nos seios piriformes. O paciente é instruído a:

1. Inclinar cabeça para trás.
2. Inflar as bochechas e soprar com esforço (criando uma pressão intra-oral negativa).
3. Deglutir em seguida.

Reabilitação Fonoaudiológica

A avaliação videofluoroscópica auxilia muito a reabilitação fonoaudiológica da deglutição dos pacientes disfágicos, pois permite a observação das dificuldades apresentadas pelo paciente e das manobras facilitadoras e de limpeza que são mais efetivas para ele e, que, com a escolha das melhores consistências, fornece as diretrizes iniciais para a reabilitação. Em alguns casos é interessante realizar uma nova videofluoroscopia, 2 a 3 meses após o início da fonoterapia, para o acompanhamento e direcionamento do caso.

Atendimento a Populações Especiais

Fazem parte das populações especiais aquelas em que são necessárias modificações específicas na avaliação videofluoroscópica para que possam ser obtidas as informações adequadas à deglutição do paciente. Fazem parte deste grupo: bebês e pacientes com traumatismos cranioencefálicos; adultos ou crianças com retardo mental ou de desenvolvimento, ou com paralisia cerebral e demais desordens do movimento; pacientes dependentes de ventilação mecânica, com traumatismos raquimedulares; pacientes imobilizados com vários tipos de aparelhos; pacientes com apraxia oral e redução do estado de consciência; pacientes neurológicos e os submetidos à cirurgia de cabeça e pescoço.

REFERÊNCIAS BIBLIOGRÁFICAS

CANNON, W.B. & MOSER, A.- The movements of the food in the oesophagus. *Am. J. Physiol.*, *1*:435-44, 1898.

KIRCHNER, J.A.- Pharyngeal and esophageal dysfunction; the diagnosis. Minnesota, *Minnesota Med.*, *50*:921-4, 1967.

LEONARD, R. & KENDALL, K. (eds.)- *Dysphagia assessment and treatment planning; a team approach*. San Diego, Singular Publishing Group, 1997. 308 p.

LEONARD, R. & MACKENZIE, S.- Dynamic swallow study; instrumentation and measurements techniques. *In:* LEONARD, R. & KENDALL, K.- (eds.)- *Dysphagia assessment and treatment planning; a team approach*. San Diego, Singular Publishing Group, 1997. p. 127-60.

LOGEMANN, J.A.- *Evaluation and treatment of swallowing disorders*. San Diego, College-Hill Press, 1983. 249 p.

LOGEMANN, J.A.- *Manual for the videofluorographic study of swallowing*. Austin, Pro-Ed, 1993. 170 p.

LOGEMANN, J.A.; KAHRILAS, P.; KOBARA, M.; VAKIL, N.- The benefit of head rotation on pharyngeal dysphagia. *Arch. Phys. Med. Rehab.*, *70*:767-71, 1989.

MOSHER, H.P.- X-ray study of movements of the tongue, epiglottis and and hyoid bone in swallowing, followed by a discussion of difficulty in swallowing caused by retropharyngeal diverticulum, postcricoid webs and exostoses of cervical vertebrae. *Laryngoscope*, *37*(4):235-62, 1927.

PERLMAN A.L.; LU, C.; JONES, B.- Radiographic contrast examination of the mouth, pharynx and esophagus. *In:* PERLMAN, A.L. & SCHULZE-DELRIEU (eds.)- *Deglutition and its disorders*. San Diego, Singular Publishing Group, 1997. p. 153-99.

ROSSATO, R.; WRIGHTSON, P. DONOSIL, R.- Swallow; a test of laryngeal protection. *Surg. Neurol.*, *17*:24, 1977.

SCHULTZ, A.; NIEMTZOW, P.; JACOBS, S.; NASO, F.- Dysphagia associated with cricopharyngeal dysfunction. *Arch. Phys. Med. Rehab.*, *60*:381-6, 1979.

WELCH, M.W.; LOGEMANN, J.A.; RADEMAKER, A.W.; KAHRILAS, P.J.- Changes in pharyngeal dimensions effected by chin tuck. *Arch. Phys. Med. Rehab.*, *74*:170-7, 1993.

202 DISFAGIAS OROFARÍNGEAS

Capítulo 13

Reabilitação Fonoaudiológica da Disfagia em Pós-Operatório de Cirurgia de Cabeça e Pescoço

Ingrid Gielow

O câncer ou tumor é uma massa constituída pela multiplicação desorganizada de células atípicas de um tecido, ou seja, sem a estrutura conhecida. Conforme apresente ou não tendência a estender-se, a fazer metástases e a recidivar após a ablação, pode ser maligno ou benigno.

O tratamento de tumores que envolvem a cavidade oral ou a laringe pode envolver cirurgia, radioterapia ou os dois procedimentos associados. Em alguns casos, como tratamento coadjuvante para controlar o processo metastático, pode-se aplicar a quimioterapia, mas tanto a cirurgia quanto a radioterapia podem comprometer a deglutição. O objetivo desse capítulo é explanar a abordagem fonoaudiológica destes casos quanto à avaliação e aos procedimentos de reabilitação.

Os principais tipos de cirurgias com impacto na deglutição são os que envolvem ressecção de tumores de lábios, de soalho de boca, mandíbula, língua e laringe - neste caso, principalmente as laringectomias parciais horizontais supraglóticas. Ao avaliar as desordens ocasionadas na deglutição, devemos considerar o tipo e a extensão exata da ressecção, bem como a natureza da reconstrução utilizada.

Considerações básicas sobre a deglutição normal, necessárias para entender os aspectos que discutiremos a seguir, encontram-se no Capítulo 1. Inicialmente serão comentados os princípios gerais da reabilitação dos transtornos da deglutição após as cirurgias envolvendo a cavidade oral e, posteriormente, após as laringectomias.

PRINCÍPIOS GERAIS DA TERAPIA DE DEGLUTIÇÃO EM PÓS-OPERATÓRIO DE TUMORES DA CAVIDADE ORAL

Apesar de os tumores de cavidade oral constituírem apenas 4% dos cânceres em homens e 2% em mulheres, suas conseqüências e implicações na qualidade de vida do paciente podem ser sérias, envolvendo potencialmente a deglutição e a comunicação (Casper & Colton, 1993).

Na fase oral da deglutição, a mastigação pode ser prejudicada pela dificuldade da língua em lateralizar o bolo alimentar na cavidade oral, do mesmo modo que a condução do bolo alimentar pode estar comprometida. Essas dificuldades são geralmente decorrentes da sutura da língua no soalho da boca, da extensão da ressecção ou de uma paresia total ou parcial da língua, ocorrida após a manipulação cirúrgica do nervo hipoglosso.

A redução ou atraso no disparo do reflexo de deglutição na fase faríngea pode ocorrer pela manipulação, ressecção e/ou pelo reposicionamento das estruturas da região da base dos pilares palatoglossos, a qual é responsável pelo disparo do reflexo. Isso geralmente determina a aspiração de líquidos, alimentos ou até da própria saliva. Aspiração é um termo genérico referente à entrada de material na laringe, passando pelas pregas vocais e penetrando no trato respiratório (Longemann, 1983). Uma vez aspirado o material, o reflexo de tosse, que raramente é afetado pelas cirurgias em questão, levará o paciente a tossir até expelir o que foi aspirado. Para tanto, também são necessários controles laríngeo e respiratório adequados. O problema da ocorrência de aspiração freqüente é a possibilidade do material aspirado chegar aos pulmões e causar pneumonia, o que não é desejável, particularmente no período pós-operatório. Além disso, a aspiração de um alimento sólido mal mastigado, por exemplo, pode causar a obstrução de parte das vias aéreas.

Para evitar a aspiração, o esforço das regiões recém-suturadas e a contaminação das mesmas pelo depósito de alimentos, em geral, após as cirurgias de tumores da cavidade oral, os pacientes permanecem com sonda nasogástrica, que consiste em um delgado tubo introduzido pelo nariz, faringe e esôfago, chegando ao estômago, por onde serão alimentados até que tenham condições de ingerir alimentos sem riscos. Muitas vezes a retirada da sonda só ocorre com o auxílio da terapia fonoaudiológica.

Outra conduta freqüente após essas cirurgias é a traqueostomia provisória, ou seja, a criação cirúrgica de um orifício na traquéia, na altura da base do pescoço, de tamanho suficiente para permitir uma respiração livre. Para manter o traqueostoma aberto, utiliza-se uma estrutura tubular de metal, a cânula. Com tal procedimento, além de se garantir uma via aérea permeável, sem riscos de eventuais obstruções por causa de edemas pós-operatórios, tenta-se prevenir os danos de possíveis aspirações, pois com uma abertura abaixo do nível das pregas vocais fica mais fácil expulsar o material aspirado (Perlman & Schulze-Delrieu, 1997). Entretanto, nem sempre a traqueostomia é positiva para o controle da aspiração. Por fixar a traquéia no pescoço, reduz a movimentação vertical da laringe durante a deglutição, o que é fundamental para que ocorra seu fechamento pela epiglote. Em geral, após as cirurgias de tumores de cavidade oral, o traqueostoma é temporário, e assim que o paciente começa a deglutir sem aspirar intensamente, já pode ser fechado. É importante lembrar que, para o traqueostomizado falar, é necessário ocluir o traqueostoma, para que o fluxo aéreo pulmonar passe pelas pregas vocais e permita a fonação. Em casos de aspiração persistente, uma das possíveis condutas é colocar no traqueostoma uma cânula com *"cuff"*, ou seja, um tubo com uma dilatação que impede a passagem do material aspirado. Entretanto, se a aspiração for muito intensa, incompatível com a sobrevivência do paciente, a conduta é interromper a via aérea com uma laringectomia total.

Nos casos submetidos à radioterapia, é possível que ocorra fibrose ou hipertonia da região do esfíncter faringoesofágico e/ou do esôfago, dificultando o trânsito do bolo alimentar até o esôfago pela redução da amplitude dos movimentos peristálticos. A região da articulação temporomandibular também pode sofrer os efeitos da radioterapia, dificultando a abertura da mandíbula.

A orientação pré-operatória é extremamente benéfica ao paciente e à sua família. Alertá-los e esclarecê-los quanto a possíveis problemas com a deglutição no pós-operatório ajuda a reduzir o impacto emocional diante do problema consumado. Sabendo que há um profissional disponível para ajudá-lo nessas circunstâncias, o paciente tende a ficar menos deprimido e mais disposto a colaborar com sua reabilitação.

O processo terapêutico propriamente dito deve ser iniciado quando o cirurgião afirmar que não há mais riscos à cicatrização, o que geralmente ocorre entre 10 a 15 dias após a cirurgia. As condições orais e da deglutição devem ser rigorosamente avaliadas, examinando-se as condições anatômicas, funcionais e as respostas sensoriais do paciente. Os reflexos de tosse e de deglutição devem ser observados, bem como a presença de qualquer sinal de aspiração. Se houver necessidade, a videofluoroscopia é o exame ideal para se observar as disfunções nas fases da deglutição, e deve ser realizada, se possível, durante a ingestão de líquido, de alimentos pastosos e sólidos, contrastados com bário (leite, iogurte e bolacha, por exemplo). Nos casos em que ocorre aspiração, sua observação também é possível com a nasofibroscopia. Durante esse exame, o paciente deve ingerir os alimentos nas diferentes consistências, dentro de suas possibilidades. Não é possível visualizar o que ocorre na laringe no instante da deglutição, pois a epiglote não permite, mas, imediatamente depois, podemos observar se existem vestígios de material aspirado na laringe. Sugere-se que os alimentos líquidos e pastosos sejam coloridos para facilitar a percepção da ocorrência ou não de aspiração. Uma boa coloração é o azul oferecido por corantes vegetais para decoração de bolos, que podem ser adicionados às substâncias a serem ingeridas.

A terapia da deglutição nos casos pós-cirurgias da cavidade oral inicia-se, em geral, com exercícios oromotores para favorecer o controle muscular necessário à deglutição (Longemann, 1983). O programa de terapia deve ser adaptado às necessidades e possibilidades de cada caso, podendo incluir diversos procedimentos sugeridos a seguir.

Exercícios Envolvendo Mobilidade de Língua para Facilitar a Lateralização e a Condução do Bolo Alimentar

Exercícios tradicionais de mobilidade de língua, envolvendo lateralização, protrusão, retração, vibração e estalos são favoráveis aos processos de lateralização e condução do bolo alimentar, evidentemente respeitando as limitações anatômicas pós-cirúrgicas. Quando o movimento está muito custoso ou difícil, pode ser induzido passivamente, pelo auxílio de uma espátula. O aumento da mobilidade da língua também se reflete na melhora da inteligibilidade da fala do indivíduo.

Movimentação da Mandíbula para Minimizar Dificuldade de Abertura da Boca

Nos casos em que ocorre remoção de parte da mandíbula ou da musculatura associada, ou em casos submetidos à radioterapia na cavidade oral, pode ocorrer a restrição dos movimentos mandibulares. Os efeitos da radioterapia na movimentação da mandíbula podem ser minimizados com a movimentação passiva, induzida por pequenos movimentos rítmicos e rápidos de abertura e fechamento da mandíbula, realizados com os dedos polegar e indicador segurando o queixo do paciente. O movimento lateral da mandíbula, regido pelos músculos pterigóideos também deve ser estimulado, inicialmente de forma passiva, seguido da ativa, se possível.

Menegotto et al. (1991) observaram que o trabalho de estimulação ativa e passiva de toda a musculatura orofacial, envolvida na mastigação de uma paciente submetida à hemilaringectomia, propiciou o aumento da abertura de mandíbula e importante redução no desvio lateral ocorrido durante a abertura e fechamento da mesma.

Exercícios de Controle do Bolo Alimentar

Para que a língua remanescente ou com dificuldade de movimentação se adapte às necessidades de controle do bolo alimentar na cavidade oral, o treino pode ser feito inicialmente com um pedaço de garrote com um fio dental transpassado. O fio deve ficar para fora da cavidade oral, auxiliando na indução da lateralização do garrote e no aprimoramento de tal controle.

Exercícios para Estimular o Disparo do Reflexo de Deglutição

Como referido anteriormente, a redução ou o atraso no disparo do reflexo de deglutição podem ocorrer pela manipulação, ressecção e/ou pelo reposicionamento das estruturas da região da base dos pilares palatoglossos. Para estimulá-lo, pode-se utilizar um espelho de laringologista número 0 ou, como alternativa econômica, que o próprio paciente pode utilizar em casa, um pequeno boleador de metal (objeto que consiste em uma haste longa com uma esfera na ponta, encontrado em casas de artesanato, utilizado para modelagem). O instrumento de estimulação deve estar gelado - daí ser chamada de estimulação térmica - e tocar suavemente a região da base dos pilares palatoglossos. (figura 1). Esse rápido e suave contato deve ser repetido 5 a 10 vezes seguidas. Os pilares podem ser estimulados separadamente, num primeiro momento, e simultaneamente a seguir. O terapeuta deve estar atento à presença dos sinais do reflexo, como a contração dos músculos do véu palatino e a elevação da cartilagem tireóide; é possível que durante a estimulação seja desencadeada uma deglutição inesperada. Em casa, a estimulação deve ser realizada 4 ou 5 vezes ao dia, até que o disparo do reflexo esteja adequado.

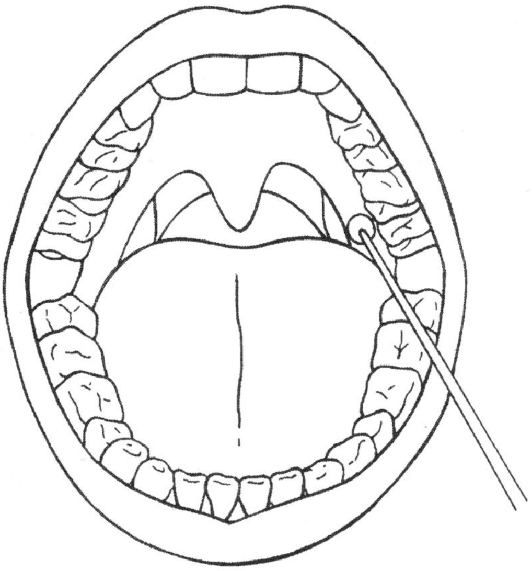

Figura 1. *Estimulação do reflexo de deglutição na base do pilar palatoglosso.*

Quando o paciente está com sonda nasogástrica, após a estimulação ele deve ser orientado a realizar deglutições secas, sem líquido. A observação dos movimentos de elevação da cartilagem tireóidea, que pode ser sentida por palpação da região (figura 2), indica se o reflexo foi disparado. Se o paciente tolera a ingestão de um pouco de material, pode-se iniciar a introdução de pequena quantidade de líquido, sempre gelado, para potencializar o disparo do reflexo, e colorido, para facilitar a percepção da ocorrência de aspiração. Para começar, o líquido deve ser introduzido após 5 a 10 estimulações do pilar palatoglosso, com uma pipeta ou seringa longa e estreita. A seringa deve tocar a região estimulada anteriormente e despejar o líquido assim que se observar o primeiro sinal de contração muscular. O terapeuta deve indicar o momento exato da deglutição com um comando do tipo "já". Manobras de proteção das vias aéreas inferiores, que serão discutidas a seguir, podem ser associadas à deglutição.

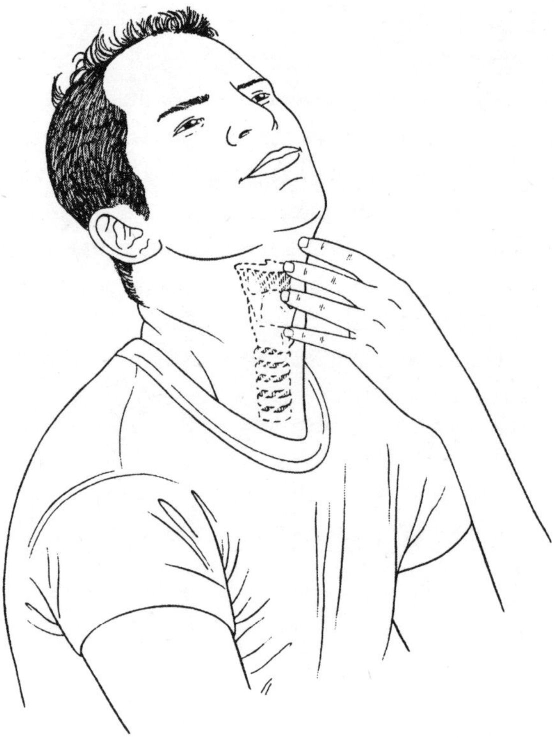

Figura 2. *Posicionamento dos dedos durante o exame da deglutição: dedo indicador na região submandibular, dedo médio sobre o osso hióide e dedos anular e mínimo sobre a laringe.*

À medida que o reflexo da deglutição passa a ser disparado adequadamente, a quantidade de líquido administrada pode ir aumentando, bem como a consistência dos alimentos. É importante manter a estimulação dos pilares até que se tenha certeza da eficiência do disparo do reflexo. A reabilitação pode ser lenta e, por vezes, limitada. De acordo com o tipo de cirurgia, não será possível ao paciente ingerir alimentos sólidos, o que deve ser cuidadosamente avaliado pela equipe que atende ao caso. Por exemplo, um indivíduo que apresenta a língua suturada no soalho da boca ou totalmente ressecada não terá condições de lateralizar e conduzir o bolo alimentar, reduzindo a possibilidade de mastigação e deglutição de sólidos. Nos casos em que a aspiração não consegue ser controlada em nenhuma consistência alimentar, a conduta pode chegar a ser uma laringectomia total para interromper a comunicação da cavidade oral com a via aérea, como referido anteriormente.

Manobras para Promover a Proteção Voluntária das Vias Aéreas Inferiores

A promoção da proteção voluntária das vias aéreas inferiores pode ser propiciada pelas seguintes técnicas:

1. Exercícios preparatórios: técnicas de favorecimento da coaptação das pregas vocais, como a técnica de empuxo, que consiste na realização de movimentos de braços simultâneos à fonação, com o traqueostoma, caso exista, ocluído, e a técnica de deglutição incompleta sonorizada, quando se solicita ao paciente que ao iniciar o ato de deglutir emita uma seqüência de sons sonoros, como "bam, bem, bim, bom, bum" (Behlau & Pontes, 1995).
2. No processo de deglutição: manobra da deglutição supraglótica, na qual o paciente deve inspirar, prender a respiração, deglutir e tossir imediatamente após a deglutição.

Seleção da Consistência Alimentar Mais Adequada às Condições do Paciente

Para selecionar a melhor consistência dos alimentos a serem introduzidos, é necessário saber as condições dos controles oral, laríngeo e faríngeo do paciente. Geralmente, quando há dificuldades no controle oral, o desempenho é melhor com alimentos líquidos e pastosos pouco espessos; quando ocorre atraso no disparo do reflexo, consistências mais espessas, como a do purê de batatas, costumam ser mais favoráveis; pacientes com redução da peristalse faríngea e dificuldades no mecanismo de abertura do esfíncter faringoesofágico beneficiam-se com líquidos; quando há insuficiência do fechamento laríngeo, as consistências espessa e sólida são mais adequadas. A seleção deve ser cuidadosa, considerando a combinação das eventuais desordens que possam ocorrer.

Identificação da Melhor Posição do Alimento na Cavidade Oral

A melhor posição do alimento na cavidade oral é na região de maior sensibilidade e função da cavidade oral. Sendo líquido, quanto mais posterior a introdução, com o uso de seringas ou pipetas, melhor costuma ser a resposta à deglutição. Quando a mobilidade de língua está muito comprometida, os alimentos pastosos podem ser introduzidos posteriormente com uma espátula ou colher com cabo longo.

Identificação da Postura que Mais Favorece a Deglutição

A postura da cabeça pode ser de grande auxílio na reabilitação das desordens da deglutição. O paciente pode apresentar dificuldade no controle dos movimentos da língua e, conseqüentemente, no controle do bolo alimentar na cavidade oral, ou pode ocorrer que parte do bolo deslize para a faringe antes de iniciar o reflexo de deglutição (aspiração prévia). Nesses casos, deve-se introduzir o alimento com a cabeça fletida para baixo; assim, quando o paciente estiver pronto para iniciar a deglutição, após a adequação do bolo na cavidade oral, ele deve fletir a cabeça para trás, auxiliando a drenagem da cavidade oral para a faringe (figura 3). Essa técnica é segura para os pacientes que apresentam os controles laríngeo e faríngeo normais.

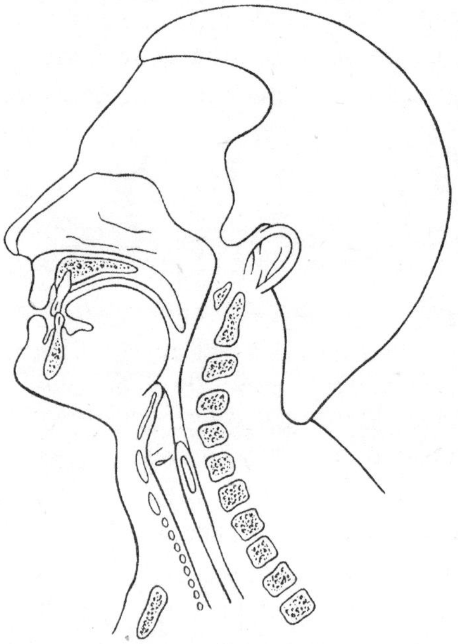

Figura 3. *Posição da cabeça estendida posteriormente, eliminando o espaço valecular e facilitando a drenagem da cavidade oral para a faringe.*

Nos casos em que existe atraso no disparo do reflexo de deglutição, ou ressecção de parte da laringe, pode ser uma manobra auxiliar manter a cabeça do indivíduo fletida para baixo, pois assim aumenta-se o espaço valecular (figura 4). Nessa posição, resíduos alimentares deverão permanecer depositados sobre a valécula, tempo suficiente para facilitar o desencadear do reflexo, e desviar o material das vias aéreas inferiores, por causa da proteção oferecida pela epiglote.

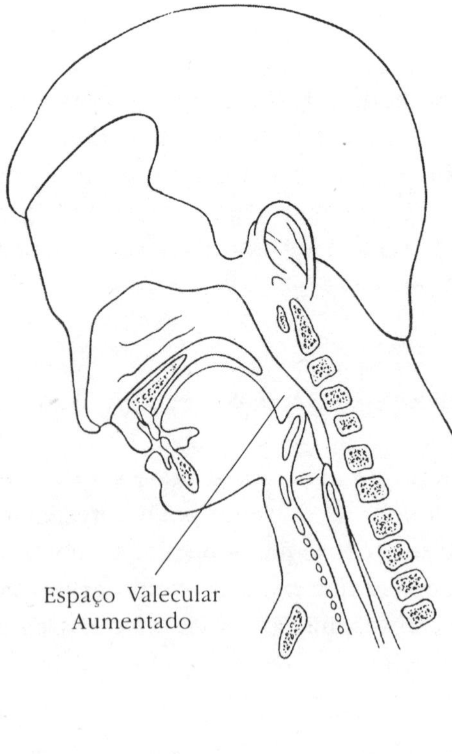

Figura 4. *Posição da cabeça para baixo, aumentando o espaço valecular.*

O paciente pode apresentar hemiparesia de língua, ou redução da função oral com envolvimento ipsilateral da faringe. Assim sendo, o fato de inclinar sua cabeça para o lado não comprometido, antes de introduzir o alimento na cavidade oral, deve resultar no direcionamento do mesmo para esse lado, o qual provavelmente não oferecerá dificuldades na condução do bolo alimentar (Longemann, 1983). É importante raciocinar quanto à melhor postura a ser adotada antes de iniciar o treino da deglutição, diminuindo assim os riscos de aspiração.

Limpeza da Faringe após a Deglutição

Após a deglutição, a eventual permanência de resíduos no trato digestivo, pela dificuldade de condução do bolo alimentar, pode provocar aspiração tardia. Passada a deglutição, a laringe não se encontra mais protegida, e o resíduo alimentar, com auxílio da força da gravidade, pode deslocar-se, penetrando na laringe. Para evitar que isso ocorra, sugere-se ao paciente ingerir água após a deglutição ou realizar no mínimo três deglutições secas seguidas, o que auxilia a limpeza dos resíduos da faringe.

Evidentemente, cada caso requer um raciocínio particular. A seguir, serão comentados os impactos e abordagens específicos de cada tipo de ressecção envolvendo a cavidade oral.

1. **Tumores de lábios:** o procedimento cirúrgico pode envolver os lábios parcial ou totalmente, dependendo da extensão do tumor. No caso das cirurgias parciais, a interferência na deglutição é mínima, pois a musculatura remanescente logo compensa a dificuldade de vedamento labial decorrente da remoção de parte dos lábios. Já nos casos mais extensos, a dificuldade de vedamento labial é significativa, determinando, por vezes, escape de saliva e alimentos. A dificuldade da mobilidade da região perioral também determina alterações nas emissões de sons plosivos bilabiais (/p, b/) e de outros sons que envolvem aproximação labial (/m, ó, ô, u/).

   A terapia proposta para estes casos é baseada em exercícios que envolvem a sensibilidade e a mobilidade da musculatura remanescente, na tentativa de compensar as funções comprometidas, como o controle de saliva na cavidade oral. Para melhorar a inteligibilidade da fala, sugerimos o trabalho com exercícios de sobre-articulação, como fala ou leitura com uma espátula ou rolha entre as arcadas dentárias e seqüências de sílabas sobre-articuladas, como "pataca", "badaga", "fassaxa", "vazaja". Finalmente, o paciente deve ser orientado a monitorar a manutenção de um padrão de fala com maior clareza articulatória.

2. **Ressecções do soalho da boca:** nesse tipo de cirurgia, o paciente tem removidas a margem superior da mandíbula e parte do soalho da boca, podendo ter comprometida parte da língua (figuras 5.1 e 5.2). A fase oral da deglutição pode encontrar-se comprometida, mas sem interferência na fase faríngea, pois

a ressecção cirúrgica não se estende à região posterior da cavidade oral ou da faringe (Longemann & Bytell, 1979). As alterações variam de discretas a severas, dependendo do grau de comprometimento da língua.

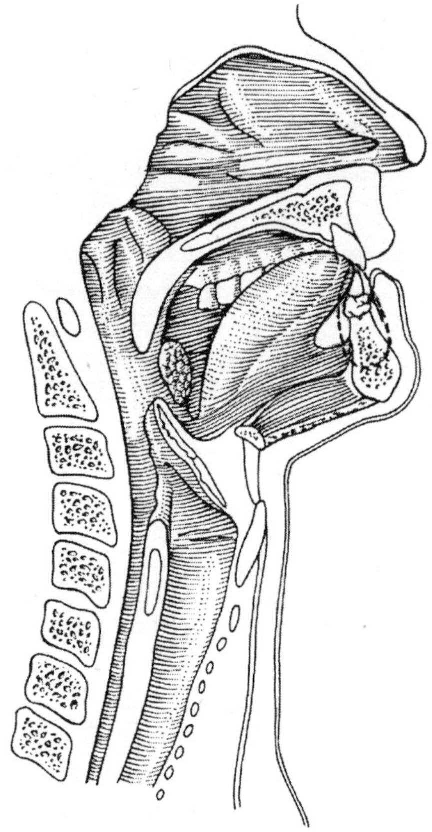

Figura 5.1. *Vista lateral da cavidade oral indicando a extensão da ressecção de um tumor que envolve a margem superior da mandíbula e o rebordo alveolar.*

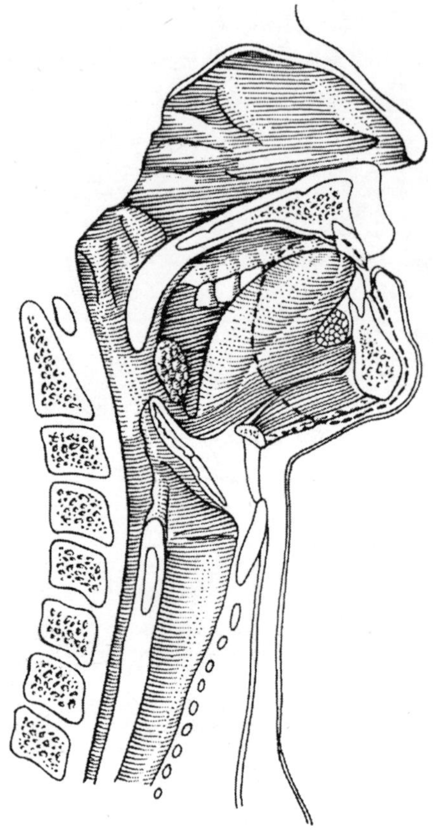

Figura 5.2. *Vista lateral da cavidade oral indicando a extensão da ressecção que envolve a região anterior da língua, soalho da boca e rebordo alveolar.*

Quando a língua não foi utilizada na reconstrução da região, mantendo sua mobilidade, e a mandíbula mantém seu contorno na margem inferior, a peristalse lingual permanece satisfatória, e o controle do bolo alimentar na cavidade oral continua normal (Rappaport, Swirsky, Chie, 1968). A dificuldade de deglutição nesses casos é apenas inicial, por causa do edema pós-operatório, que pode dificultar a condução do bolo alimentar. A administração do alimento na região mais posterior da cavidade oral, com uma colher de cabo mais longo, por exemplo, costuma facilitar o trânsito oral até ocorrer a redução do edema.

Quando a reconstrução cirúrgica envolve sutura da língua, como nas ressecções de parte do soalho da boca e da margem superior da mandíbula (figura 6), a língua apresenta dificuldade na mobilidade, principalmente na lateralização. Ocorrem, então, dificuldades com a mastigação, com o controle do bolo alimentar e com a peristalse lingual (Longemann & Bytell, 1979), podendo ocorrer, conseqüentemente, aspiração prévia ou tardia à deglutição voluntária. A possibilidade de aspiração existe, não por redução do controle laríngeo ou faríngeo na deglutição, mas pela dificuldade de condução e controle do bolo alimentar na cavidade oral. Como a consistência do alimento administrado nesses casos, pela impossibilidade de mastigação, deve ser líquida ou pastosa, pode haver a precipitação do mesmo para a região laringofaríngea antes da deglutição voluntária, provocando a aspiração prévia (Longemann, 1983). Para preveni-la, convém realizar manobras de proteção da via aérea, como as técnicas de empuxo antes do início da alimentação e da deglutição supraglótica. A aspiração tardia pode ocorrer se ficarem resíduos alimentares na língua, valécula ou faringe, após a deglutição, os quais deslizam posteriormente e entram na laringe desprotegida. Para evitar essa situação, sugere-se ao paciente sempre ingerir líquidos após a introdução de quaisquer alimentos, evitando, assim, o acúmulo de resíduos e sua posterior aspiração.

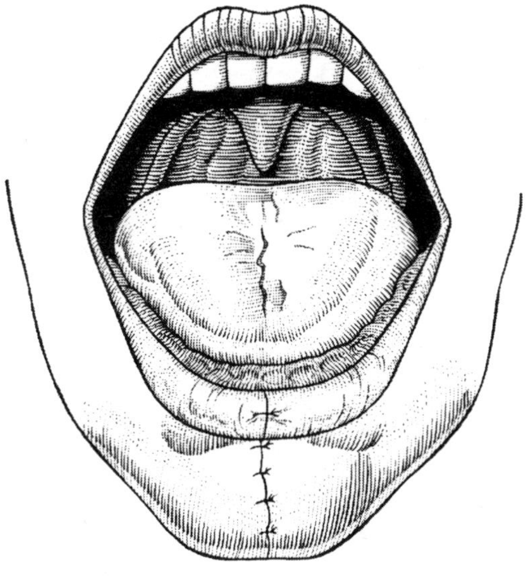

Figura 6. *Vista frontal da cavidade oral, mostrando reconstrução cirúrgica que envolve sutura de língua, após ressecção de parte do soalho da boca e da margem superior da mandíbula.*

Os casos que envolvem sutura de língua, principalmente da região anterior, beneficiam-se, então, de exercícios que estimulem a pouca mobilidade ainda possível à língua suturada, ainda existente, e necessitam de alimentação pastosa e líquida, introduzida posteriormente na cavidade oral, o que pode ser facilitado pela inclinação posterior da cabeça (Casper & Colton, 1993). As manobras de proteção da via aérea e a ingestão de líquidos ao término da alimentação reduzem a possibilidade de aspiração prévia ou tardia.

3. **Ressecções laterais do soalho da boca:** cirurgias que envolvem a ressecção lateral do soalho da boca geralmente estão associadas à ressecção das áreas da tonsila e da base de língua (figura 7), apresentando dificuldades potenciais nas fases oral e faríngea da deglutição (Sheed, Kirchner, Scatliff, 1961; Longemann & Bytell, 1979). A fase oral é comprometida pelo envolvimento da língua e de outras estruturas da cavidade oral, sendo quase impossível para o paciente mastigar; a fase faríngea é afetada pela ressecção de parte da faringe e da área da tonsila que envolve o pilar palatoglosso (ou arco das fauces), onde normalmente é desencadeado o reflexo da deglutição (Longemann, 1983).

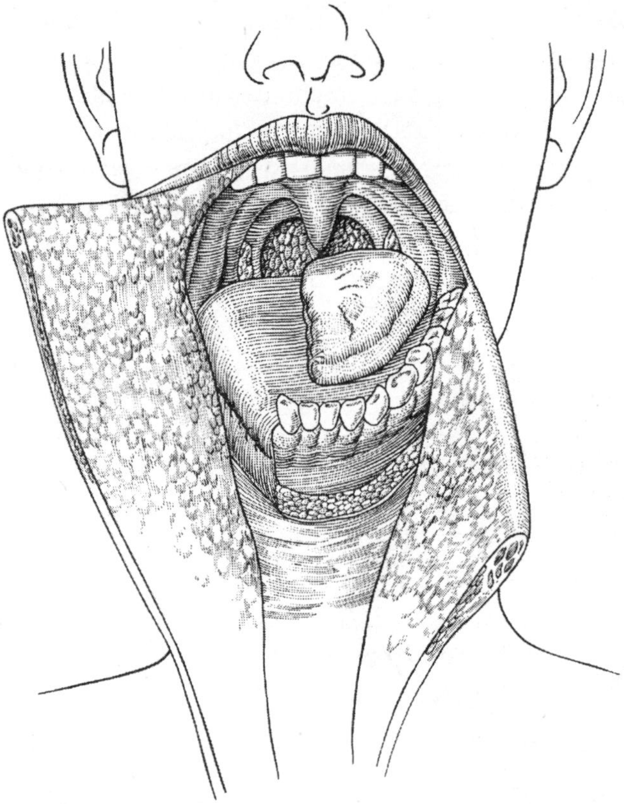

***Figura** 7. Vista frontal da cavidade oral e do pescoço, mostrando ressecção de soalho da boca, parte da língua e ressecção lateral da mandíbula.*

Às vezes o reflexo não chega a ser comprometido, mas a peristalse faríngea pode ser reduzida, o que causa a permanência de resíduos alimentares na faringe após a deglutição e a possibilidade de ocorrer aspiração tardia. Para evitar tal acometimento, o paciente deve realizar deglutições secas ou com líquido após a ingestão de alimentos, limpando os eventuais resíduos na faringe.

O controle laríngeo geralmente não se encontra alterado depois dessas cirurgias, mas é possível que o paciente apresente dificuldade na abertura do esfíncter cricofaríngeo durante a deglutição. Nesses casos, deve ser considerada a possibilidade de realizar uma miotomia do músculo cricofaríngeo ou uma neurectomia do plexo faríngeo. O primeiro procedimento consiste em dissecar parcialmente as fibras dos músculos que formam o esfíncter, ou seja, o músculo cricofaríngeo e os constritores inferior e médio da faringe, o que diminui a contração muscular da região (Singer, 1988). A neurectomia, por sua vez, consiste na dissecação de fibras do plexo faríngeo, envolvendo fibras dos nervos cranianos IX, X e XI e diminuindo a tonicidade do segmento faringoesofágico sem seccionar os músculos do esfíncter (Singer, Blom, Hamaker, 1986). Os dois procedimentos são realizados unilateralmente. A miotomia e a neurectomia são procedimentos cirúrgicos que resultam em redução da tonicidade do esfíncter faringoesofágico, reduzindo os espasmos faringoesofágicos e facilitando a abertura do esfíncter (Singer & Blom, 1981; Singer, 1988; Doyle, 1994), bem como melhorando as condições de deglutição.

A dificuldade de mastigação determina a administração de dieta líquida e pastosa. A terapia deve trabalhar o grau de mobilidade da língua, estimular o disparo do reflexo da deglutição, promover a proteção voluntária da via aérea durante a deglutição e limpar a faringe com a deglutição de líquidos após a alimentação.

4. **Mandibulectomias:** quando a cirurgia é restrita a uma pequena porção da mandíbula, seus impactos na fala e na deglutição são mínimos e facilmente compensáveis pelo paciente. Nas cirurgias de maior porte, como nas ressecções retromolares e nas hemimandibulectomias, os impactos variam. Em virtude de importante assimetria facial pós-operatória, o selamento labial pode ficar prejudicado, causando escape de saliva e de alimentos da cavidade oral. A dificuldade de abertura da mandíbula geralmente determina uma articulação da fala de modo impreciso e travado, com voz de qualidade pastosa. O acometimento da musculatura palatina na reconstrução cirúrgica, e mesmo a mudança estrutural da cavidade oral podem provocar uma qualidade hipernasal na voz, pela diminuição do fluxo oral.

   De acordo com a necessidade, a terapia deverá trabalhar a adequação da musculatura perioral, para compensar a dificuldade de selamento labial, melhorar o padrão da mastigação e executar exercícios para reduzir o trismo, envolvendo abertura e fechamento da mandíbula para compensar o desvio provocado pela ressecção cirúrgica, bem como exercícios de sobre-articulação dos sons da fala. Esses exercícios também são indicados para melhorar a articulação e a qualidade vocal do paciente, pois aumentam o direcionamento do fluxo aéreo para a cavidade oral, reduzindo a hipernasalidade, e diminuem a característica imprecisa e travada da articulação.

5. **Glossectomias:** o impacto de uma glossectomia na fala e na deglutição depende da extensão da cirurgia e das condições de mobilidade da estrutura remanescente.

Um paciente cuja ressecção foi menor do que 50% da língua, sem comprometimento de outras estruturas (figura 8), provavelmente apresentará dificuldades temporárias com a deglutição. No início, em razão do edema pós-operatório, o disparo do reflexo de deglutição pode estar alterado, principalmente se a cirurgia envolveu a região próxima ao pilar palatoglosso. A estimulação térmica do reflexo, como descrita anteriormente, costuma ser de grande auxílio. É comum o paciente referir a sensação de embotamento na fala e na deglutição. Exercícios de mobilidade de língua e de controle do bolo alimentar na cavidade oral reduzem essa sensação, e em 3 a 4 semanas de terapia o paciente já consegue dominar a fala e a deglutição (Longemann, 1983).

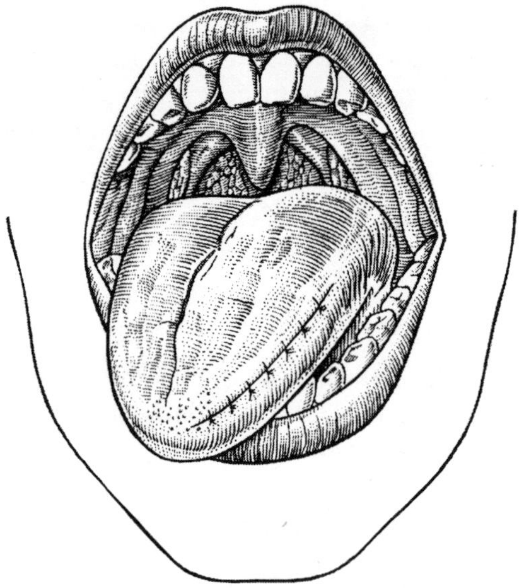

Figura 8. *Vista frontal da cavidade oral com sutura da língua após ressecção de um tumor.*

Quando a ressecção envolve 50% da língua ou mais, o impacto na fala e na deglutição é sensivelmente mais severo. A peristalse lingual e o controle do bolo na cavidade oral ficam muito reduzidos, pois o paciente não consegue tocar o palato com a língua remanescente. Usualmente é possível administrar alimentos líquidos e pastosos pouco espessos ao paciente, que deverá inclinar a cabeça para trás, facilitando a condução do alimento para a faringe pela ação da gravidade (Longemann, 1983). Se a cirurgia comprometeu a base da língua, aumentam as chances de ocorrer aspiração, sendo prudente ensinar ao paciente as manobras de proteção das vias aéreas inferiores. Se a ressecção foi restrita à língua, os aspectos laríngeos e faríngeos da deglutição estarão normais, e a orientação sobre a consistência dos alimentos e a postura da cabeça inclinada para trás serão suficientes para que se retire a sonda nasogástrica. É evidente que nesses casos fica inviável a ingestão de alimentos sólidos, pela impossibilidade de lateralização do bolo alimentar e de sua condução.

Não cabe discutir detalhadamente, no presente capítulo, a terapia para reabilitação da fala do glossectomizado, que consiste no desenvolvimento de mecanismos compensatórios na emissão dos fonemas comprometidos e na redução da hipernasalidade freqüente nesses casos. A reabilitação da fala deve ocorrer paralelamente à terapia da deglutição, apresentando, inclusive, exercícios em comum para a obtenção da mobilidade máxima da porção lingual remanescente (Gielow et al., 1991).

Em alguns casos, o paciente poderá se beneficiar com a adaptação de uma prótese dentária com a região do palato rebaixada, favorecendo o contato com a língua remanescente. Assim sendo, pode-se facilitar a mastigação, a deglutição e a emissão dos sons da fala.

Princípios Gerais da Terapia de Deglutição em Pós-Operatório de Tumores da Laringe

Câncer de laringe é um tipo de tumor que apresenta grandes chances de tratamento e de cura quando detectado precocemente. Graças à escassa drenagem linfática da laringe, o tumor tende a se manter restrito a ela, sem gerar metástases. Mais freqüente em homens do que em mulheres, o câncer de laringe aparece, em geral, entre 50 e 70 anos de idade.

A conduta para erradicar o tumor varia de acordo com sua natureza, localização e tamanho. Os casos diagnosticados em estágios iniciais podem ser submetidos a procedimentos conservadores, as laringectomias parciais. Existem diversos portes de laringectomias parciais e várias técnicas de reconstrução propostas que procuram manter as funções esfinctérica, respiratória e fonatória da laringe, apesar de potencialmente poder comprometê-las em algum grau. Mas o diagnóstico do câncer de laringe muitas vezes ocorre tardiamente, sendo necessário realizar uma intervenção cirúrgica radical, a laringectomia total. A seguir, serão comentados os impactos e a terapia da deglutição no pós-operatório dos diferentes tipos de cirurgia de tumores da laringe.

Laringectomias Totais

A laringectomia total consiste na remoção da laringe acometida de câncer e, se necessário, de músculos vizinhos à laringe, no chamado esvaziamento cervical, que pode ser uni ou bilateral. Após a laringectomia total, o indivíduo fica com um traqueostoma permanente, por onde irá respirar (figuras 9.1 e 9.2). Por vezes é necessário complementar o tratamento com radioterapia.

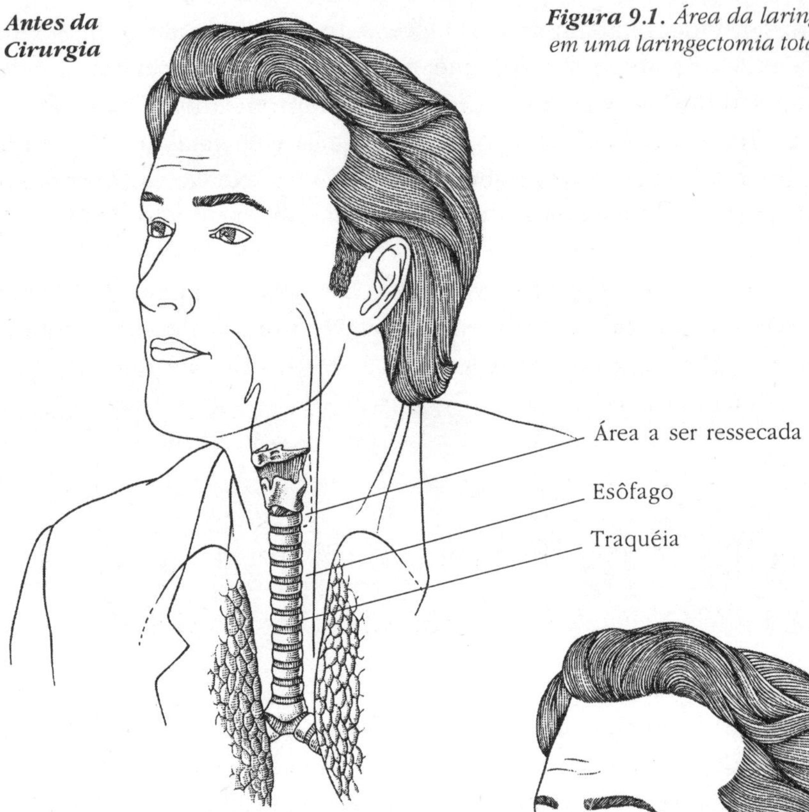

Figura 9.1. Área da laringe a ser ressecada em uma laringectomia total.

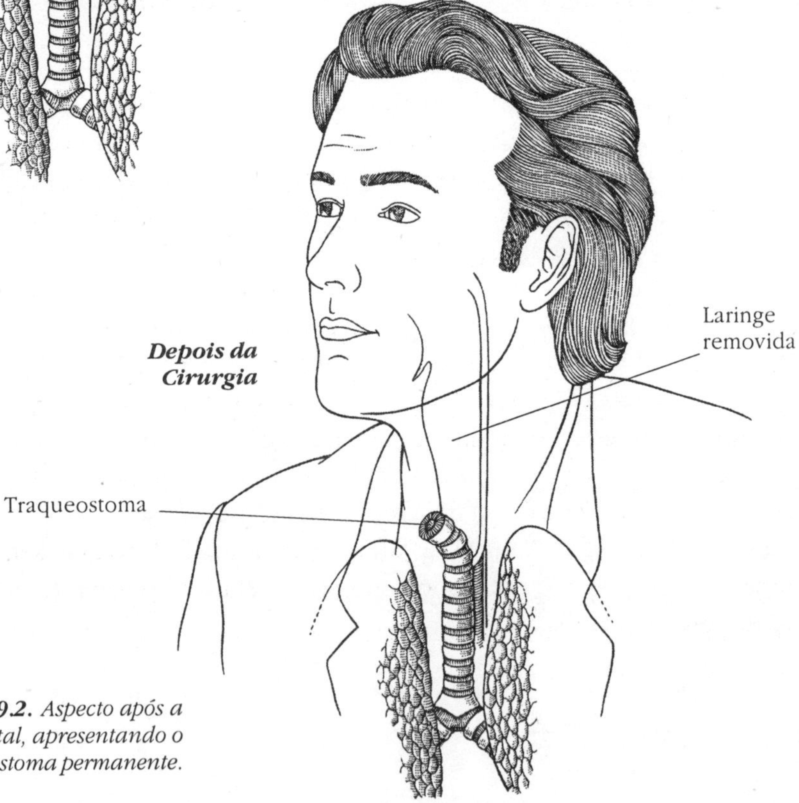

Figura 9.2. Aspecto após a laringectomia total, apresentando o traqueostoma permanente.

Apesar da favorável esperança de sobrevida dos pacientes com câncer de laringe, o impacto da cirurgia na sua qualidade de vida é inevitável. Com a retirada cirúrgica da laringe e o desvio aéreo proveniente dos pulmões diretamente para o meio ambiente, pelo traqueostoma, o indivíduo perde seu principal meio de comunicação: a voz. A perda da voz, evidentemente, acarreta sérias limitações à integração do indivíduo à sociedade. Para o paciente voltar a falar, necessitará de terapia fonoaudiológica para adquirir voz esofágica, ou deverá colocar próteses de implante cirúrgico, ou ainda poderá usar como alternativa vibradores mecânicos, chamados de eletrolaringe.

Entretanto, a laringectomia total não oferece risco de aspiração na recuperação do paciente, pois a cirurgia determina a separação dos tratos gastrointestinal e respiratório. Se o paciente por ventura apresentar aspiração, é provavel que esteja com uma fístula na região da cicatrização, que deverá ser obstruída cirurgicamente.

As queixas que um laringectomizado total pode apresentar, relacionadas com a deglutição, referem-se em geral à dificuldade de passagem do alimento da faringe para o esôfago. O estreitamento da região do esfíncter faringoesofágico pode ser uma seqüela da retração cicatricial após a reconstrução cirúrgica da região do esfíncter ou da base da língua, ou uma seqüela da radioterapia. Nesses casos, pode-se indicar sessões de dilatação do esôfago, e na sua ineficiência, a alternativa é cirúrgica. Existem dois procedimentos, comentados anteriormente no item "3. Ressecções Laterais do Soalho da Boca" desse capítulo, para reduzir a tensão da região do esfíncter faringoesofágico: a miotomia do músculo cricofaríngeo (Singer & Blom, 1981) ou a neurectomia do plexo faríngeo (Singer et al., 1986). A realização desses procedimentos facilita a deglutição e a aquisição da voz esofágica, uma das alternativas de comunicação para os laringectomizados.

Durante a radioterapia, e no período de um a dois meses após o término da mesma, é comum o desconforto à deglutição, causado pela fibrose da musculatura do trato faringoesofágico. Neste período, a realização de exercícios que envolvam movimentos cervicais lentos e movimentos de lateralização, rotação e protrusão de língua, bem como sucção com canudo, a técnica mastigatória e a orientação para ingestão de muito líquido tem se mostrado, em nossa experiência, satisfatórios na minimização dos efeitos da radioterapia. Flemming (1982), observando a evolução de seus pacientes, confirma que é preferível manter os exercícios durante a radioterapia e até dois meses após a conclusão da mesma, que iniciar os exercícios só depois do tratamento radioterápico. Entretanto, de acordo com as condições orgânicas do paciente, há casos em que as dificuldades persistem, mesmo com a execução dos exercícios. É importante considerar, também, que apesar de menos comuns, os efeitos tardios podem aparecer após um ou dois anos do término da radioterapia, como o atraso no disparo do reflexo de deglutição e a redução da peristalse faríngea (Longemann, 1983).

Laringectomias Parciais Verticais

As laringectomias parciais verticais são alternativas mais conservadoras na terapêutica dos tumores malignos de laringe. De acordo com o tipo, a localização e a extensão do tumor, pode-se realizar diferentes tipos de cirurgias, esquematizadas na figura 10 e resumidas a seguir (Brasil, 1994):

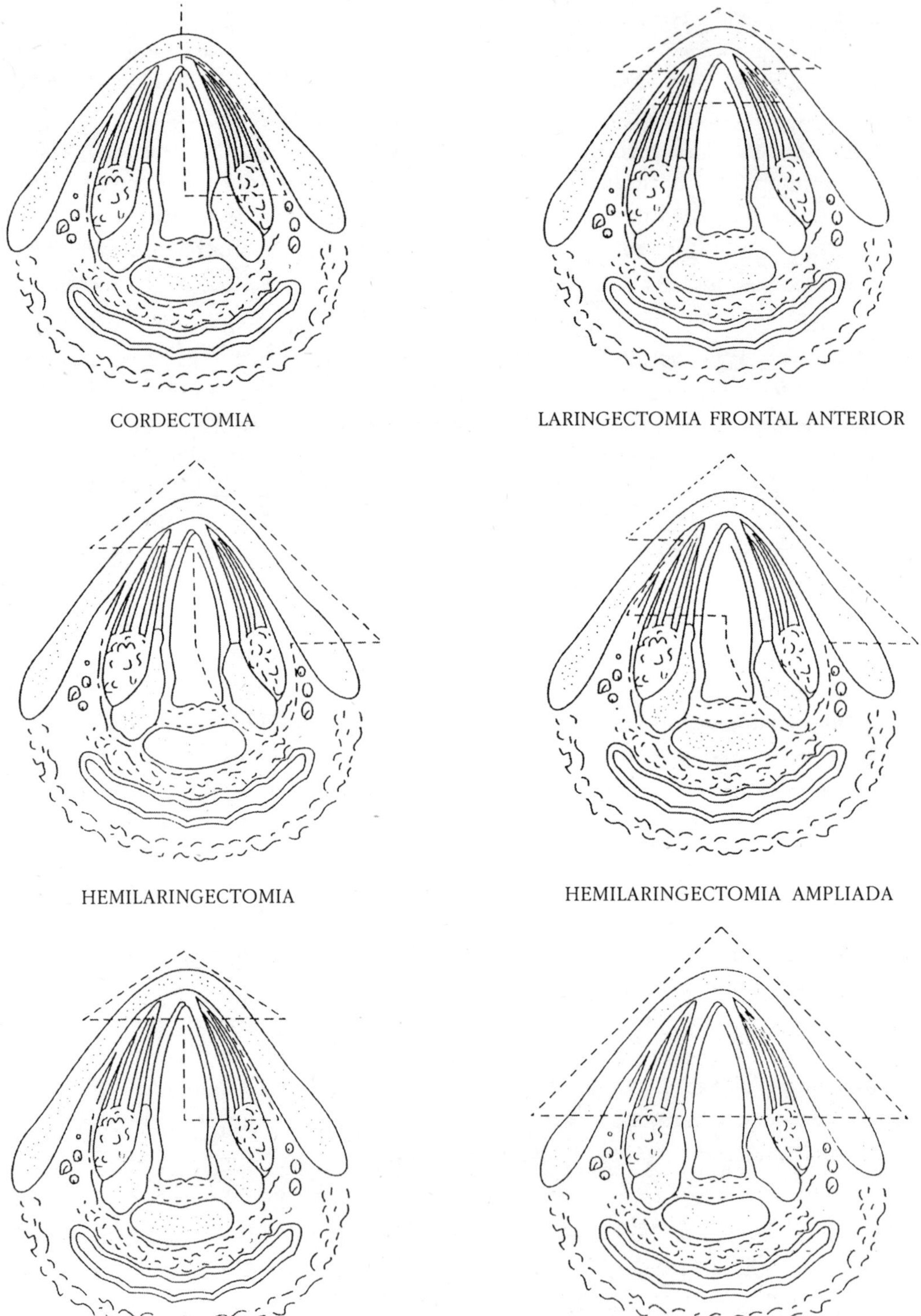

Figura 10. *Imagens esquemáticas da laringe, em corte horizontal, mostrando em tracejado a área de ressecção de cada porte cirúrgico das laringectomias parciais verticais (Fonte: Brasil, 1994).*

- cordectomia: consiste na remoção de uma prega vocal, com ou sem aritenoidectomia;
- laringectomia frontal anterior: ressecção da quilha da cartilagem tireóidea, além do terço anterior de ambas as pregas vocais;
- laringectomia frontolateral: ressecção da quilha da cartilagem tireóidea, mais a exérese de uma prega vocal, com ou sem aritenoidectomia;
- laringectomia frontolateral ampliada: ampliação da área ressecada, em relação à laringectomia frontolateral, incluindo a remoção da região subglótica anterior e/ou ventrículo e prega vestibular, com ou sem aritenoidectomia;
- hemilaringectomia: ressecção de uma lâmina e da quilha da cartilagem tireóidea, incluindo ou não sua borda posterior, com a inserção do músculo constritor inferior da faringe. Nas estruturas ressecadas, estão incluídas a comissura anterior, toda uma prega vocal, com ou sem uma cartilagem aritenóidea, o ventrículo, a prega vestibular e o terço anterior da prega vocal contralateral;
- hemilaringectomia ampliada: ampliação da hemilaringectomia, incluindo subglote anterior e cricoidectomia parcial e/ou pecíolo da epiglote e/ou loja pré-epiglótica e/ou prega vocal contralateral até o processo vocal, respeitando sua cartilagem aritenóidea;
- laringectomia vertical subtotal: exérese dos dois terços anteriores de ambas as lâminas da cartilagem tireóidea e seu conteúdo interno, isto é, pregas vocais, ventrículos e pregas vestibulares. Pelo menos uma cartilagem aritenóidea é preservada; pode incluir a região subglótica anterior com cricoidectomia parcial.

Para manutenção das funções laríngeas da maneira mais adequada possível, são utilizadas técnicas de reconstrução, com as quais se obtém um resultado funcional melhor, sem comprometer a perspectiva de cura (Brasil & Behlau, 1996).

O principal impacto das laringectomias parciais verticais ocorre na fonação, tendo em vista que a região glótica é sempre envolvida nessas ressecções cirúrgicas. Entretanto, segundo Brasil & Behlau (1996), o mecanismo esfincteriano da laringe tende a ser preservado, sem que ocorra aspiração orotraqueal incontrolável; a permeabilidade do órgão se mantém adequadamente, e na maioria dos casos estudados pelos autores, os pacientes foram descanulizados.

No pós-operatório imediato, é possível ocorrer aspiração, que costuma ser temporária e compensada em poucos dias, durante os quais o paciente será mantido com sonda nasogástrica. Nas primeiras tentativas de alimentação por via oral, é interessante orientar o paciente sobre as manobras de proteção das vias aéreas, como a deglutição supraglótica. Em poucas semanas, as estruturas remanescentes tendem a se adaptar à nova condição, possibilitando uma deglutição satisfatória.

Se o paciente relatar falta de ar, deve-se investigar cuidadosamente essa queixa. Quando a queixa é restrita às situações de comunicação, em que o paciente sente falta de ar enquanto fala, tendo que "pegar o ar o tempo todo", reflete um espaço intralaríngeo pós-cirúrgico maior que o adequado, o que faz com que o paciente deva realizar recargas respiratórias constantes ao falar. Na realidade, não ocorre falta de ar, mas o ar escapa demais, fazendo com que o paciente fale por meio de frases curtas e rápidas, em geral com a voz rouco-soprosa. Quando a falta de ar ocorre em outras ocasiões, como durante a respiração silenciosa, a situação requer cuidadosa avaliação médica, pois pode significar estenose pós-cirúrgica ou recidiva do tumor (Behlau & Gonçalves, 1997).

LARINGECTOMIAS PARCIAIS HORIZONTAIS SUPRAGLÓTICAS

A laringectomia parcial horizontal supraglótica consiste na remoção da região imediatamente acima das pregas vocais, ou seja, das pregas vestibulares até a epiglote, com ou sem a base da língua (figuras 11.1 e 11.2). Na tentativa de minimizar os efeitos na deglutição, a técnica de reconstrução empregada consiste na elevação e na anteriorização da laringe.

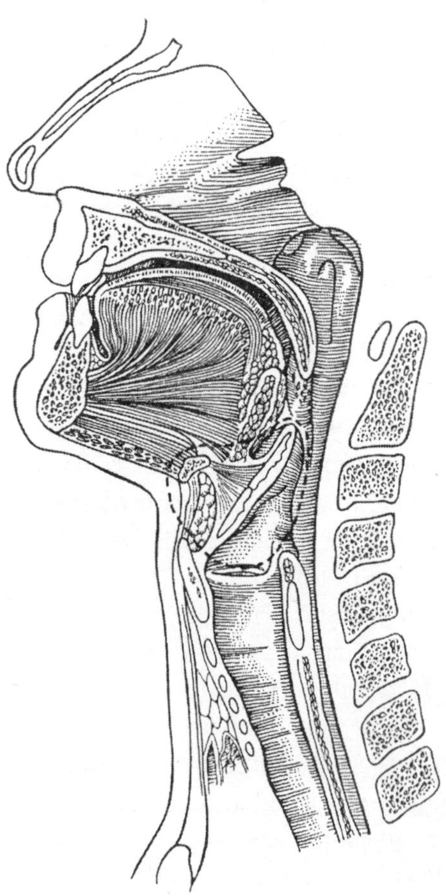

Figura 11.1. *Vista lateral da cabeça e do pescoço indicando a extensão da laringectomia parcial supraglótica.*

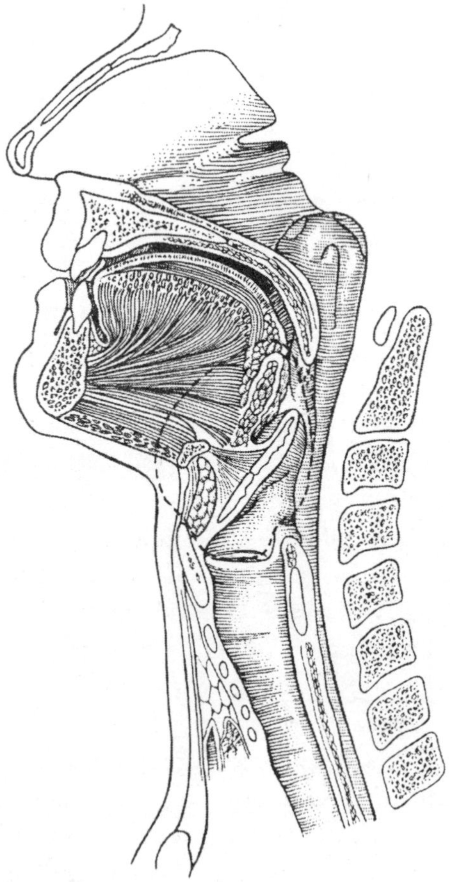

Figura 11.2. *Vista lateral da cabeça e do pescoço indicando ressecção supraglótica que envolve a base da língua.*

Os principais impactos desse tipo de laringectomia são a dificuldade na condução do bolo alimentar, principalmente quando há envolvimento da base da língua, e a aspiração, sendo que a sonda nasogástrica é imperiosa nesses casos. Tal condição limita a reintegração social do paciente, e a terapia fonoaudiológica tem oferecido bons resultados.

A proposta terapêutica envolve as seguintes estratégias (Gielow & Behlau, 1995):

. trabalho com a mobilidade vertical de laringe, com exercícios de variação da freqüência da voz. Não se deve esquecer de ocluir a cânula do paciente ao realizar os exercícios;
. técnicas de favorecimento da coaptação das pregas vocais, como a técnica de empuxo, a técnica de deglutição incompleta sonorizada e a deglutição supraglótica;
. mudanças posturais de cabeça;
. deglutição seletiva de alimentos.

Inicialmente o paciente deverá ser orientado para executar, várias vezes ao dia, os exercícios de mobilidade vertical de laringe e as técnicas de favorecimento da coaptação das pregas vocais, ou seja, uma abordagem indireta da deglutição. Depois de uma semana, em média, já é possível iniciar a terapia direta da deglutição.

Considerações Sobre a Seqüência de Introdução de Alimentos na Dieta do Paciente

Sugerimos, como primeira tentativa, a administração de miolo de pão amassado em forma de "bolinha", embebido em leite morno. É importante observar que a bolinha seja menor que o diâmetro da cânula, para facilitar sua expulsão em caso de aspiração. Instantes antes de iniciar o processo de deglutição, a realização dos exercícios já descritos deverá ser reforçada, ativando as estruturas que devem compensar a coaptação laríngea. A seguir, o paciente deve ser orientado para realizar a deglutição supraglótica, ou seja: tossir ocluindo o traqueostoma, colocar a bolinha de pão na boca, prender a respiração, deglutir, ocluir o traqueostoma e tossir novamente. Caso o paciente aspire, o reflexo de tosse será eliciado até que o conteúdo aspirado seja expelido. A melhor postura nessas ocasiões, geralmente, é manter o tronco fletido, com a região cervical abaixo do nível dos pulmões, o que facilita a expectoração (figura 12). Nas próximas tentativas, deve-se experimentar a cabeça fletida para baixo - que é a melhor postura para esses casos, em geral - ou para cima, até encontrar a alternativa que auxilia a compensação da deglutição.

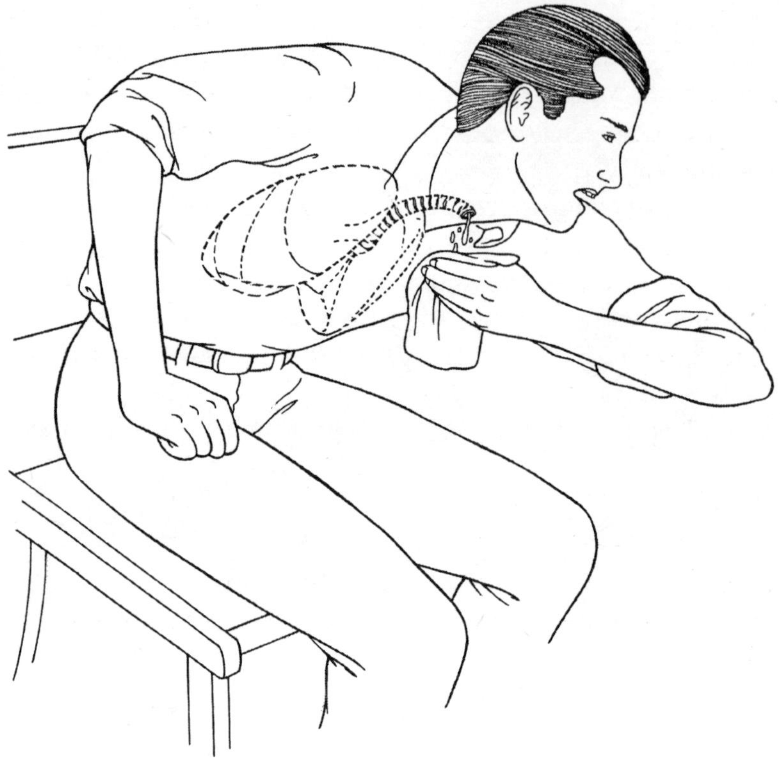

Figura 12. *Postura mantendo o tronco fletido, com a região cervical abaixo do nível dos pulmões, para facilitar a expectoração.*

Quando o paciente já conseguir ingerir a bolinha de pão, pode-se iniciar a administração de alimento mais pastoso, como um consistente purê de batatas. O esquema deve ser o mesmo da bolinha de pão, com o cuidado de colocar pequena quantidade de purê na colher. Mesmo que o paciente não esteja aspirando, é interessante manter as manobras de proteção da via aérea, tais com as técnicas de empuxo, prévias à deglutição, e a técnica de deglutição supraglótica. Quando a ingestão de purê ocorrer confortavelmente e com um mínimo de aspiração, sugere-se misturar ao purê legumes cozidos amassados, carne moída e outros alimentos pastosos, enriquecendo a dieta por via oral. Nessa etapa torna-se possível experimentar alimentos pastosos menos consistentes, como iogurtes do tipo "queijinho" e gelatina mais líquida. Na seqüência, inicia-se a administração de líquidos viscosos, como iogurte e leite batido com frutas, e depois líquidos propriamente ditos. Para reduzir a possibilidade de aspiração, é aconselhável dosar cada gole com a medida de uma colher pequena, aumentando a quantidade aos poucos, além de inclinar a cabeça levemente para trás. Sugere-se que os líquidos sejam coloridos para facilitar a percepção da ocorrência ou não de aspiração. Uma boa coloração, como já mencionado, é o azul oferecido por corantes vegetais para decoração de bolos, que podem ser adicionados aos líquidos a serem ingeridos.

Nem sempre o paciente consegue chegar a ingerir facilmente os líquidos. A percepção auditiva de que a voz do indivíduo parece rouca "molhada" é um indicativo de que ele está aspirando líquido e talvez a própria saliva. Nesses casos, uma rigorosa avaliação deve ser realizada e, se não houver evolução com a terapia, o indivíduo pode ser restringido à alimentação sólida e pastosa, excluindo os líquidos. Em casos mais extremos, em que existe risco na proteção das vias aéreas inferiores durante a deglutição, a laringectomia parcial horizontal não terá sucesso e necessitará de uma complementação para interromper a comunicação orotraqueal.

Segundo Gielow & Behlau (1995), a retirada da sonda nasogástrica geralmente ocorre de duas a seis sessões de terapia, e a duração do processo terapêutico varia de um mês e meio a nove meses. Segundo essas autoras, todos os pacientes estudados apresentaram perda de peso no pós-operatório, com recuperação do mesmo no decurso e no término da reabilitação, evidenciando os benefícios da terapia fonoaudiológica.

Perda de peso depois do paciente tê-lo recuperado no pós-operatório, dores durante a deglutição, dificuldades respiratórias, aumento do comprometimento da deglutição quando já houve evolução na terapia podem ser sinais de recidiva tumoral, e é importante que o terapeuta da deglutição esteja atento a essas situações, que exigem o encaminhamento imediato ao médico responsável.

De um modo geral, a disfagia no pós-operatório de determinadas cirurgias de cabeça e pescoço exige atenção especial, sendo que o tratamento fonoaudiológico oferece bons resultados funcionais e colabora na reintegração social do paciente, propiciando-lhe uma melhor qualidade de vida.

Agradecimentos: à Dra. Mara Behlau, pelas valiosas sugestões na elaboração desse capítulo.

Referências Bibliográficas

BEHLAU, M.S. & GONÇALVES, M.I.- Atendimento fonoaudiológico nas laringectomias parciais. *In:* LOPES FILHO, O. (ed.)- *Tratado de fonoaudiologia.* São Paulo, Roca, 1997. p. 1027-61.

BEHLAU, M.S. & PONTES, P.A.L.- *Avaliação e tratamento das disfonias.* São Paulo, Lovise, 1995. p. 261-3.

BRASIL, O.C.- *Laringectomias parciais verticais com reconstrução por retalho miocutâneo de platisma; avaliação oncológica e funcional.* São Paulo, 1994. [Tese - Doutorado - Escola Paulista de Medicina]

BRASIL, O.C. & BEHLAU, M.S.- *Laringectomias parciais verticais; avaliação funcional.* São Paulo, CEV, 1996. 38 p. (Prêmio BYC)

CASPER, J.K. & COLTON, R.H.- *Clinical manual for laryngectomy and head and neck cancer rehabilitation.* San Diego, Singular Publ., 1993. p. 119-70.

DOYLE, P.C.- *Foundations of voice and speech rehabilitation following laryngeal cancer.* San Diego, Singular Publishing Group, 1994. p. 198-204.

FLEMMING, T.- Dental care for patients receiving radiotherapy to the head and neck. *The Cancer Bulletin, 34*:63-5, 1982.

GIELOW, I. & BEHLAU, M.- Reabilitação fonoaudiológica nas laringectomias parciais horizontais. *In:* CONGRESSO BRASILEIRO DE LARINGOLOGIA E VOZ, 3. Rio de Janeiro, 1995. *Anais...* Rio de Janeiro, 1995. p. 37.

GIELOW, I.; CHIARI, B.M.; GUEDES, Z.C.F.; GUILHERME, A.; JUSTINO, D.A.F.; LEDERMAN, H.; NÓBREGA, M.; WECKX, L.L.M.; WECKX, L.Y.- Hipoglossia congênita; evolução terapêutica de um caso. *In:* CONGRESSO BRASILEIRO DE FONOAUDIOLOGIA, 4. Santa Maria, 1991. *Anais...* Santa Maria, 1991. p. 54.

MENEGOTTO, I.; GUEDES, Z.C.F.; GUILHERME, A.; VIEIRA, M.M.; REZENDE, J.R.V.; ROCHA, A.E.- Complementação fonoaudiológica no tratamento de pacientes com hemiressecção mandibular; apresentação de caso. *In:* CONGRESSO BRASILEIRO DE FONOAUDIOLOGIA, 4. Santa Maria, 1991. *Anais...* Santa Maria, 1991. p. 69.

LONGEMANN, J.A.- *Evaluation and treatment of swallowing disorders.* Austin, Pro-ed, 1983. 249 p.

LONGEMANN, J.A. & BYTELL, D.- Swallowing disorders in three types of head and neck surgical patients. *Cancer, 44*:1075-105, 1979.

PERLMAN, A.L. & SCHULZE-DELRIEU, K.- *Deglutition and its disorders; anatomy, physiology, clinical diagnosis, and management.* San Diego, Singular Publishing Group, 1997. 522 p.

RAPPAPORT, I.; SWIRSKY, A.; CHIE, S.- Functional considerations after ressection of the hyomandibular complex. *Am. J. Surg., 116*: 581-4, 1968.

SHEDD, D.; KIRCHNER, J.; SCATLIFF, J.- Oral and pharyngeal components of deglutition. *Arch. Surg., 82*:373-80, 1961.

SINGER, M.I.- The upper esophageal sphincter; role in alaryngeal speech acquisition. *Head Neck Surg.*, suppl. 2, S118- S123, 1988.

SINGER, M.I. & BLOM, E.D.- Selective myotomy for voice restoration after total laryngectomy. *Arch. Otolaryngol.*, *107*:670-3, 1981.

SINGER, M.I.; BLOM, E.D.; HAMAKER, R.C.- Pharyngeal plexus neurectomy for alaryngeal speech rehabilitation. *Laringoscope, 96*:50-4, 1986.

Capítulo 14

Fonoterapia nas Disfagias Orofaríngeas Neurogênicas

Ana Maria Furkim

Introdução

Discutiremos neste capítulo algumas técnicas e manobras para o tratamento fonoterápico de pacientes que evoluíram para uma disfagia orofaríngea, proveniente de uma doença de base de origem neurológica. Enfocaremos nesta discussão, uma vez compreendidas a anatomia e a fisiologia deste sistema, como lidar com determinados achados clínicos das disfagias orofaríngeas, principalmente no trauma cranioencefálico, no acidente vascular encefálico, na paralisia cerebral e nas encefalopatias por anoxia.

O manejo das disfagias orofaríngeas consiste, atualmente, numa prática especializada do fonoaudiólogo, que pode atuar em ambiente clínico e domiciliar, mas cuja atuação principal está no âmbito hospitalar. Esta prática exige alguns conhecimentos e técnicas específicas (ASHA, 1990; Helm-Estabrooks, 1994) determinadas pelas próprias características desse sintoma. Discutiremos essas práticas no decorrer desse capítulo.

A etiologia das doenças neurológicas que levam à disfagia devem ser cuidadosamente avaliadas, para que o fonoaudiólogo seja capaz de fazer um prognóstico realista e possa, conseqüentemente, orientar os familiares e cuidadores de forma adequada. Se o fonoaudiólogo não trabalhar numa equipe interdisciplinar, deve estar consciente para o bom encaminhamento do caso a outro profissional quando necessário.

Devemos lembrar que, em muitos casos, em virtude da gravidade e complicações da doença, não é possível reabilitar o paciente para que ele volte a se alimentar totalmente por via oral. É importante a consideração de atendimento e apoio do psicólogo em muitos casos.

Após a avaliação deveremos determinar o tipo de terapia: terapia de deglutição ou terapia de estimulação (Logemann, 1983; 1997)

Como em todos os tipos de terapia, as sugestões deste capítulo não podem ser generalizadas a todos os pacientes, pois sabemos que mesmo pacientes com semelhante achados clínicos, por exemplo diminuição da sensibilidade da região intra-oral, podem responder de maneira diferente a cada técnica. Assim, as manobras e sugestões relatadas devem ser avaliadas individualmente com relação à sua eficácia na aplicação.

Antes do início da terapia, deve estar claro para o fonoaudiólogo, para a família e para o paciente, o motivo pelo qual ele está em tratamento, a concordância do paciente/família às condutas e procedimentos que serão planejados pelo fonoaudiólogo, a anuência a possíveis modificações de planos de terapia, bem como o objetivo a ser atingido. Esses aspectos devem ser discutidos e explicitados antes do início do tratamento para que se garanta a ética do atendimento, evitando-se frustrações (DeRenzo, 1997).

O critério de alta da terapia da disfagia deve ser abordado em profundidade. Devemos considerar a alta apenas para aqueles pacientes que voltam a manter seu aporte nutricional tão-só por via oral? Ou podemos pensar em alta quando o paciente se alimenta em pequena quantidade por via oral, com alimentos adequados, em termos de consistência, a seu caso e com sabores que lhe são prazerosos, enquanto o restante dos nutrientes necessários são colocados por sonda de alimentação? Enfim, existem uma série de possibilidades para o paciente disfágico, dependendo do grau de severidade da lesão, do que o paciente considera ideal e do que o fonoaudiólogo considera ideal.

O trabalho fonoaudiológico deve estar apoiado na avaliação nutricional, e assim deve considerar as necessidades calóricas e de hidratação de cada paciente. Desta forma, o paciente poderá, sem riscos, ser reabilitado e fazer uma passagem da alimentação por sonda para alimentação por via oral sem prejuízo à sua saúde.

Podemos verificar, portanto, que o atendimento das disfagias orofaríngeas envolve uma gama variada de aspectos médicos, terapêuticos, emocionais e sociais, que devem ser criteriosamente avaliados, requisitando, sem dúvida, uma intervenção multidisciplinar (Martens, Cameron, Simonsen, 1990; Saltzman, Rosenberg, Wolf, 1993).

Detalharemos nos subitens a seguir o preparo para iniciar a terapia: a dentição, o trabalho com a sensibilidade, com o sistema estomatognático; o conceito de terapia de deglutição, de estimulação ou sensorimotora, de terapia indireta e direta; as manobras posturais, as manobras facilitadoras; o monitoramento terapêutico e exercícios dirigidos para a melhora dos achados clínicos das disfagias.

Preparo para Iniciar a Terapia

Anormalidades Estruturais

O paciente deve passar por avaliação criteriosa de todas as estruturas anat micas, especialmente, tratando-se de criança com paralisia cerebral, para que se identifique possíveis alterações, como as de amígdalas e adenóides hipertróficas, que podem alterar a respiração e a coordenação entre respiração e deglutição.

Devem ser excluídas também malformações congênitas da região nasal, oral, faríngea e laríngea. Há casos que podem necessitar de procedimentos cirúrgicos, que se não forem realizados tornarão a terapia ineficaz. Quando há suspeita de alguma anormalidade estrutural que possa agravar o quadro, o paciente deve ser encaminhado ao profissional competente para uma avaliação.

Estado Clínico do Paciente

O paciente deve estar em condições médicas mínimas para o aproveitamento da terapia, com um estado clínico estável e capaz de receber intervenção fonoaudiológica.

Comportamento

Na avaliação e durante as terapias, devemos observar o comportamento do paciente, no que se refere a seu estado de alerta, sua atenção para a deglutição e para o ato de se alimentar por via oral, para sinais como os de fadiga e para comportamentos impulsivos ou ansiogênicos (Baker, 1993). Estas alterações podem envolver um sério risco de aspiração; as distrações devem ser evitadas.

Caso haja sinais de fadiga ou sonolência, a alimentação deve ser interrompida e, se possível, modificada na próxima sessão, possibilitando ao paciente um maior tempo de alimentação antes que entre em fadiga, como, por exemplo, adequando a consistência dos alimentos. Pacientes impulsivos, muito ansiosos, devem ser acalmados; o fonoaudiólogo pode antecipar todos os passos da terapia e sempre transmitir segurança ao paciente. Muitas vezes o médico responsável pelo paciente pode tratar este aspecto de forma medicamentosa, se houver indicação para este tipo de conduta.

Comunicação

Na avaliação o fonoaudiólogo deve determinar o estado de alerta e cooperação do paciente, a fim de que seja estabelecida uma comunicação básica, necessária à realização da terapia. Muitos pacientes podem estar com baixo nível cognitivo, retardo mental severo/profundo, incapacitados para seguir comandos verbais simples ou com grandes déficits de atenção. Estes déficits devem ser cautelosamente avaliados e ponderados quanto aos benefícios de um trabalho realizado de forma fundamentalmente passiva naquele paciente em particular. Devemos considerar que o trabalho do fonoaudiólogo em pacientes muito comprometidos cognitivamente é mais uma fonte de estímulo e auxílio na recuperação, uma vez que elicia e solicita respostas sensorimotoras e aferências de estímulos de reflexos importantes como o da própria deglutição.

Nos pacientes lesados neurologicamente é grande a probabilidade de déficits de atenção e compreensão; portanto, os comandos devem ser dados de maneira calma, firme e objetiva para que o paciente tenha facilidade de acompanhá-los. Podemos antecipar verbalmente as ações que ele deve executar, para que não se esqueça ou se confunda, evitando-se assim uma situação de desconforto para o paciente; isto pode ser muito útil nas disfagias pseudobulbares (Miller & Groher, 1992). Porém, os comandos verbais são contra-indicados para pacientes com apraxia da deglutição, pois, neste caso, os comandos verbais só tornam mais difícil a ação do paciente (Logemann, 1997).

A latência das respostas aos comandos pode estar alterada, sendo fundamental que o terapeuta perceba o tempo de cada paciente e permita que cada um responda dentro de suas possibilidades. Isto não deve ser confundido com uma espera ilimitada, pois muitos pacientes se beneficiam quando o terapeuta antecipa suas ações guiando o ato da deglutição.

Para os pacientes com disartria grave e anartria existem vários recursos de comunicação alternativa, que podem ser utilizados durante o treino de disfagia: a linguagem de sinais, o método BLISS, o sistema de comunicação alternativa (*picture communication symbols* - PCS), vários sistemas computadorizados ou pranchas de comunicação estruturadas pelos fonoaudiólogos em conjunto com o paciente, com figuras, números e palavras de seu uso diário.

AMBIENTE

Estabelecida a forma de comunicação, devemos observar onde e como a terapia será realizada. Se o atendimento for clínico ou domiciliar, dependendo da gravidade do caso, haverá necessidade de um aspirador, luvas e sondas de aspiração. Se o paciente estiver no hospital, toda a estrutura deve ser verificada: aspirador, luvas, sondas de aspiração, oxigênio e oxímetro. Se o caso for muito grave e, mesmo assim, a avaliação funcional da alimentação (o terapeuta deve observar no mínimo 15 minutos de uma refeição usual do paciente) for necessária, o fonoaudiólogo deve realizar o exame com a enfermagem ou um médico presente.

Verificadas as condições estruturais do atendimento ao paciente disfágico, observaremos o ambiente. Este deve ser tranqüilo, sem interferência de rádio, televisão, pessoas conversando em volta, ou entrando e saindo da sala e sem muitos estímulos visuais. Muitos terapeutas optam por posicionar o paciente de frente para a parede, evitando qualquer estímulo que possa interferir na atenção do paciente durante a deglutição (Miller & Groher, 1992).

Utensílios - Instrumentais

Se o paciente já foi avaliado, o fonoaudiólogo deve levar os utensílios que lograram melhor resposta do paciente como: copo com tampa e bico com furos, copo recortado em uma das bordas, copos com peso, talheres e pratos adaptados, mamadeiras e bicos, seringa ou seringa com garrote.

Para a terapia em si, dependendo dos objetivos a serem alcançados, os materiais mais usados são: espátula, microporo, garrote de diferentes diâmetros, chiclete sem açúcar, luvas de procedimento, máscara, gaze, gelo em cubos e picado, quatro sabores principais - sal, açúcar, azedo, amargo (Douglas, 1994), alimentos em pó (chocolates, gelatinas), espelho laríngeo tamanhos 0 e 00 e escova de dentes com cerdas macias e cabeça pequena. O uso de todo esse material será discutido no decorrer do capítulo.

Dentição: Higiene Oral, Mordida e Função

O primeiro aspecto a ser considerado antes dos exercícios terapêuticos é a saúde bucal, que se refere à morfologia, à funcionalidade e à estética. Os aspectos que mais nos interessam, no primeiro momento, são: o morfológico, que inclui a forma e a posição das estruturas moles e duras intra-orais e o aspecto funcional, que inclui a função e a posição das estruturas. Em muitos casos é necessária a intervenção de um dentista. O emagrecimento dos pacientes disfágicos é freqüente, o que torna as próteses mais largas, e portanto mal adaptadas. Nos casos de trauma cranioencefálico, o paciente pode apresentar fratura de mandíbula e/ou de maxila, sendo necessário o acompanhamento de um cirurgião bucomaxilofacial e/ou ortodontista.

Seus dentes são naturais? Quantos, e em que condições? Usa prótese parcial ou total? A prótese está bem adaptada? (Hurst, 1988; Nair & Gelfius, 1990). No caso de trauma de crânio, perdeu dentes no acidente? Qual o tipo de mordida? Tem condições anatômicas de fazer adequado vedamento labial? Tem condições anatômicas de mastigação? Em concomitância com a avaliação destes aspectos, verifica-se as condições de higiene oral.

O ideal para a escovação dental são pastas não muito abrasivas e com flúor; como as pastas gel são mais abrasivas, o creme com fluor é o ideal (a função da pasta hoje é tornar a escovação mais agradável e não servir de lixa). Características da escova: cabo anatômico, cabeça pequena, cerdas dispostas em poucas fileiras de tufos para que todas entrem em contato com a superfície dental; as pontas dos tufos devem ser arredondadas para não lesar a gengiva e ser de boa qualidade para que não se deformem e a flexibilidade dos tufos deve ficar entre média e macia.

Devemos considerar qual a melhor técnica de escovação para determinado paciente, pois muitos deles apresentam gengivas inflamadas, o que é estatisticamente significativo em indivíduos com retardo mental e estão institucionalizados (Jurek & Reid, 1994). Nestes casos devemos iniciar a escovação de maneira menos traumatizante e com escovas bem macias. Com o paciente que tem gengivas em bom estado e está com hipossensibilidade intra-oral, pode-se demorar mais na escovação para trabalhar também sua sensibilidade, o que, de qualquer forma, não deve ser traumatizante. Existem técnicas consideradas adequadas, já descritas na literatura (Carranza Junior, 1983; Guedes-Pinto, 1995).

Trabalhando com a Sensibilidade

Sensibilidade

Recebemos estímulos das mais variadas fontes durante nossas atividades diárias, que vão excitando os receptores periféricos que estimulam o sistema nervoso central, provocando determinadas respostas. Existem receptores para a percepção de tato, dor e pressão, que caminham em vias diferentes daquelas usadas pelos receptores gustativos (Douglas, 1994). Assim, devemos fornecer pistas precisas para conseguir a resposta terapêutica desejada, podendo até mesmo associar algumas técnicas para a aferição de um resultado mais completo.

O paciente neurológico pode apresentar vários déficits de sensibilidade, não só da região intra-oral. Tem sido relatado o impacto negativo da perda de sensibilidade geral do paciente, no seu processo de reabilitação global, como: perda de sensibilidade de um hemicorpo, degeneração das habilidades motoras, perda de funções perceptuais complexas e perda do uso espontâneo das mãos (Carey, Matyas, Oke, 1993). Constantemente observarmos alterações da sensibilidade da região intra-oral em pacientes com disfagia orofaríngea neurogênica (Brown, Nordloh, Donowitz, 1992; Miller & Groher, 1992). O paciente pode apresentar diminuição (hipossensibilidade), aumento (hipersensibilidade) ou ausência de sensibilidade. Do mesmo modo que a hipossensibilidade, a questão da hipersensibilidade deve ser bem avaliada, principalmente o mecanismo que a mantém. Se a hipersensibilidade estiver presente por falta de estimulação e experimentação, como no caso das paralisias cerebrais, ou mesmo por exacerbação de reflexos orais, como nos casos de traumatismos cranioencefálicos ou encefalopatias por anoxia, esta hipersensibilidade deve ser trabalhada direta e focalmente. Entretanto, nos casos neurológicos, freqüentemente mais de um sistema está envolvido e/ou alterado e nos casos de paralisia cerebral não é raro ser encontrado refluxo gastroesofágico, em maior ou menor grau (Cadman, Richards, Feldman, 1978; Pearl et al., 1990; Halpem, Jolley, Johnson, 1991). Este refluxo pode ser a causa básica da hipersensibilidade intra-oral e da recusa alimentar. Neste caso, se os tratamentos gastroenterológicos e fonoaudiológicos não forem simultâneos e complementares, não surtirão efeitos ou trarão resultados aquém do esperado.

As alterações de sensibilidade de tato, pressão e dor, podem estar associadas ou não às alterações de paladar. O paciente pode apresentar ageusia (ausência), disgeusia (distúrbio), parageusia (alucinações) (Douglas, 1994). Estas variáveis devem ser adequadamente avaliadas para que o fonoaudiólogo possa desenvolver um programa de terapia apropriado. Obviamente se um paciente apresentar hipersensibilidade e parageusia, o programa terapêutico deverá ser iniciado de forma lenta, evoluindo gradativamente pelo manuseio intra-oral e pela introdução de sabores durante a estimulação gustativa.

A sensibilidade é um aspecto de extrema importância durante a terapia do paciente disfágico, pois mesmo que ele consiga uma mobilidade do sistema estomatognático eficaz para preparar o bolo na fase preparatória - conduzindo-o coeso e em tempo adequado para a faringe na fase oral - todo o sistema de aferência de estímulos que vai preparar o disparo do reflexo da deglutição deverá estar recebendo os estímulos em intensidade certa. Obviamente, se o paciente estiver com hipo ou hipersensibilidade intra-oral, este processo vai ficar comprometido, podendo manifestar-se atraso no trânsito oral, dificuldade em iniciar a fase oral ou atraso no disparo do reflexo da deglutição (Pommerenke, 1927; Lazarus & Logemann, 1986; Logemann, 1997).

Sensibilidade e Relaxamento

Os exercícios e técnicas de relaxamento podem ser usados para diminuir o medo e a ansiedade do paciente em relação ao manuseio oral (Brown et al., 1992). Estes comportamentos podem ser a expressão do desconforto gerado pela hipersensibilidade na região facial e intra-oral. Tal paciente desenvolve constrições importantes de grupos musculares em virtude da tensão da situação de terapia ou de tentativa de alimentação.

Assim, hiperconstrição dos músculos elevadores da mandíbula, da musculatura intrínseca e extrínseca da laringe, posteriorização da língua, tensão da musculatura paravertebral, retrusão de mandíbula e hiperextensão cervical podem ser encontradas. Nestes casos o relaxamento dos grupos musculares envolvidos, associado ao trabalho direto de normalização da sensibilidade da região, beneficiará o paciente.

Sensibilidade e Estimulação Digital

Entre as técnicas que ajudam a normalização da sensibilidade intra-oral, podemos destacar a estimulação digital. A estimulação deve ser realizada de forma precisa e controlada, dando intervalos de tempo ao paciente para que ele tenha a chance de deglutir e experimentar o estímulo, explorando calmamente sua boca. O manuseio indiscriminado da região oral do paciente com o "dedo de luva" em gengivas, língua, palato mole e duro, vestíbulo lateral e frontal e região interna das bochechas, não é eficaz, se não for realizado com objetivo determinado, em tempo específico.

A técnica alcança dois propósitos: permite o contato direto (pressão e tato) na região e tem a função de induzir diretamente um movimento, pois assim que se passa o dedo, por exemplo na papila retroincisal o paciente tentará levar a língua até esta região. Desta forma, conseguimos que o paciente execute ativamente uma elevação de ponta de língua sem que nada lhe tenha sido solicitado. Podemos nos valer destes recursos em pacientes com baixo nível cognitivo.

Esta técnica pode ser diversificada pelo uso de cotonetes embebidos em sabor em vez do "dedo de luva". Podemos variar estes sabores, bem como a textura do que é colocado no cotonete e sua temperatura.

Uma das técnicas mais usadas para estimular por aferência o reflexo da deglutição é o toque nos pilares fauciais com espelho laríngeo tamanho 0 ou 00, que sensibiliza esta região para a passagem do bolo, eliciando com mais precisão o reflexo da deglutição. Este espelho laríngeo pode ser usado gelado (Kaatzke-MacDonald, Post, Davis, 1996). Uma outra variável consiste em fazer este mesmo estímulo com a ponta de um cotonete embebido em algum sabor de preferência do paciente, o qual também pode estar gelado. Uma outra variação seria pipetar água gelada em quantidade mínima, com canudo nos pilares fauciais, objetivando da mesma forma a facilitação do disparo do reflexo da deglutição e a sensibilização desta região.

Sensibilidade e Higiene Oral

Durante a higiene oral é necessário trabalhar a sensibilidade, tornando a escovação dos dentes mais um item a ser orientado ao cuidador, dependendo da necessidade do paciente. Além da função de higiene, podemos utilizar a escova de dentes para estimular a gengiva, palato, língua, propiciando mais uma experiência sensorial com material diferente, e também realizar exercícios de resistência (Logemann, 1983) dos músculos da língua, utilizando o cabo da escova de dentes. O exercício é feito pedindo-se ao paciente que empurre o cabo da escova com força na direção solicitada e que mantenha esta pressão forte por um segundo. Este exercício deve ser realizado com a espátula (Logemann, 1983), porém variações de contexto são importantes para o paciente não se desestimular da terapia.

Sensibilidade e Reflexos Orais

Seguindo todo este trabalho de sensibilidade, busca-se normalizar até mesmo a ocorrência de reflexos orais exacerbados: *gag* (ou vômito ou nauseoso), mordida e mastigação. Todos estes reflexos em hiperatividade são achados normalmente no paciente neurológico e interferem de forma decisiva na introdução ou reintrodução de via oral. Eles alteram padrões motores necessários à captação, preparo e retropropulsão do bolo para a câmara faríngea de maneira coordenada e sincronizada. Técnicas sugeridas para seu controle:

- reflexo de *gag* (ou vômito ou nauseoso): aplica-se a espátula contra a língua mantendo firmemente a pressão até que a náusea passe. O objetivo é aumentar o nível de tolerância do paciente, que deverá suportar depois os alimentos e os utensílios para a alimentação;
- reflexo de mordida ou de travamento: aplica-se pressão com vibração nas gengivas, acima dos molares, bilateralmente, para que o paciente consiga novamente abrir a boca;
- reflexo de mastigação: apesar do nome, este reflexo elicia apenas movimentos verticais de mandíbula e anteriorização e posteriorização da língua, o que não caracteriza uma mastigação eficiente e funcional. O importante é fornecer ao paciente condições de lateralização de língua e mandíbula para que possa tornar a mastigação de fato eficiente, por meio de exercícios para melhorar a mobilidade de língua, bochecha e mandíbula.

Todos estes reflexos são respostas de defesa exacerbadas num sistema neurologicamente alterado; assim, o trabalho com normalização da sensibilidade, o retorno preciso e bem planejado da alimentação por via oral e estas técnicas específicas vão ajudar a controlar estes reflexos. Nos casos mais graves os reflexos podem ser apenas minimizados, podendo permanecer apesar de longo tempo de terapia. O objetivo neste caso deve ser o de tornar este sistema o mais funcional e seguro possível para reintrodução de via oral.

Reflexo da Deglutição: o reflexo da deglutição deve ser disparado em vias específicas do nervo glossofaríngeo e do nervo vago (Douglas, 1994), mas existem outras formas que estimulam o disparo do reflexo da deglutição de maneira indireta, induzindo o ato de engolir.

A estimulação digital pode induzir o paciente a mover os lábios, sugar a bochecha ou tentar passar a língua na região que foi estimulada; após estes movimentos muitos pacientes engolem a saliva automaticamente; portanto, podemos tentar induzir o disparo do reflexo da deglutição pela estimulação digital.

Olfato, Visão e Gustação

Todos os nossos sentidos funcionam integradamente para captar a sensação global e complexa das situações a que somos expostos no dia-a-dia. O ato da alimentação envolve ver, cheirar e sentir o gosto do que vamos comer, sendo que a visão e o olfato antecedem o gosto e nos preparam para este último. Assim, este trabalho envolve uma preparação para o momento da alimentação, quando nos preocupamos com esses dois fatores: mostrar o alimento ao paciente e permitir que ele sinta o odor do alimento. Dessa forma, o paciente poderá saber se o alimento é de sua preferência, se é estimulante, se o incita a se alimentar. Estes são fatores que irão otimizar o resultado terapêutico do paciente quando bem trabalhados. Além disso, as estimulações visuais e olfativas preparam o organismo fisiologicamente para receber o alimento, pois estes estímulos podem aumentar a salivação e encorajar o paciente a tentar se alimentar por via oral, eliciando prazer na presença de alimento (Morris, 1985; Morris & Klein, 1987; Perlman, Luschei, Du Mond, 1989; Linden-Casteli, 1991).

MOTIVAÇÃO E APETITE

O paciente deve estar motivado a se alimentar, mas também a realizar qualquer terapia de habilitação ou de reabilitação. Por isso devemos estar atentos às preferências de cada paciente, considerando aspectos como: formato/apresentação, sabor, odor e cor do alimento.

Outros aspectos, como consistência, volume oferecido e temperatura, devem fazer parte das indicações fonoterapêuticas, que devem seguir a avaliação e a evolução de cada paciente. Discutiremos estes aspectos a seguir.

VOLUME, CONSISTÊNCIA, TEMPERATURA E UTENSÍLIOS

Volume: o volume deve ser balanceado conforme a melhor resposta do paciente, sendo que volumes como 1 e 2 ml são pouco funcionais e podem ser utilizados quando o objetivo é a estimulação gustativa. Em alguns pacientes com hipossensibilidade intra-oral, trabalhar com volumes menores pode não ser a melhor opção, pois o paciente demora a ter controle oral sobre o alimento na boca e pode aspirar por falta de controle oral.

Volumes maiores com 3 a 5ml (uma colher de chá) podem ser mais funcionais do ponto de vista da deglutição, fornecendo ainda mais pistas para o paciente em virtude do peso colocado na cavidade oral. Obviamente em paciente com grande risco de aspiração para estes volumes, devemos começar com os volumes menores até que ele consiga aceitá-los.

Consistências: começar pela consistência mais facilmente aceita pelo paciente, durante as avaliações, e ir aumentando a dificuldade com o decorrer da terapia. Padronizando, podemos estabelecer quatro consistências básicas: líquido (água, suco), pastoso-fino (yogurte, mingau), pastoso-grosso (geléias, sopas engrossadas) e sólido (bolacha). Conforme o paciente for evoluindo, vamos oferecendo as variações destas consistências. Elas podem ser oferecidas de forma homogênea ou heterogênea (contendo pequenos grumos).

Podemos variar os volumes dentro de uma mesma consistência, e, assim, ir paulatinamente aumentando a ingestão de alimentos e, com o monitoramento do nutricionista, realizar o desmame da sonda de alimentação, sempre atentos ao aporte calórico necessário ao paciente. Conforme o aumento da aceitação segura por via oral, vamos deduzindo este volume da dieta, que é injetada pela sonda de alimentação (sonda nasoenterais ou gastrostomias).

A viscosidade do alimento é fator interferente na força empregada pela língua na fase oral: quanto mais viscoso o alimento, mais força é empregada. Já o volume não determina aumento ou diminuição de força de língua (Miller & Watkin, 1996). Esta viscosidade também altera a motilidade da faringe (Dantas & dodds, 1990).

Temperatura: a avaliação consta da monitoração do comportamento e aceitação do paciente em relação à temperatura oferecida. Rosenbek et al. (1996) relatam em seu estudo uma diminuição do tempo de trânsito total da deglutição com melhora do tempo de disparo do reflexo da deglutição, nos alimentos frios.

Podemos utilizar os alimentos frios para pacientes hipossensíveis com estes dois objetivos, uma vez que os alimentos frios, com temperatura diferente da temperatura da mucosa da cavidade oral, oferecem uma pista mais evidente da presença de bolo alimentar do que um alimento com a mesma temperatura da cavidade oral. Alimentos com temperatura mais morna podem relaxar as estruturas da cavidade oral, dando ao paciente um maior tempo para preparar o bolo.

Em crianças, a variabilidade na aceitação de temperaturas é bem ampla e está intimamente ligada ao oferecimento por parte dos cuidadores. Deve-se testar as reações de cada paciente às diferentes temperaturas oferecidas e associar este achado aos outros encontrados na avaliação, para que possamos ponderar sobre a técnica a ser empregada.

Indicações Terapêuticas

Terapia Indireta

O objetivo da terapia indireta é melhorar as condições de força, mobilidade e sensibilidade geral do paciente sem a apresentação do alimento. Para tanto, são realizados exercícios de mobilidade das estruturas envolvidas, incluindo laringe, faringe, língua, bochechas, lábios, mastigação, palato mole, fechamento das pregas vocais (Logemann, 1983).

A terapia indireta é indicada para pacientes que aspiram todas as consistências e volumes de alimento. Deve ser realizada visando a melhora da mobilidade e sensibilidade de todo o sistema orofaríngeo, até que o paciente tenha condições de reintrodução de via oral segura, iniciando-se por pequenas quantidades de alimento.

Terapia Direta

Esta terapia tem os mesmos objetivos da anterior, porém envolve a apresentação de alimento real. (Logemann, 1983; 1997)

Terapia Sensorimotora ou de Estimulação

É a somatória das terapias anteriores. Pode ser a preparação para a terapia de deglutição, mas também pode ser indicada em casos muito graves, nos quais não se tenha a intenção de voltar a alimentar o paciente totalmente por via oral.

O objetivo, no caso, é o de não deixar que o paciente fique com hiperssensibilidade intra-oral por falta de estímulo da região, o que pode provocar dor, dificultar a higienização oral e exacerbar os reflexos orais de defesa. Vale ressaltar que estes reflexos podem ser extremamente nocivos, como, por exemplo, o reflexo de travamento ou mordida que pode dilacerar os lábios e a língua do paciente.

O reflexo de *gag* (ou vômito, ou nauseoso) pode ser muito desconfortável, fazendo com que o paciente se proteja cada vez mais na tentativa de evitá-lo e, desta forma, exacerbando-o. Esta hiperatividade facilita o vômito, aumentando os riscos de que ele seja aspirado, o que seria danoso por causa do pH mais ácido do estômago (Logemann, 1997).

A família dos pacientes deve ser cuidadosamente orientada sobre as indicações que estão sendo feitas. É importante discutir os objetivos das técnicas utilizadas e como devem ser realizadas, mesmo que elas tenham apenas um caráter de manutenção (Baker, 1993).

Terapia de Deglutição

Envolve todas as técnicas e estratégias visando reabilitar o paciente e levá-lo a se alimentar totalmente por via oral. Para tanto, são utilizados exercícios para normalizar a sensibilidade, controle oral, mobilidade e funcionalidade dos músculos da língua, bochechas, faringe e laringe. Conforme o paciente vai evoluindo na terapia, é realizado o desmame da sonda de alimentação.

Mesmo depois do paciente se alimentar totalmente por via oral, se ele estiver utilizando uma gastrostomia ou jejunostomia, sugerimos que ele mantenha a sonda por mais seis meses, para que se previna alguma intercorrência e se evite assim a retirada precoce da sonda, o que submeteria o paciente ao processo de recolocá-la. Estabilizado o quadro, é então retirada a sonda de alimentação (Logemann, 1997).

Freqüência das Sessões

A indicação da freqüência das terapias depende da gravidade do paciente e dos objetivos de cada caso. Quando o paciente está internado, é interessante que seja indicada terapia diária, para que possamos também acompanhar o período de retorno neurológico. Em pacientes domiciliares com prognóstico reservado ou após dois anos de estabelecimento da lesão, o paciente deve ter o acompanhamento de um fonoaudiólogo, e o cuidador deve ser precisamente orientado, quando possível, para a realização de técnicas de normalização da sensibilidade e de mobilidade da terapia indireta.

Nos pacientes infantis, o trabalho básico deve ser realizado com o cuidador - quem alimenta a criança e com outros familiares ou responsáveis. A orientação é importante para favorecer uma participação ativa nas sessões de fonoterapia e para compreensão do processo como um todo.

Sondas de Alimentação

Para a escolha do tipo de alimentação alternativa, devemos estabelecer de uma forma precisa o prognóstico do paciente. O tempo que o paciente necessitará de um suporte alimentar por sonda deve ser estimado de acordo com o prognóstico de melhora. Se o paciente necessitar de suporte por mais de três meses, para muitos a indicação deve ser de gastrostomia ou jejunostomia no lugar de uma sonda nasogástrica ou nasoentérica (Logemann, 1983).

Alguns autores apontam algumas desvantagens importantes do uso prolongado de sondas nasoenterais:

- são passadas transnasalmente até o estômago ou duodeno respectivamente, tornado-se assim um impedimento mecânico à respiração, fazendo com que o paciente muitas vezes comece a respirar pela boca, o que, por sua vez, causa xerostomia e altera a sensibilidade da região intra-oral;
- ficam em contato constante com a naso e orofaringe, podendo diminuir a sensibilidade e irritar as estruturas;
- favorecem o refluxo gastroesofágico;
- esteticamente não são aceitáveis;
- seus deslocamentos são mais freqüentes (principalmente em crianças neuropatas com movimentação involuntária) e comprometem o estado nutricional adequado.

A vantagem do uso de sondas nasoenterais é a de que elas não expõem o paciente a um procedimento cirúrgico e são facilmente colocadas e recolocadas (Coben et al., 1994; Dotson, Robison, Pingleton, 1994; Marshall, Bodnarchu, Bathel, 1994; Naurekas & Christoffel, 1994; Norton et al., 1996).

Posicionamento

O paciente deve estar sentado a 90 graus, sendo às vezes necessária uma estabilização da região cervical. Nos pacientes neurológicos são comuns as alterações de tônus, espasticidade, paresias ou paralisias, ataxias e ainda, na paralisia cerebral é encontrada uma movimentação involuntária. Muitos destes paciente neurológicos não têm controle cervical e controle de tronco. Sendo assim, adaptações para o adequado posicionamento destes pacientes é fundamental para a evolução do trabalho fonoterápico.

No trauma cranioencefálico, assim como na paralisia cerebral, a espasticidade pode causar hiperextensão cervical. Na paralisia cerebral, o reflexo tônico labiríntico pode levar o paciente à postura em hiperextrensão cervical durante a alimentação. Esta postura é danosa ao paciente e representa grande risco de aspiração, pois o paciente precisa de maior anteriorização e elevação da laringe para proteger a via aérea; esta postura diminui o espaço valecular, permitindo que o bolo caia mais rapidamente na orofaringe e favorecendo a abertura da via aérea.

Além das alterações anatômicas, a repetição deste padrão de hiperextensão cervical evoca respostas de defesa a esta postura anti-fisiológica. Favorecida pela hiperextensão, também ocorre uma posteriorização da língua, o que dificulta a respiração e faz com que o paciente desenvolva um movimento anormal de anteriorização exagerada da língua para respirar com mais conforto. Outro aspecto é a exacerbação de seus reflexos orais de defesa, como mordida e *gag*, na tentativa de se defender do rápido escoamento do alimento para a orofaringe (Lefton-Greif, 1994).

Posturas viciosas laterais podem favorecer a descida do bolo alimentar de forma assimétrica. É preciso avaliar, se não for possível mexer na postura, se esta é ou não funcional para a alimentação e se é segura para a deglutição.

TRABALHANDO COM A MOBILIDADE DO SISTEMA ESTOMATOGNÁTICO

LÁBIOS

Fisiologicamente, a aproximação passiva dos lábios, que acontece no momento da deglutição, é a primeira válvula de pressão que direciona o bolo para trás e para baixo. Este mecanismo de vedamento da cavidade oral proporciona a manutenção da pressão na cavidade oral, o que ajuda o direcionamento do bolo para a faringe. Assim, devemos estabelecer o adequado vedamento labial.

Pede-se ao paciente que segure a espátula entre os lábios, e, quando estiver com mais força, que segure a espátula com os lábios enquanto tentamos tirá-la. O fonoaudiólogo deve tentar tirar a espátula simetricamente nas três direções: para frente, para o lado direito e para o lado esquerdo, aplicando o grau de força gradativamente em todos os lados.

Outra forma de aumentar a força dos lábios é no momento da deglutição. Por comando verbal, pedir ao paciente para fazer uma pressão exagerada de um lábio contra o outro e manter a boca fechada alguns momentos depois de engolir.

Levantadores da Mandíbula

Para que o paciente tenha mais força para mastigação e para sustentação da mandíbula, o fonoaudiólogo pode pedir que ele segure um chiclete envolto em gaze com os molares, enquanto o terapeuta tenta puxá-lo, ou que mastigue simetricamente este mesmo chiclete, com o objetivo de trabalhar a sustentação da mandíbula, a sua verticalização e a sua rotação. Estes exercícios auxiliam também na inibição do reflexo de mordida e travamento.

Língua

A língua deve ser trabalhada funcionalmente a fim de garantir sua movimentação e precisão, tanto em força como em agilidade de movimentos. É possível, no entanto, fazer os exercícios de resistência já referidos no item sensibilidade e higiene oral, para melhorar a força muscular, que consiste basicamente em pedir para o paciente empurrar a espátula em uma direção, fazendo força por um segundo, enquanto o fonoaudiólogo exerce uma força contrária, resistente.

Quando o movimento desejado é o de retropropulsão do bolo, podemos embeber uma gaze em suco, posicioná-la no palato duro e pedir ao paciente que retire o suco da gaze exercendo pressão da língua contra o palato em direção posterior.

Para auxiliar o paciente a lateralizar o bolo, podemos utilizar o chiclete envolto na gaze; o terapeuta deve segurar a ponta da gaze e o paciente tentar passar o chiclete de um lado para o outro. Conforme o paciente vai evoluindo, vamos complicando o exercício. Colocamos uma consistência pastosa grossa, coesa no meio da língua pedindo-lhe que movimente este alimento pela boca sem engolir e sem perdê-lo: colocá-lo na ponta da língua, do lado esquerdo, do lado direito, contra o palato, cuspindo coesamente, sem deixar resíduos na cavidade oral.

O princípio é o mesmo: ir dificultando a consistência e o volume durante a evolução do paciente, trabalhando desta forma, funcionalmente, o controle do bolo na cavidade oral.

Na paralisia cerebral o trabalho sensorimotor oral deve ser combinado mediante acompanhamento e suplementação nutricional para os objetivos de otimização do desenvolvimento da criança serem alcançados (Gisel, 1994).

Palato Mole

O palato mole no ser humano eleva-se em dois momentos distintos: na fonação e na deglutição. Foi observado que durante a deglutição o palato mole se eleva com mais força do que no momento da fonação (Arévalo et al., 1996). Fisiologicamente, então, trabalhar com os exercícios de fonação para melhorar indiretamente o funcionamento do palato mole durante a deglutição, não garantirá sua eficiência durante esta segunda função, mas poderá auxiliar, no início do tratamento, a tentativa de reiniciar o movimento.

É importante ressaltar que, em virtude de diferenças funcionais, parece que só reaprendemos a engolir, e tornamo-nos cada vez mais eficientes nesta função, engolindo. Só reaprendemos a nos alimentar e nos tornamos cada vez mais eficientes nesta função, nos alimentando, ou seja, engolindo alimento real.

Para pacientes com paralisia bilateral do XII par encefálico (hipoglosso), ou paralisia palatal, podem ser utilizadas próteses. No primeiro caso para reduzir o espaço que a língua deve alcançar no intuito de favorecer uma fase oral mais eficaz e, no segundo caso, para compensar a paralisia, pois a prótese levantaria o palato mole (Selley et al., 1995).

Faringe

No momento da deglutição temos a movimentação das paredes laterais e posterior da faringe, pela contração de seus músculos constritores (superior, médio e inferior). Isto promove o alongamento da faringe e a medialização de suas paredes. Este mecanismo, além de aumentar a pressão na câmara faríngea, empurra dinamicamente o bolo alimentar em direção ao esôfago. Podemos promover exercícios que auxiliem nesta movimentação, favorecendo posteriormente uma movimentação mais adequada e ágil do paciente, ao engolir.

A fonação da vogal /i/ em intensidade média-alta e aguda e a manobra de interposição de língua durante a deglutição medializam as paredes da faringe.

Alguns trabalhos apontam a estimulação direta - tátil - das paredes da faringe como mecanismo extremamente importante para melhorar a sensibilidade e a própria mobilidade da região (Miller & Groher, 1992; Macedo Filho et al., 1997), mediante sondas de *hursth* colocadas nesta região.

Laringe - Musculatura Extrínseca

A mobilidade da laringe deve ser bem avaliada, porque ela tem dois tipos de movimentação: de anteriorização e de elevação. A conjunção dos movimentos de anteriorização e de elevação é um dos mecanismos que garantem a proteção das vias aéreas. Os dois lados da laringe devem subir simetricamente. Alterações na elevação, anteriorização ou simetria da subida da laringe podem resultar em aspiração durante a deglutição.

Pode-se, de certa forma, trabalhar isoladamente a elevação laríngea e o momento da deglutição, por meio de exercícios que utilizam a fonação: curvas melódicas para a mobilidade da laringe; agudos e protrusão exagerada de língua para a elevação da laringe; graves e retrusão exagerada de língua, além de bocejo para o abaixamento da laringe. Estes movimentos podem ser auxiliados por manipulação digital do terapeuta.

Laringe - Musculatura Intrínseca

O fechamento glótico adequado, fisiologicamente determinado pela ação predominante dos músculos adutores da laringe: tiroaritenóideos, cricoaritenóideos laterais e ariaritenóideos, é outro mecanismo de defesa das vias aéreas.

No caso de fendas glóticas ou paralisias uni ou bilaterais de pregas vocais, devem ser aplicadas as mesmas técnicas utilizadas nas terapias vocais para estes achados. Nos casos neurológicos, os mais comuns são os de paresia ou paralisia uni ou bilateral de pregas vocais.

São utilizados exercícios de empuxo, ataque vocal brusco ou aspirado, fonação inspiratória, deglutição sonorizada incompleta (Boone & McFarlane, 1994; Behlau & Pontes, 1995). Todos estes exercícios devem ser realizados criteriosamente e com cuidado, pois podem causar rouquidão, nódulos e outras problemas, se indicados indiscriminadamente ou realizados com mais força do que a necessária.

No atendimento ao paciente neurológico, a mioterapia isolada é ineficaz do ponto de vista da reabilitação global do paciente com disfagia orofaríngea. A mioterapia deve ser trabalhada fundamentalmente com enfoque funcional e dinâmico, visando a coordenação e sincronia do processo de alimentação. Trabalhar a eficiência dos músculos envolvidos não garante a coordenação entre eles.

Manobras Posturais

As manobras posturais estão descritas, detalhadamente, no capítulo de videofluoroscopia da deglutição. Retomaremos aqui alguns de seus aspectos:

1. **Queixo para baixo:** utilizada para pacientes com suspeita ou com diagnóstico de atraso na função faríngea. Esta manobra deve dar mais tempo ao paciente para engolir antes que o alimento desça para a faringe. Utilizada também para suspeita ou diagnóstico de dificuldade no fechamento da via aérea, pois a posição facilita anatomicamente a sua proteção, aumentando o espaço valecular; por esse mesmo motivo pode ser usada para pacientes com prematuro escape de alimento para a faringe, por permitir que o alimento fique nas valéculas e pelo uso da epiglote como proteção para a via aérea (Shanahan et al., 1993; Welch et al., 1993).
2. **Cabeça virada para o lado fraco:** virar a cabeça para o lado que apresentar paresia, paralisia ou diminuição de sensibilidade de faringe e laringe,

promovendo a possibilidade do alimento passar pelo lado bom, ou forte, dando assim maior controle ao paciente. É utilizada também para pacientes que apresentam disfunção ou redução de abertura do esfíncter esofágico superior (Logemann et al., 1989).

3. **Cabeça inclinada para o lado forte ou bom:** tem o mesmo princípio que a técnica acima, ou seja, possibilitar que o alimento desça preferencialmente pelo lado bom.
4. **Cabeça para trás:** É uma manobra observada em pacientes com dificuldade na retropropulsão do bolo para a faringe, porém promove caída rápida deste bolo para a faringe. Podemos trabalhar o paciente nas fases preparatória e oral, pois são estas as fases responsáveis pelo preparo e pela retropropulsão do bolo, evitando que o paciente jogue a cabeça para trás para direcionar o bolo para a faringe.

MANOBRAS FACILITADORAS - MANOBRAS DE DEGLUTIÇÃO

1. **Tosse voluntária:** pedir ao paciente para tossir voluntariamente. É indicada para pacientes que apresentam voz molhada por penetração laríngea de saliva e/ou alimentos acima das pregas vocais. Esta técnica pode ser utilizada como medida de segurança após a deglutição, ainda que o paciente não evidencie a característica de voz molhada, mas a penetração laríngea tenha sido envidenciada ou suspeitada por meio de videofluoroscopia da deglutição, ausculta cervical ou nasolaringofibroscopia.
2. **Manobra de Mendelsohn:** solicitar ao paciente que ao deglutir segure a laringe na posição mais alta por alguns segundos. O paciente é orientado para perceber a movimentação da laringe por meio do espelho e da manipulação digital. É indicada para pacientes com dificuldade na excursão laríngea e para pacientes que apresentam dificuldade na abertura do esfíncter esofágico superior, pois o movimento de pinça que a laringe realiza no momento da deglutição, de elevação e anteriorização, auxilia na melhor abertura do esfíncter esofágico superior e na manutenção de sua abertura, uma vez que mantém a elevação e anteriorização da laringe.
3. **Língua entre os dentes:** o paciente deve deglutir com a língua entre os dentes, exigindo assim, maior contração dos músculos constritores da faringe. Utilizada para fraqueza, paresia ou hipotonia dos músculos da faringe, pois para deglutir com a língua entre os dentes devemos proceder a uma maior contração desse grupo muscular (Fujiu & Logemann, 1996).
4. **Supraglótica:** utilizada em pacientes com reduzido fechamento glótico, atraso do disparo do reflexo da deglutição ou voz molhada. O paciente é orientado para segurar a respiração antes de engolir, aduzindo assim as pregas vocais

antes de engolir (Mendelsohn & Martin, 1993; Ohmae et al., 1996). Deve então engolir e imediatamente após a deglutição, tossir para limpar a faringe.

5. **Super supraglótica:** é indicada para pacientes com fechamento glótico reduzido, que causa risco de aspiração. O objetivo desta manobra é eliciar mais adução, utilizando duas fontes de fechamento: as pregas vocais verdadeiras e as falsas. A orientação é a mesma da manobra anterior, porém solicita-se ao paciente que segure com mais força o ar antes de engolir. Auxilia também na retração da língua.
6. **Deglutição com esforço:** é pedido ao paciente que aperte os músculos da garganta ao engolir - "engolir forte". Esta manobra é indicada para pacientes que apresentam resíduos nas paredes da faringe após a deglutição por fraqueza desta musculatura, e para pacientes que têm dificuldade em realizar adequadamente a bomba de propulsão com a língua, na fase oral (no envio do bolo para a faringe).
7. **Deglutições secas:** é solicitado ao paciente que degluta o bolo e depois degluta mais duas ou três vezes, sem alimento na cavidade oral, na tentativa de limpar os resíduos que permaneceram na faringe, valéculas e seios piriformes. Portanto, essa manobra é indicada a pacientes com resíduo faríngeo após a deglutição, causando risco de aspiração deste resíduo.
8. **Técnica de Valsalva:** é pedido ao paciente que utilize uma força de contração "parecida" com a utilizada na defecação. Suas indicações, portanto, seriam para auxiliar na abertura do esfíncter esofágico superior aumentado a contração dos grupos musculares adjacentes. É contra-indicada para pacientes com problemas cardíacos, problemas pulmonares e diverticuloses de intestino.

Pacientes Graves

Os pacientes com baixo nível cognitivo, severa ou profundamente retardados ou com severos comprometimentos de linguagem (afasia global), devem ser criteriosamente avaliados para que se defina, com mínimos riscos, como e com que objetivo será realizada a fonoterapia (Rector, Straka, 1986; Sheppard, 1991; Helfriech-Miller, Reilly & Skuse, 1992; Miller & Groher, 1992; Luiselli, 1994; Rogers et al., 1994).

Nestes pacientes podem ser utilizadas técnicas fonoterapêuticas diretas e estimulações sensorimotoras, que em sua maioria envolvem a apresentação do alimento, uma vez que esta apresentação estimula receptores que apenas com o tato ou estímulo térmico não são eliciados.

Esta pequena quantidade de alimento por via oral (às vezes de apenas 3 a 10 ml/dia) deve ser oferecida na consistência, volume e temperatura mais seguros para o paciente, quando ele estiver na posição corporal mais adequada e no horário do dia em que estiver mais atento.

A retirada total de via oral e de exercícios sensorimotores deve ser desencorajada, porque a falta de estímulo provoca hipersensibilidade da região facial e intra-oral, exacerbando os reflexos orais de defesa: *gag* (ou nauseoso ou vômito), mordida, protusão exacerbada de língua (Morris, 1985; 1989; Morris & Klein, 1987). Isto dificulta a higienização oral, piorando assim a qualidade de vida do paciente, aumentando seu desconforto e favorecendo a aspiração de saliva para a árvore traqueobrônquica, uma vez que, sem o trabalho, ele passa a engolir menos vezes.

Devemos considerar ainda que o melhor exercício para disfagia faríngea é a própria deglutição (Perlman et al., 1989), que o bolo evoca prazer que não é eliciado sem o alimento real (Linden-Casteli, 1991), e que se deve levar em conta o aspecto psicológico do ato de se alimentar.

FONOTERAPIA PARA DISFAGIA NA POPULAÇÃO PEDIÁTRICA

Com os mesmos objetivos básicos da terapia para adultos disfágicos, ou seja, de eliminar a aspiração, de manter o estado nutricional e de hidratação do paciente e de reabilitar a alimentação por via oral com segurança, a fonoterapia dirigida às crianças deve enfatizar a relação positiva entre pais e filhos e considerar sempre o contexto infantil.

O monitoramento do **desenvolvimento global** da criança deve ser rigoroso com relação ao controle de peso e altura, sempre atentos ao seu estado nutricional.

As técnicas fonoaudiológicas já discutidas devem ser contextualizadas e sua associação com aspectos musicais - como ritmo, jogos corporais e canções infantis, que narram vivências da crianças com seu próprio nome na canção - são extremamente úteis, trazendo resultados muito mais rápidos e prazerosos (Morris, 1989).

Novamente devemos enfatizar que os programas de tratamento devem ser individualizados, compreendendo o desenvolvimento motor oral normal e de que modo os achados clínicos da criança se diferem do padrão normal (Arvedson & Brodsky, 1993). A intervenção multidisciplinar é determinante na abordagem e manejo dos problemas de alimentação na infância (Wolf & Glass, 1992; Arvedson & Brodsky, 1993; Rosenthal, Sheppard, Lotze, 1995).

A tabela a seguir correlaciona os achados clínicos com algumas possibilidades de suas ocorrências e sugestões terapêuticas.

Tabela 1. Correlação dos achados clínicos com sua etiologia e indicação terapêutica (tabela adaptada de Silva, 1998).

Fase Oral				
Achado Clínico		**Possibilidades**		**Indicação Terapêutica**
Resíduo em Cavidade oral	**1.**	Hipossensibilidade intra-oral.	**1.**	Trabalhar com sensibilidade e sensorimotor.
	2.	Hipotonia de bucinador.	**2.**	Trabalho miofuncional.
	3.1.	Hipotonia, paresia de língua, alteração da coordenação da língua e propulsão do bolo.	**3.1.**	Treinar a propulsão durante a dinâmica, sucção/deglutição (sugar gaze embebida com suco); trabalho miofuncional dos músculos extrínsecos e intrínsecos da língua, cabeça inclinada para trás e a coordenação entre estas ações.
	3.2.	Hipersensibilidade intra-oral	**3.2.**	Trabalhar a sensibilidade.
Escape Oral	**1.**	Diminuição do vedamento labial.	**1.**	Exercícios para preensão
	2.	Diminuição do controle oral.	**2.**	Trabalhar a sensibilidade e a mobilidade da língua e da mandíbula.
	3.	Protrusão exacerbada de língua.	**3.**	Melhorar hiperextensão cervical, pesquisar RGE, trabalhar mobilidade da língua e sua sensibilidade (abaixar a língua com a colher no momento da introdução do alimento).
Engolir Pedaços Maiores	**1.**	Ineficiente mastigação.	**1.**	Mioterapia para astigação; trabalho com lateralização do bolo (chiclete envolto em gaze); coordenação da função de mastigação.
	2.	Falta de atenção.	**2.**	Trabalhar a atenção, propriocepção e planejamento das atividades.

Fase Faríngea		
Achado Clínico	**Possibilidades**	**Indicação Terapêutica**
Ausência de Tosse Reflexa	Hipossensibilidade de orofaringe vestíbulo laríngeo e traquéia.	Normalizar a sensibilidade; trabalho com mobilidade de língua, propulsão de língua; estimular reflexo da deglutição, estimular reflexo de tosse; trabalho com motilidade dos músculos da faringe.
Alteração Vocal após a Deglutição	Resíduo de alimento em cima das pregas vocais após a deglutição (penetração laríngea).	Trabalho de fechamento glótico e proteção de vias aéreas; manobra de Mendelsohn; manobra supraglótica e manobra super-supraglótica.
Alteração Vocal Durante a Fonação	Acúmulo de saliva/secreção em cima das pregas vocais (penetração laríngea).	Limpeza de vestíbulo laríngeo; fechamento glótico, automonitoramento.
Alteração na Ausculta Cervical	Penetração laríngea.	Limpeza de vestíbulo laríngeo; fechamento glótico, automonitoramento.
Alteração Respiratória após a Deglutição	Aspiração.	Coordenação, respiração deglutição, controle de fluxo aéreo, limpeza de vestíbulo laríngeo, fechamento glótico, automonitoramento.
Diminuição da Mobilidade da Laringe	Paresia ou paralisia de laringe, assimetria de mobilidade laríngea.	Trabalho com mobilidade da laringe (escalas melódicas), elevação de laringe (agudos); manobra de Mendelsohn e, para assimetrias, virar a cabeça para o lado comprometido.
Dificuldade em Deglutir	Atraso do reflexo da deglutição.	Trabalho com sensibilidade, espelho laríngeo nos pilares, estimular reflexo da deglutição indiretamente.

Resíduo em Recessos Faríngeos	**1.** Paresia, paralisia ou hipotonia de faringe. **2.** Escape de pressão no momento da deglutição.	**1.** Trabalhar motilidade faríngea, movimentação de base de língua; trabalhar a sensibilidade da faringe e passagem de sonda pela região. **2.** Aumentar válvulas de ressão pressão (lábios, bomba de propulsão da língua na fase oral, esfíncter velofaríngeo) - coordenação entre fase oral e faringe.
Resíduo em Valécula	Diminuição do movimento de base de língua.	Aumentar propulsão de língua, exercício de resistência, engolir com a língua entre os dentes.
Resíduo em Seios Piriformes	Fraqueza de faringe.	Cabeça virada para o lado comprometido ou inclinada para o lado bom e trabalho com mobilidade e sensibilidade da faringe.
Resíduo Acima do Músculo Cricofaríngeo ou Esfíncter Esofágico Superior	**1.** Disfunção do músculo cricofaríngeo. **2.** Falta de elevação e anteriorização da laringe. **3.** Escape de pressão no momento da deglutição. **4.** Fraqueza dos músculos da faringe.	**1.** Coordenação entre as fases oral e faríngea, avaliação do gastroenterologista e do otorrinonolaringologista (os tratamentos podem ser invasivos, cirúrgicos ou medicamentosos). **2.** Trabalho com mobilidade de laringe. **3.** Aumentar pressão das válvulas envolvidas (lábios, propulsão de língua e fechamento velofaríngeo) **4.** Trabalho com motilidade faríngea e sua coordenação com a fase oral.

Monitoramento Durante a Terapia

Durante as sessões de terapia fonoaudiológica, o terapeuta pode utilizar recursos para monitorar o paciente. Pode fazer a ausculta cervical, oximetria de pulso para verificação da saturação de oxigênio no sangue durante a introdução de via oral (Brogan et al., 1992; Rogers, Msall, Shucard, 1993; Zaidi et al., 1995), além de estar atento aos sinais clínicos de aspiração: sonolência, cianose, engasgos, tosse, sufocamento, dispnéia, taquipnéia, lágrimas, espirros, descoordenação entre a respiração e a deglutição.

Biofeedback

É importante o paciente perceber e acompanhar todo o processo de reabilitação. Quanto mais objetiva para o paciente esta percepção, mais seguro ele irá se sentir. Esta objetividade não implica apenas em medições métricas, pois elas podem ou não significar avanço funcional na terapia.

Por exemplo, para o paciente que engasga por não ter uma elevação adequada da laringe, pode ser importante aumentar a elevação em alguns milímetros após algum tempo de terapia, mas ele pode também se frustrar quando percebe que apesar de conseguir subir mais alguns milímetros, este dado não ocasionou mudanças funcionais, pois ele continua engasgando. As medições têm sua importância, mas devemos saber para quê e como utilizá-las a fim de que tragam benefícios ao aspecto funcional da deglutição.

Alguns instrumentos podem ser utilizados como forma de retorno ao paciente, dos mais simples aos mais sofisticados:

- espelhos;
- manipulação digital: sentir a mobilidade através do toque;
- programas computadorizados para análise e terapia vocal que podem acessar, por exemplo, a mobilidade da laringe e o fechamento glótico ("Dr. Speech", "glotógrafo");
- eletromiografia de superfície;
- videodeglutograma;
- nasolaringofibroscopia (acompanhada por fonoaudiólogo para análise funcional da deglutição, testagem de manobras de reabilitação e biofeedback para o paciente (Denk & Kaider, 1997).

Tratamentos com Toxina Botulínica e Cirurgias Aspirativas

Qualquer intervenção mais invasiva só deve ser realizada imediatamente, se ela for absolutamente necessária pela gravidade do caso. Caso contrário, apenas deve ser indicada após seis meses ou um ano de fonoterapia, no mínimo. Alguns estudos têm descrito experiências com toxina botulínica (Blitzer & Brin, 1997) e a indicação de cirurgias aspirativas (Hirano, 1974; Montgomery, 1975; Butcher, 1982; Ross et al., 1982; Flint, Purcel, Cummings, 1997).

Conclusão

A avaliação e a indicação de fonoterapia para pacientes com acidente vascular cerebral (AVC) em estágio agudo diminuem o risco de pneumonia aspirativa e os custos hospitalares, antecipam a alta hospitalar e melhoram a qualidade de vida do paciente (Odderson & McKenna, 1993; Neumann et al., 1995; Odderson, Keaton, McKenna, 1995).

Pacientes que só recebem terapias, meses ou anos após a lesão, ainda assim são capazes de receber alimentos por via oral com o tratamento (Kahrilas, Logemann, Gibbon, 1992), porém quanto mais cedo esta intervenção acontecer, mais rápido os resultados terapêuticos, porque eles acompanham o retorno neurológico do paciente.

A fonoterapia deve ser planejada criteriosamente de acordo com as avaliações a que o paciente foi submetido e o quadro deve ser o tempo todo reavaliado. Os exercícios propostos neste capítulo não podem ser aplicados **indiscriminadamente,** pois isto poderá prejudicar o paciente, colocando-o em risco.

O fonoaudiólogo participa do atendimento do paciente com disfagia orofaríngea de forma importante, pois está habilitado para avaliar e tratar a sensibilidade, mobilidade e funcionalidade de todo o processo de alimentação de forma global, correlacionando até mesmo este processo com os aspectos da voz e da linguagem na reabilitação deste paciente.

Na nossa cultura, o ato da alimentação não se limita apenas a satisfazer nossos requisitos nutricionais, mas é também fonte de prazer, e em muitos contextos caracteriza-se como um ato social e facilitador da interação entre as pessoas.

REFERÊNCIAS BIBLIOGRÁFICAS

AMERICAN SPEECH LANGUAGE HEARING ASSOCIATION- Knowledge and skills by speech-language pathologists providing services to dysphagic patients/clients. *ASHA, 32*(suppl.2):7-12, 1990.

ARÉVALO, R.T.; GUILHERME, A.; RANIERI, D.M.; CHAMI, F.A.I.- Avaliação da deglutição por meio na nasofibroscopia. *In:* MARCHESAN, I.Q.; ZORZI, J.L.; GOMES, I.C.D.- *Tópicos em fonoaudiologia.* São Paulo, Lovise, 1996. p.265-74. v. 3. cap. 17.

ARVEDSON, J.C. & BRODSKY, L.- *Pediatric swallowing and feeding; assessment and management.* San Diego, Singular Publishing group, inc. 1993. (Early Childhood Interventions Series)

AVERY-SMITH, W.- Management of neurologic disorders; the first feeding session. *In:* GROHER, M.E.- *Dysphagia; diagnosis and management.* Butterworth-Heinemann, 1992. p.219-36.

BAKER, D.M.- Assessment and management of impairments in swallowing. *Nurs. Clin. North Am., 28*(4):december, 1993.

BEHLAU, M. & PONTES, P.- *Avaliação e tratamento das disfonias.* São Paulo, Lovise, 1995.

BLITZER, A. & BRIN, M.F.- Use of botulin toxin for diagnosis and management of cricopharyngeal achalasia. *Otolaryngol. Head Neck Surg., 116*(3):328-30, 1997.

BOONE, D.R. & McFARLANE, S.C.- *A voz e a terapia vocal.* s.l., Artes Médicas Sul LTDA, 1994. p.149-179-180-224-226-227.

BROGAN, T.; FLIGNER, C.L.; MCLAUGHLIN, J.F.; FELDMAN, K.W.; KIESEL, E.L.- Positional asphyxia in individuals with severe cerebral palsy. *Dev. Med. Child Neurol., 34*:164-81, 1992. (ver 58 e 59)

BROWN, G.E.; NORDLOH, S.; DONOWITZ, A.J.- Systematic desensitization of oral hypersensitivity in a patient with a closed head injury. *Dysphagia, 7*:138-41, 1992.

BUTCHER, R.B.- Treatment of chronic aspiration as a complication of cerebrovascular accident. *Laryngoscope, 92*:681-5, 1982. (June)

CADMAN, D.; RICHARDS, J.; FELDMAN, W.- Gastroesophageal reflux in severely retarded children. *Develop. Med. Child. Neurol., 20*:95-8, 1978.

CAREY, L.M.; MATYAS, T.A.; OKE, L.E.- Sensory loss in stroke patients; effective training of tactile and proprioceptive discrimination. *Arch. Phys. Med. Rehabil., 74*:602-11, 1993. (june)

CARRANZA Junior, F.A.- *Periodontia clínica de Glickmann.* 5. ed. Rio de Janeiro, Interamericana, 1983. p. 651-69.

COBEN, R.M.; WEINTRAUB, A.; DIMARINO Junior, A.J.; COHEN, S.- Gastroesophageal reflux during gastrostomy feeding. *Gastroenterology, 106*:13-8, 1994.

DANTAS, R.O. & DODDS, W.J.- Influência da viscosidade do bolo alimentar deglutido na motilidade da faringe. *Arq. Gastroenterol., 27*(4):164-8, 1990.

DENK, D.M. & KAIDER, A.- Videoendoscopic biofeedback; a simple method to improve the efficacy of swallowing rehabilitation of patients after head and neck surgery. *ORL, 59*:100-5, 1997.

DeRENZO, E.G.- Ethical considerations in dysphagia treatment and research; secular and sacred. *In:* SONIES, B.C.- *Dysphagia; a continuum of care.* S.l., An aspen publication, 1997. p. 91-106. cap. 5

DOTSON, R.G.; ROBISON, R.G.; PINGLETON, S.K.- Gastroesophageal reflux with nasogastric tubes; effects of nasogastric tube size. *Am. J. Respir. Crit. Care Med., 149*:1659-62, 1994.

DOUGLAS, C.R.- Fisiologia da deglutição. *In:* DOUGLAS, C.R.- *Tratado de fisiologia aplicada às ciências da saúde.* São Paulo, Probes, 1994. p.895-7. cap. 51

FLINT, P.W.; PURCEL, L.L.; CUMMINGS, C.W.- Pathophysiology and indications for medialization thyroplasty in patients with dysphagia and aspiration. *Otolaryngol. Head Neck Surg., 116*:349-54, 1997.

FUJIU, M. & LOGEMANN, J.- Effect of a tongue-holding maneuver on posterior pharyngeal wall movement during deglutition. *Am. J. Speech Lang. Pathol., 5*:23-30, 1996. (february)

GISEL, E.G.- Oral motor skills following sensorimotor intervention in the moderately eating impaired child with cerebral palsy. *Dysphagia, 9*:180-92, 1994.

GUEDES-PINTO, A.C.- *Odontopediatria.* 5.ed. São Paulo, Editora Santos, 1995.

HALPEM, L.M.; JOLLEY, S.G.; JOJNSON, D.G.- Gastroesophageal reflux; a significant association with central nervous system disease in children. *J. Pediatr. Surg.., 26*(2):171-3, 1991. (february)

HELFRIECH-MILLER, K.R.; RECTOR, K.L.; STRAKA, J.Á.- Dysphagia; its treatment in the profoundly retarded patient with cerebral palsy. *Arch. Phys. Med. Rehabil., 67*:520-5, 1986.

HELM-ESTABROOKS, N.- Speech-language pathology; moving toward the 21st century. *Am. JSLP*, september, 1994.

HIRANO, M.- Cricopharyngeal myotomy for paralytic dysphagia. *JFORL, 23*(8):october, 1974.

HURST, P.S.- The role of the prosthodontist in the correction of swallowing disorders. *Otolaryngol. Clin. N. Am., 21*(4):771-81, 1988. (november)

JUREK, G.H. & REID,W.H.- Oral health of institutionalized individuals with mental retardation. *Am. J. Mental Retardat., 98*(5):656-60, 1994.

KAATZKE-MACDONALD, M.N.; POST, E.; DAVIS, P.J.- The effects of cold, touch and chemical stimulation of the anterior faucial pillar on human swallowing. *Dysphagia, 11*(3):198-206, 1996.

KAHRILAS, P.J.; LOGEMANN, J.; GIBBON, P.- Food intake by maneuver; na extreme compensation foi impaired swallow. *Dysphagia, 7*:155-9, 1992. (ver 35 e 36)

LAZARUS, S. & LOGEMANN, J.- Impact of thermal stimulation on the triggering of the swallowing reflex. *Dysphagia, 1*:73-7, 1986.

LEFTON-GREIF, M.A.- Diagnosis and management of pediatric feeding and swallowing disorders; role of the speech-language-pathologist. *In:* TUCHMAN, D.N. & WALTER, R.S.- *Disorders of feeding and swallowing in infants and children; pathophysiology, diagnosis and treatment.* San Diego, London, Singular Publishing Group, Inc, 1994. p.97-114. cap. 6.

LINDEN-CASTELI, P.- Treatment strategies for adult neurogenic dysphagia. *Seminars in Speech and Language, 12*:255-60, 1991.

LOGEMANN, J.- *Evaluation and treatment of swallowing disorders.* Texas, Pro-ed, 1983.

LOGEMANN, J.- Therapy for oropharyngeal swallowing disorders. *In:* PERLMAN, A.L. & SCHULZE-DELRIEU, K.- *Deglutition and its disorders*. San Diego, London, Singular Publishing Group, 1997. p.449-62. (C.15)

LOGEMANN, J.; KAHRILAS, P.J.; KOBARA, M.; VAKIL, N.B.- The benefit of head rotation on pharyngoesophageal dysphagia. *Arch. Phys. Med. Rehabil.*, *70*:767-71, 1989. (october)

LUISELLI, J.K.- Oral feeding treatment of children with chronic food refusal and multiple developmental disabilities. *Am. J. Mental Retardat.*, *98*(5):646-55, 1994.

MACEDO FILHO, E.; CARNEIRO, J.H.; GOMES, G.F.; PISANI, J.C.- Dilatação do esfíncter superior de esôfago com sondas de hurst para o tratamento dos distúrbios motores de esôfago da fase orofaríngea. *Arq. de motilidade digestiva e neurogastroenterologia, 1*:133, 1997. Sessão de posters 10.

MARSHALL, J.B.; BODNARCHU, K.G.; BARTHEL, J.S.- Early accidental dislodgement of PEG tubes. *J. Clin. Gastroenterol.*, *18*(3):210-2, 1994.

MARTENS, L.; CAMERON, T.; SIMONSEN, M.- Effects of a multidisciplinary management program on neurologically impaired patients with dysphagia. *Dysphagia*, *5*:147-51, 1990.

MENDELSOHN, M.S. & MARTIN, R.E.- Airway protection during breath-holding. *Ann. Otol. Rhinol. Laryngol.*, *102*:941-4, 1993.

MILLER, R.M. & GROHER, M.E.- General treatment of neurologic swallowing disorders. *In:* GROHER, M.E.- *Dysphagia; diagnosis and management.* USA, Butterworth-Heinemann, 1992. p. 197-218. (cap. 8)

MILLER, J.L. & WATKIN, K.L.- The influence of bolus volume and viscosoty on anterior lingual force during the oral stage of swallowing. *Dysphagia*, *11*(2):117-24, 1996.

MONTGOMERY, W.- Surgery to prevent aspiration. *Arch. Otolaryngol.*, *101*:679-82, 1975. (nov.)

MORRIS, S.E.- Developmenatl implications for the management of feeding problems in neurologically impaired infants. *Seminars in Speech and Language*, *6*:293-315, 1985.

MORRIS, S.E.- Development of oral motor skills in the neurologically impaired child receiving non-oral feedings. *Dysphagia*, *3*:135-54, 1989.

MORRIS, S.E. & KLEIN, M.D.- *Pre feeding skllis.* Tucson, AZ, TherapySkill Builders, 1987.

NAIR, B.R. & GELFIUS, I.- The palatal training appliance; case reposts. *Australian Dental J.*, *35*(5):416-8, 1990.

NAUREKAS, S.M. & CHRISTOFFEL, K.K. – Nasogastric or gastrostomy feedings in children with neurologic disabilities. *Clin. Pediatr.*, :353-9, 1994. (june)

NEUMANN, S.; BARTOLOME, G.; BUCHHOLZ, D.; PROSIEGEL, M.- Swallowing therapy of neurologic patients; correlation of outcome with pretreatment variables and therapeutic methods. *Dysphagia*, *10*:1-5, 1995. (Ver 18 e 19)

NORTON, B.; HOMER-WARD, M.; DONNELLY, M.T.; LONG, R.G.; HOLMES, G.K.T.- A randomized prospective comparison of percutaneous endoscopic gastrostomy and nasogastric tube feeding after acute dysphagic stroke. *BMJ*, *312*(6):13-6, 1996. (january)

ODDERSON, R. & MCKENNA, B.S.- A model for management patients with stroke during the acute phase. Outcome and economic implications. *Stroke*, *24*(12):1823-7, 1993. (december)

ODDERSON, R.; KEATON, J.C.; MCKENNA, B.S.- Swallow management in patients on na acute stroke. Pathway; quality is cost effective. *Arch. Physic. Med. Rehabilit.*, *76*(12), 1995. (december)

OHMAE, Y.; LOGEMANN, J.; HANSON, D.G.; KAISER, P.; KAHRILAS, P.J.- Effects of two breath-holding maneuvers on oropharyngeal swallow. *Ann. Otol. Rhinol. Laryngol.*, *105*:123-31, 1996.

PEARL, R.H.; ROBLE, D.K.; EIN, S.H.; SHANDLING, B.; WESSOON, D.L.; SUPERINA, R.; MCTAGGART, K.; GARCIA, V.F.- Complications of gastroesophageal antireflux surgery in neurologically impaired versus neurologically normal children. *J. Pediatr. Surg.*, *25*(11):1169-73, 1990. (november)

PERLMAN, A.L.; LUSCHEI, E.S.; DU MOND, C.E.- Eletrical activity from the superior pharyngeal constrictor during reflexive and nonreflexive tasks. *J. Speech Hear. Res.*, *32*:749-54, 1989.

POMMERENKE, W.T.- A study of the sensory areas eliciting the swallowing reflex. *Am. J. Physiol.*, *84*(1):36-41, 1927. (october)

REILLY, S. & SKUSE, D.- Characteristics and management of feeding problems of young children with cerebral palsy. *Develop. Med. Child Neurol.*, *4*:379-88, 1992.

ROGERS, B.; MSALL, M.; SHUCARD, D.- Hypoxemia during oral feeding in adults with dusphagia and severe neurological disabilities. *Dysphagia*, *8*:43-8, 1993. (ver 57)

ROGERS, B.; STRATON, P.; MSALL, M.; ANDRES, M.; CHAMPLAIM, M.K.; KOERNER, P.; PIAZZA, J.- Long term morbity and management strategies of tracheal aspiration in adults with severe developmental disabilities. *Am. J. Mental Retardat.*, *98*(4):490-8, 1994.

ROSENBEK, J.C.; ROECKER, E.B.; WOOD, J.L.; ROBBINS, J.- Thermal application reduces the duration of stage transition in dysphagia after stroke. *Dysphagia*, *11*(4):225-33, 1996.

ROSENTHAL, S.R.; SHEPPARD, J.J.; LOTZE, M.- *Dysphagia and the child with developmental disabilities; medical, clinical and family interventions.* San Diego, London, Singular Publishing Group, inc, 1995.

ROSS, E.R.; GREEN, R.; AUSLANDER, M.O.; BILLER, H.F.- Cricopharyngeal myotomy; management of cervical dysphagia. *Otolaryngol. Head Neck Surg.*, *90*:434-41, 1982. (july-august.)

SALTZMAN, L.S.; ROSENBERG, C.H.; WOLF, R.H.- Brainstem infarct with pharyngeal dysmotility and paralysed vocal cord; management with a multidisciplinary approach. *Arch. Phys. Med. Rehabil.*, *74*:214-16, 1993. (february)

SELLEY, W.G.; ROCHE, M.T.; PEARCE, V.R.; ELLIS, R.E.; PHIL, M.; FLACK, F.C.- Dysphagia following strokes; clinical observations of swallowing rehabilitation employing palatal training appliances. *Dysphagia*, *10*:32-5, 1995.

SHANAHAN, T.K.; LOGEMANN, J.; RADEMAKER, A.W.; PAULOSKI, B.R.; KAHRILAS, P.J.- Chin down posture effect on aspiration in dysphagia patients. *Arch. Phys. Med. Rehabil.*, *74*:736-9, 1993. (july)

SHEPPARD, J.J.- Managing dysphagia in mentally retarded adults. *Dysphagia*, *6*:83-7, 1991. (Ver 35)

SILVA, R.G.- Disfagia orofaríngea; as relações dos achados clínicos e objetivos com a definição das técnicas terapêuticas. *In:* COLLECTANEA SYMPOSIUM - JORNADA INTERNACIONAL DE OTORRINOLARINGOLOGIA, 1 e JORNADA DE FONOAUDIOLOGIA, 2. São Paulo, 1998. *Anais...*, São Paulo, Frôntis Editorial, 1998. p. 163-75.

WELCH, M.V.; LOGEMANN, J.; RADEMAKER, A.W.; KAHRILA, S.P.- Changes in pharyngeal dimensions effected by chin tuck. *Arch. Phys. Med. Rehabil.*, *74*:178-81, 1993. (february)

WOLF, L.S. & GLASS, R.P.- *Feeding and swallowing disorders in infancy; assessment and management.* Arizona, Therapy Skill Builders, 1992.

ZAIDI, N.H.; SMITH, H.A.; KING, S.C.; PARK, C.; O'NEILL, P.A.; CONNOLLY, M.J.- Oxygen desaturation on swallowing as a potential marker of aspiration in acute stroke. *Age and Ageing*, *24*:267-70, 1995.

Capítulo 15

Biofeedback Eletromiográfico de Superfície como Terapia Adjunta da Disfagia

Michael A. Crary

Introdução

O *biofeedback* de eletromiografia de superfície (EMGs) tem sido utilizado como técnica terapêutica adjunta em vários distúrbios do movimento da musculatura da cabeça e do pescoço. Entre estes encontram-se os distúrbios de voz (Andrews, Warner, Stewart, 1986), a disartria (Gentil et al., 1994), os espasmos hemifaciais (Rubow et al., 1984), o trismo (Nemec & Cohen, 1984) e as disfagias (Bryant, 1991; Crary, 1995). Apesar do potencial das diferentes aplicações do *biofeedback* de EMGs, muitos fonoaudiólogos ainda não estão familiarizados com essas técnicas, nem com seu amplo espectro de aplicação para os distúrbios de voz, fala ou deglutição. O objetivo deste capítulo é propiciar uma introdução geral das técnicas de *biofeedback* de EMGs e apresentar a aplicação dessas técnicas no tratamento das disfagias.

Panorama Geral do *Biofeedback* de EMG de Superfície

Os músculos trabalham por contração secundária, mediante estimulação elétrica dos nervos. Eletromiograma é o registro da atividade elétrica de um músculo isolado ou de um grupo de músculos durante sua contração. A EMGs é um registro da atividade muscular obtida por meio de eletrodos aplicados na pele. A diferença entre eletromiografia de superfície e eletromiografia neuromuscular (EMGn) é que na EMGn a atividade elétrica é captada por um eletrodo de agulha posicionado diretamente no músculo. A EMGs é considerada um procedimento não-invasivo com ampla aplicação no tratamento das disfagias.

O *biofeedback* de EMGs proporciona o monitoramento e a apresentação da atividade muscular para o paciente. A atividade muscular pode ser convertida em estímulo auditivo, visual ou ambos. O *biofeedback* de atividade muscular é considerado útil para ajudar os pacientes a monitorar seus movimentos, tornando mais fácil o controle da atividade muscular. Já foram descritas várias aplicações do *biofeedback* de EMGs. Por exemplo, através de *biofeedback* de EMGs pode-se ensinar o paciente a relaxar os músculos, a tensionar ou a contraí-los, a discriminar diferentes tipos de atividade muscular ou a conscientizá-los dos efeitos da postura ou de outras variáveis na atividade muscular. Normalmente, com o uso de EMGs, nota-se uma melhora da coordenação nos diferentes grupos musculares.

Os terapêutas que pretendem utilizar o *biofeedback* de EMGs em sua prática clínica devem ter um entendimento básico dos princípios da EMGs, e de seus procedimentos de operação, do equipamento usado nas aplicações do *biofeedback*, um conhecimento detalhado do problema clínico a ser abordado (neste caso os déficits da disfagia) e um plano de aplicação apropriado às técnicas de EMGs para o problema clínico apresentado.

Equipamento Básico

O equipamento para uso do *biofeedback* de EMGs tem diferentes formatos, tamanhos e custos. Os sistemas desenvolvidos mais recentemente possuem controles padronizados, o que simplifica a preparação do equipamento. Geralmente, a maioria dos sistemas inclui três componentes gerais: eletrodos de superfície, um cabo de eletrodo e uma "unidade principal". Os eletrodos de superfície são colocados na pele com fita adesiva. O cabo de eletrodo prende-se aos eletrodos, fornecendo a conexão para a unidade principal do eletromiógrafo. A chamada unidade principal contém um amplificador, um filtro, um mecanismo para ajuste do limiar do feedback e telas de apresentação visual e/ou auditiva de feedback. Uma das qualidades dos muitos sistemas de *biofeedback* atuais é a capacidade de coletar dados. Estes dados podem ser transmitidos a um programa de computador e podem ser impressos. Em geral o uso terapêutico exige que as unidades sejam de certa forma portáteis e que tenham uma fonte de energia (por exemplo, baterias).

Seleção de Pacientes

Talvez a primeira questão na aplicação do *biofeedback* de EMGs seja a seleção do paciente. Uma vez que a abordagem para a terapia da disfagia é interativa, o paciente deve possuir certas habilidades para acompanhar o tratamento. Por exemplo, como o *biofeedback* é tipicamente transmitido por meio de sinais visuais ou auditivos, é importante que o paciente tenha capacidades sensoriais adequadas para perceber uma ou ambas modalidades. Além disso, o paciente deve ter capacidades cognitivas suficientes para o entendimento das tarefas envolvidas no *biofeedback* para efetuar sua participação na terapia. Isto não implica que os pacientes devam ter habilidades cognitivas intactas, mas sim que o paciente entenda o processo envolvido na aplicação do *biofeedback* e que seja capaz de entender com quais aspectos da deglutição ele está relacionado. Outro importante critério relacionado com o paciente envolve as capacidades físicas dos sujeitos que têm limitações no controle motor. Esses pacientes devem ter alguém para auxiliar na manipulação do equipamento, caso contrário serão incapazes de realizar a EMGs sem supervisão clínica direta. Apesar de não ser uma lista ampla, esses são os critérios gerais que os profissionais devem ter em mente ao avaliar pacientes, quando consideram a aplicação do *biofeedback* de EMGs no tratamento da disfagia.

Posicionamento de Eletrodos e Preparação da Pele

Os próximos passos envolvidos na aplicação dessas técnicas são em relação ao posicionamento correto dos eletrodos e a necessária preparação da pele. A figura 1 é um esquema da região da cabeça e do pescoço em vista lateral e frontal. As figuras a seguir foram inseridas para ajudar os profissionais a enfocar as áreas de colocação dos eletrodos. Por exemplo, se a meta é aumentar o fechamento labial, a colocação dos eletrodos deve ser na região perioral. Como muitos dos músculos periorais convergem para o canto da boca, este local é normalmente usado como área de estimulação do fechamento labial.

Duas localizações foram sugeridas para fornecer *biofeedback* sobre a atividade faríngea durante a deglutição. A primeira colocação em posição submentoniana (Bryant, 1991), é identificada na parte de baixo do queixo, imediatamente posterior ao processo mentoniano da mandíbula. Este local pode ser facilmente identificado colocando-se o polegar logo abaixo do queixo, com a mandíbula em posição anterior e o osso hióide em posição posterior. A colocação de eletrodos neste local medirá primordialmente a atividade dos principais músculos na deglutição. Este grupo muscular inclui os músculos supra-hióideos que formam o assoalho da boca. Nossa experiência mostra que a colocação de eletrodos neste local responde à contração faríngea e à elevação laríngea mas também é muito sensível à movimentação da língua.

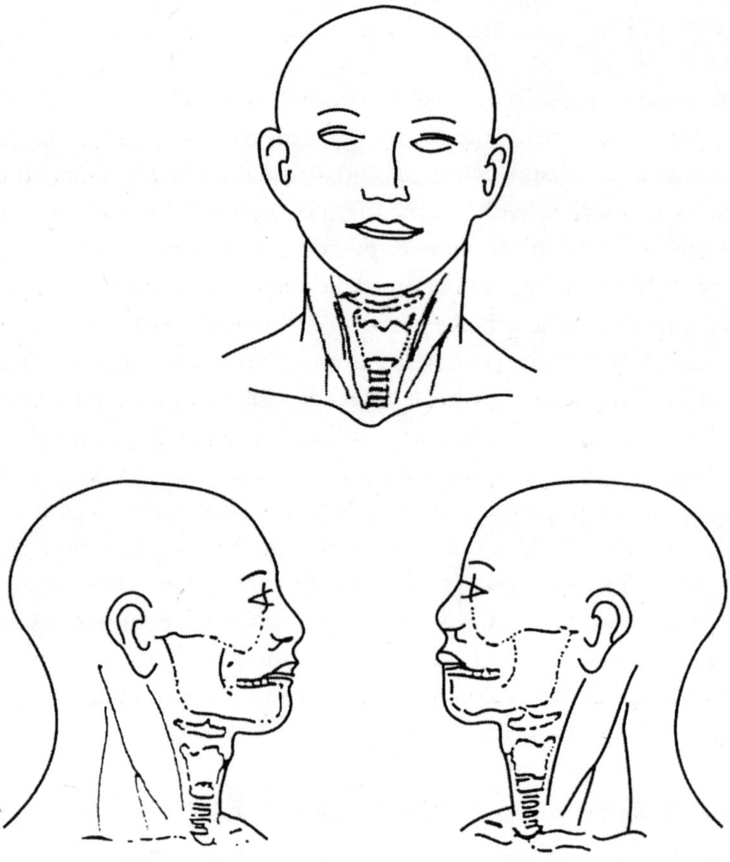

Figura 1. *Vista frontal e lateral das estruturas da cabeça e do pescoço que podem servir como marcos para o posicionamento dos eletrodos de superfície.*

A segunda localização de eletrodo usada freqüentemente para a terapia de disfagia é tida como localização infra-hióidea (Crary, 1995). Pode-se identificá-la colocando um dedo na proeminência tireóidea e um segundo no osso hióide. A localização do eletrodo infra-hióideo está entre esses dois pontos: o osso hióide e a borda superior da cartilagem tireóide. A experiência clínica e a avaliação fluorográfica indicaram que os sinais obtidos com essa localização do eletrodo correspondem muito bem à contração faríngea e à elevação laríngea. Sempre que possível, tentamos usar a localização de linha média; entretanto, dependendo da natureza dos eletrodos usados e da condição dos pacientes, incluindo suas características de pele, pode ser necessário usar uma localização mais lateral. Mas, deve-se colocar o eletrodo fora do músculo esternocleidomastóideo, pois esta localização é sensível a alterações na posição da cabeça.

A preparação da pele pode ser mínima ou extensa, dependendo da condição da pele. Em pacientes jovens com pele seca e elástica, é necessária uma preparação mínima. Entretanto, em pacientes com pele oleosa, com excesso de pêlos na área da colocação dos eletrodos e para indivíduos que usam maquiagem, a preparação da pele será extremamente importante para se obter um bom sinal de EMGs. Muitas técnicas estão disponíveis para a preparação da pele. Talvez a técnica mais simples seja usar uma gaze com álcool para limpar a área. Outra técnica é esfregar uma esponja com pedra-pomes no pescoço e depois limpar a área com uma gaze seca. Os eletrodos devem ser então cobertos por uma fina camada de gel (gel de condução) para melhorar a condução entre a pele e o eletrodo. Mesmo nos casos em que não há preparação significativa da pele, uma pequena camada de gel de condução nos eletrodos pode ser necessária para se obter um sinal melhor, mas isso também dependerá do tipo de EMGs usado.

Os ajustes de amplificação e de filtragem podem ser feitos em várias unidades de *biofeedback* de EMGs. É possível que o fonoaudiólogo queira alterar os ajustes do amplificador modificando os ajustes da unidade de *biofeedback*. Uma faixa de 0 a 100 microvolts, normalmente, é adequada para a maioria dos grupos de músculos da cabeça e do pescoço durante a atividade de deglutição. Entretanto, se o paciente produz pouca atividade de EMGs durante as tentativas de deglutição e o fonoaudiólogo quer ter uma imagem visual melhor, pode ser feito um ajuste na faixa de variação diminuindo-a (0 a 50mv). Do mesmo modo, se o paciente estiver usando atividade muscular excessiva, uma faixa de recepção mais ampla pode ser usada (0 a 150mv). Os ajustes de filtros tendem a ter duas opções: banda larga e banda estreita. O fonoaudiólogo deve estar ciente de que os filtros de banda larga detectam um espectro mais amplo de atividade de EMGs e, portanto, podem resultar em leituras de microvolt ligeiramente mais altas do que aquelas obtidas com os filtros de banda estreita. Muitos dos filtros pré-ajustados são de banda larga.

Obtenção de Dados

Algumas formas de obtenção de dados serão importantes para monitorar o progresso do paciente. Em geral, os sistemas recentes de *biofeedback* de EMGs geral incorporam um microprocessador interno que coleta, calcula e apresenta os dados solicitados pelo terapeuta. Se o fonoaudiólogo faz uso de uma unidade mais antiga, que não tem tal capacidade, deve desenvolver outra forma de coleta de dados para monitorar o progresso do paciente. Alguns exemplos serão apresentados a seguir neste capítulo.

Características Normais e Anormais em EMGs da Deglutição: Breve Introdução

A unidade de medida da maioria das unidades de *biofeedback* de EMGs é a raiz quadrada média de microvolt (RMS – *Root Mean Square*). Quando o músculo ou grupo muscular inicia a atividade, o valor de microvolt registrado pela unidade de *biofeedback* demonstra seu aumento. Por outro lado, conforme o grupo muscular trabalha menos, o valor em microvolt diminui. A figura 2 é uma amostra gráfica da atividade em microvolt durante dois segundos, mostrando um exemplo de deglutição normal. Deve-se observar que inicialmente há uma área achatada sem mudança na atividade de EMGs, em aproximadamente 1 microvolt. Esta é a linha base ou medida em repouso, da pré-deglutição. Após a deglutição, a atividade muscular retorna ao mesmo nível de atividade do repouso ou linha base. Entre os dois períodos de linha base vemos um aumento sistemático na atividade de microvolt que leva a um pico seguido de uma redução sistemática na atividade em microvolt. Algumas pesquisas (Crary, 1995; Crary & Baldwin, 1997) indicam que este é um padrão característico associado à tentativa de uma única deglutição normal. O fonoaudiólogo deve pode identificar este padrão pelo sinal auditivo, mesmo se um gráfico na tela do computador ou uma impressão não estiverem disponíveis.

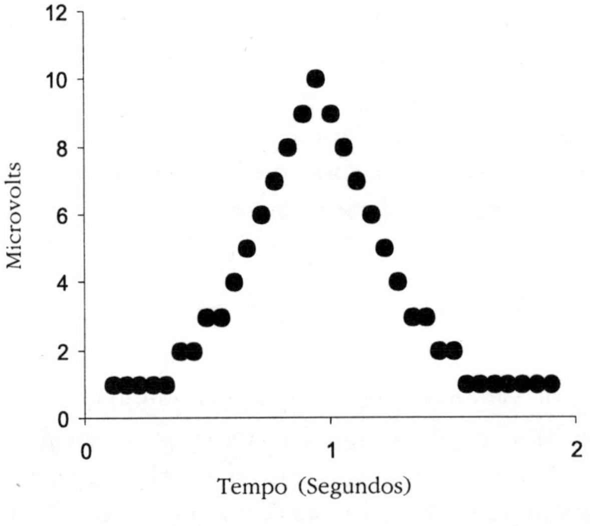

Figura 2. *Exemplo de traçado de EMGs de um canal de um episódio de deglutição normal.*

A figura 3 representa um episódio de deglutição normal com uma modificação. A atividade de repouso é observada antes e depois da tentativa de deglutição, mas o pico, desta vez é mantido por alguns segundos. Este é um exemplo de uma deglutição prolongada, chamada de manobra de Mendelsohn. Mais uma vez, mesmo na ausência de um gráfico no computador, o fonoaudiólogo deve perceber este padrão a partir de um *feedback* auditivo em que o ponto mais alto da deglutição é sustentado.

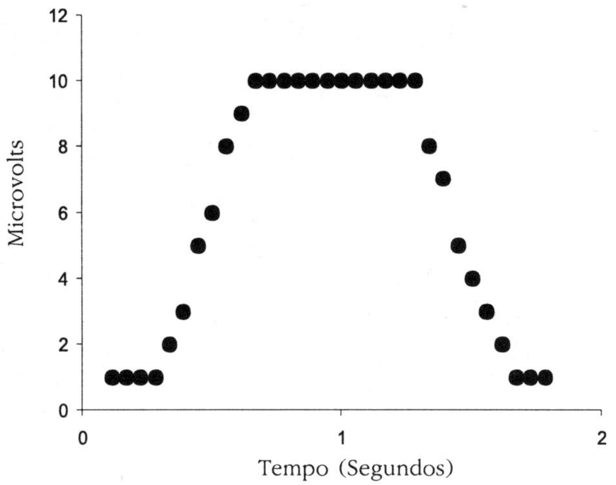

Figura 3. *Exemplo de traçado de EMGs do canal de uma deglutição sustentada.*

As figuras 4 e 5 são provenientes da pesquisa sobre padrões de deglutição em pacientes com derrames de tronco cerebral (Crary, 1995, Crary & Baldwin, 1997). A figura 4 mostra uma amostra gráfica de três canais de atividade de EMGs: eletrodos localizados na região perioral (lábios), na infra-hióidea e no masseter. Essa figura mostra uma deglutição característica normal nos três canais. A linha de base, ou repouso, é acompanhada por aumento e queda sistemáticos da atividade em microvolt, retornando ao nível de repouso. Quatro exemplos de diferentes padrões de coordenação são apresentados na figura 5. O gráfico marcado "Tipo 0" mostra que não há nenhuma tentativa de deglutição visível em qualquer um dos três canais. O padrão "Tipo 1" mostra alguma atividade em resposta à deglutição em pelo menos um dos canais de EMGs. O padrão "Tipo 2" mostra atividade de deglutição em todos os três canais, mas sem um fim claro na atividade de deglutição. Isto pode ser visto em pacientes que tentam pigarrear após engolir. O padrão "Tipo 3" é uma variação de deglutição normal descritos nas figuras 2 e 4.

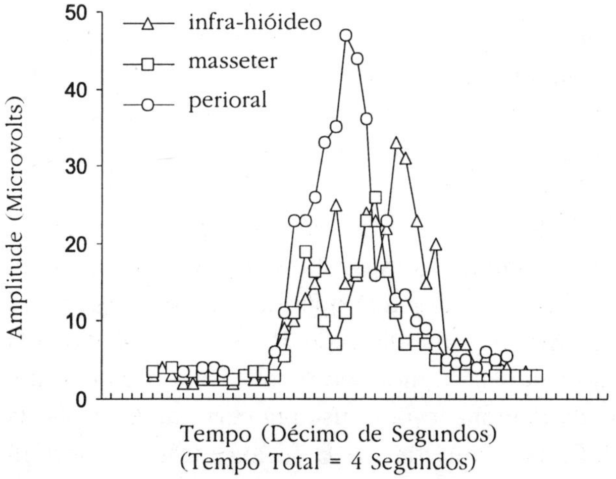

Figura 4. *Exemplo de traçado de EMGs de três canais (perioral, masseter, infra-hióideo) de deglutição normal.*

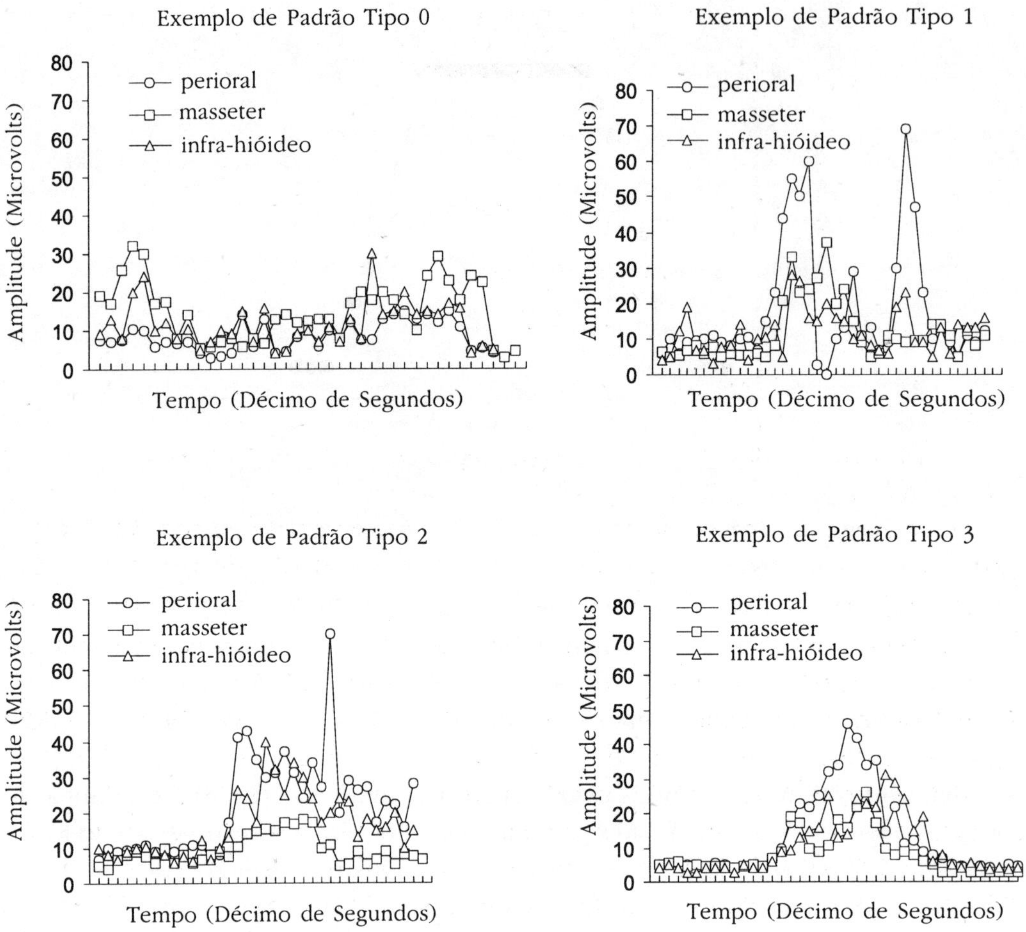

Figura 5. *Exemplos de traçados de EMGs de três canais (perioral, masseter, infra-hióideo) descrevendo quatro variações da coordenação da deglutição. O Tipo 0 representa a pior coordenação e o Tipo 3 representa uma deglutição normal.*

O fonoaudiólogo poderá rapidamente aprender a discriminar se uma deglutição foi adequada ou não, seja através do *biofeedback* auditivo ou do visual. Entretanto, é possível que um paciente produza uma resposta na EMGs que pareça uma deglutição normal, mesmo sem engolir. É importante que o fonoaudiólogo observe o comportamento do paciente cuidadosamente para ter certeza de que outros músculos não estão sendo recrutados durante as tentativas para deglutir. Por exemplo, os pacientes podem elevar os ombros, contrair os músculos estriados do pescoço, ou mesmo morder excessivamente (músculo masseter) quando tentam deglutir. Se o fonoaudiólogo não consegue discernir se a atividade de EMGs está relacionada ou não com a deglutição, um método simples de monitoramento seria o uso de um estetoscópio para monitorar os sons da deglutição por ausculta cervical. Os sons da deglutição tendem a ter um padrão característico e o fonoaudiólogo poderá rapidamente comparar esses sons da deglutição com a atividade muscular a fim de melhorar sua capacidade de julgar a informação dada pela EMGs da deglutição.

AVALIAÇÃO E TRATAMENTO DA DISFAGIA COM O *BIOFEEDBACK* DE EMGS

AVALIAÇÃO DO PACIENTE

Depois de terminada a avaliação da disfagia, define-se se o paciente irá se beneficiar de *biofeedback* EMGs. O próximo passo será uma avaliação das características da EMGs associadas às várias atividades de deglutição desse paciente. Esta avaliação é dividida em três componentes: linha base de repouso, linha base ativa e tentativas de deglutição. Uma vez identificada a localização dos eletrodos e estando os mesmos fixos à pele, a avaliação da linha base de repouso pode ser iniciada. A linha base de repouso é usada para estabelecer o nível de atividade "quieta" da EMGs em um determinado grupo muscular. Às vezes é necessário que o paciente seja submetido a um período de "adaptação", ou seja, um período em que os eletrodos são afixados ao paciente, mas nenhuma atividade é pedida, dando ao paciente um tempo para se adaptar à situação do *biofeedback*. A avaliação da linha base de repouso indica a atividade quieta da EMGs e determina o ponto de repouso em que toda a atividade muscular será comparada. Ao completar um período de linha base de repouso no início de cada sessão de tratamento, o fonoaudiólogo poderá checar se o equipamento está funcionando adequadamente ou não (eletrodos soltos, fios quebrados ou outras possibilidades) e de verificar se o paciente está partindo do mesmo limiar em cada terapia. A atividade da linha base de repouso da musculatura da cabeça e do pescoço está estimada na faixa de 0 a 4 microvolts, com uma média de 2 microvolts. Se o paciente mostra excesso de atividade de EMGs nesta faixa, o fonoaudiólogo deve iniciar a checagem pela conexão do eletrodo com a pele, depois o cabo, a unidade de EMGs, e assim por diante, até encontrar o problema. Se não há problemas no equipamento ou na conexão do eletrodo com a pele, é possível que o paciente esteja usando uma quantidade anormal de atividade muscular de repouso, talvez, em virtude da ansiedade ou de alguma outra reação ao meio ambiente. Nesta situação um período de adaptação é recomendado para determinar se os níveis de EMGs vão estar dentro da faixa aceitável. Pode-se fazer cinco tentativas de trinta segundos cada para estabelecer a atividade de linha base de repouso. Depois calcula-se a média destas atividades para comparar com a atividade de repouso nas próximas terapias.

A linha base ativa é obtida com o paciente mantendo o bolo alimentar na boca. Uma quantidade adequada é de 5 ou 10 ml de volume de água ou de qualquer outro material. A razão para esta linha base ativa, especialmente quando medimos a atividade de EMGs da região infra-hióidea, é que certos pacientes reagem ao bolo oral com aumento de tensão da região infra-hióidea. Adultos normais não mostram uma atividade aumentada de EMGs na região infra-hióidea quando prendem o bolo oral. Entretanto, há adultos normais que mostram um aumento da atividade perioral ao manter o bolo oral. Assim, se o paciente mostrar um aumento dramático da atividade de EMGs infra-hióidea ao manter o bolo oral, é possível que um período de terapia de relaxamento possa ser indicado.

O componente final da avaliação da deglutição com EMGs envolve a avaliação das tentativas de deglutição. O material a ser deglutido é selecionado com base no exame instrumental da deglutição. Um bolo de 5 ml de líquido engrossado é um ponto de início comum, especialmente para os pacientes com disfagia neurogênica. Entretanto, diferentes consistências e volumes podem ser utilizados nos estágios iniciais da terapia. Por isso, sugere-se que na avaliação de deglutição da EMGs sejam utilizadas consistências e volumes determinados pela avaliação instrumental. Deve-se usar uma abordagem conservadora evitando consistências que coloquem o paciente em risco de aspiração. Normalmente, pede-se ao paciente que use a mesma consistência cinco vezes, e a média da atividade de EMGs durante cada tentativa de deglutição é então registrada. A média dessas cinco tentativas é então tida como a média da atividade deste material específico. Este processo pode ser repetido, se múltiplos materiais forem usados.

Considerações Sobre o Tratamento

Ao desenvolver os programas de tratamento, o fonoaudiólogo deve estabelecer uma meta, definir as estratégias de trabalho adequadas ao paciente, escolher as consistências a serem deglutidas e estipular métodos para monitoramento do progresso. O *biofeedback* de EMGs pode ser de grande ajuda na terapia da disfagia para atingir várias metas e objetivos relacionados com a deglutição. O *biofeedback* é extremamente útil à melhoria da contração faríngea e da elevação laríngea durante a deglutição, facilitando também o prolongamento da contração faríngea e da elevação laríngea. O *biofeedback* pode ainda ser usado para facilitar uma melhora do fechamento labial e da mobilidade de língua, dependendo do posicionamento do eletrodo.

As estratégias de trabalho compreendem basicamente duas opções: uma estratégia de modo contínuo e uma estratégia de trabalho/repouso. Em uma estratégia de modo contínuo, a atividade de EMGs monitora todos os procedimentos sem referência ao tempo. Esta estratégia de trabalho pode ser boa para apresentar ao paciente o programa de EMGs, e ajudá-lo a associar a atividade de EMGs aos componentes motores das tentativas de deglutição. Dependendo das propriedades da unidade de *biofeedback*, o fonoaudiólogo pode perder dados valiosos sobre determinadas tentativas de deglutição em modo contínuo, uma vez que a sessão de EMGs será como um procedimento único do começo ao fim, sem que os dados sejam categorizados em componentes separados. A estratégia de modo de trabalho/repouso, separa a terapia em dois períodos de trabalho (ou seja, períodos de tempo em que o paciente tenta deglutir) e períodos de repouso (ou seja, períodos de tempo entre as deglutições). Este é o modo comum de estratégias terapêuticas visto em unidades de *biofeedback* de EMGs programáveis. Entretanto, os profissionais que não têm acesso a essas unidades podem também utilizar uma estratégia de trabalho/repouso em suas sessões, ainda que a unidade de *biofeedback* não possa ser programada para avaliar essa distinção. Por exemplo, o fonoaudiólogo pode pedir ao paciente para deglutir um material cinco vezes e apenas anotar o pico da atividade de EMGs associado a cada deglutição. O paciente deverá dispor de um tempo amplo entre as deglutições para que possa descansar, pigarrear ou fazer outras manobras necessárias. Este é um exemplo de estratégia de trabalho/repouso, usando o modo contínuo do *biofeedback* de EMGs. Os dados não essenciais durante o período de repouso são ignorados e apenas os dados simples (especialmente do momento de pico) são considerados durante as tentativas de deglutições do indivíduo.

O progresso pode ser monitorado de várias formas. A tabela 1 contém exemplos múltiplos dos dados de EMGs e de observação que podem ser usados para monitorar o progresso. Os profissionais podem escolher como avaliar a mudança no pico de amplitude (microvolts) durante as tentativas de deglutição. Se o limiar do já foi determinado (limiar é o nível de microvolt que pode ser excedido para receber um feedback), o fonoaudiólogo pode contar o número de vezes que o paciente consegue exceder esse limiar e calcular sua porcentagem de sucesso. Para manter a contração ou o período de relaxamento, os profissionais devem estar aptos a calcular a porcentagem de sucesso dessas tentativas. Finalmente, é importante lembrar que há várias observações clínicas que devem ser documentadas mas que não se baseiam na EMGs. Por exemplo, deve-se calcular a porcentagem de tentativas de deglutição em que a expectoração pós-deglutição é observada. Uma outra medida seria a do tempo necessário para engolir um bolo de determinada quantidade que requer deglutições múltiplas (Nathadwarawala, McGroary, Wiles, 1994). A incidência de tosse e pigarro pós-deglutição ou a incidência de expectoração em determinado período de tempo podem ser usadas como indicadores clínicos de melhora da capacidade de deglutir. Qualquer uma das estratégias, ou mesmo todas elas, são adequadas para o monitoramento do progresso da terapia.

---

1. Média do valor da amplitude do Pico (microvolt RMS) durante o procedimento de deglutição
2. Porcentagem de sucesso na ultrapassagem do limiar pré-determinado
3. Porcentagem de sucesso de manutenção da contração acima do limiar (ou relaxamento abaixo do limiar)
4. Porcentagem de tentativas sem expectoração pós-deglutição
5. Incidência de tosse e pigarro pós-deglutição
6. Incidência de expectoração em um período de tempo determinado
7. Tempo necessário para terminar uma quantidade padrão de líquido ou de alimento

---

Tabela 1. Medidas de progresso na terapia de disfagia com ou sem *biofeedback* de EMGs.

As figuras 6 e 7 mostram exemplos de monitoramento baseados na atividade EMGs da média da atividade de EMGs para a linha base de repouso, de líquidos finos e engrossados apresentados em cada sessão de terapia. A Figura 6 mostra um exemplo de paciente com progresso na terapia. Observe que a linha base de repouso está dentro da faixa da normalidade em cada sessão. Observe também que há uma tendência da atividade da EMGs ser um pouco maior quando associada a líquido engrossado do que quando associada a líquidos finos, mas ambos mostram um padrão geral de aumento da atividade muscular em todas as sessões de terapia. A Figura 7 apresenta um exemplo de paciente sem progresso na terapia. Observe uma linha base de repouso variável, mas que permanece essencialmente dentro dos níveis de normalidade esperados. Quando o paciente deglute, a atividade EMG é observada acima do nível de repouso, no entanto não há um padrão claro de progresso. Esses tipos de gráficos tendem a apresentar dados objetivos sobre os esforços de deglutição nas sessões de terapia. Quando combinados com a avaliação clínica e funcional da eficiência da deglutição estes dados tornam-se um grande monitor da existência ou não de progresso na terapia de deglutição.

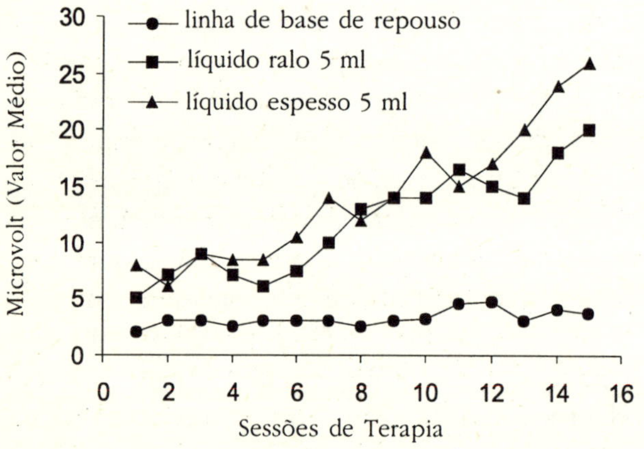

Figura 6. Exemplo de uso de dados de EMGs (valores médios em microvolts) para demonstrar o progresso da terapia.

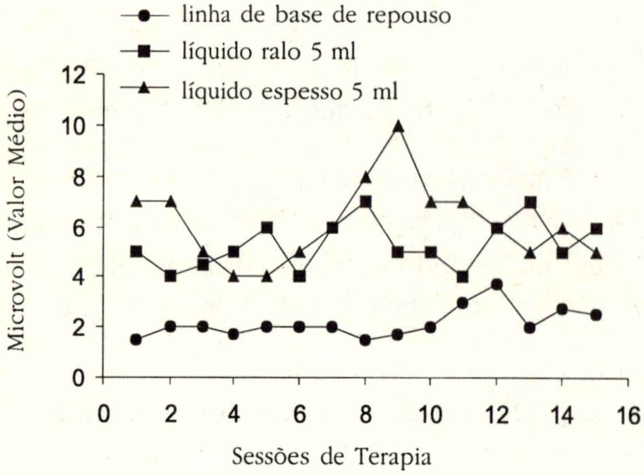

Figura 7. Exemplo de uso de dados de EMGs (valores médios em microvolts) para demonstrar ausência de progresso na terapia.

EXEMPLOS DE TRATAMENTO DE *BIOFEEDBACK* ASSISTIDO DE EMGs NA DISFAGIA

Detalhes desta abordagem foram publicados em artigo apresentando dados da pesquisa inicial (Crary, 1995). Neste artigo as histórias clínicas e as abordagens de tratamento de seis pacientes com disfagia crônica secundária à derrame de tronco cerebral foram descritas. A duração média do tratamento foi de três semanas para cada paciente. Além das sessões diárias de terapia com o fonoaudiólogo, os pacientes recebiam uma unidade portátil de *biofeedback* e praticavam em casa diariamente. Com uma média de quinze a dezoito sessões de tratamento e mais a terapia em casa, cinco de seis pacientes conseguiram comer por via oral depois de terem ficado um longo período sem poder se alimentar por via oral. Em um acompanhamento de dois anos, todos os cinco pacientes tiveram os tubos de gastrostomia removidos, recebendo dietas orais completas, com apenas pequenas dificuldades mas sem complicações relacionadas com as disfagias. Um resumo dos tipos de problemas encontrados em pacientes com derrame de tronco cerebral e da natureza do programa de terapia aplicado será apresentado a seguir.

Pacientes com derrame no tronco cerebral tendem a demonstrar fraqueza secundária à paresia na musculatura corticobulbar, além de desorganização na deglutição secundária ao comprometimento do centro de deglutição do tronco cerebral. Várias características têm sido consideradas associadas aos pacientes com disfagia após derrame no tronco cerebral. Entre elas podemos citar: resposta faríngea ausente ou atrasada, fechamento laríngeo reduzido, abertura faringoesofágica reduzida e um episódio breve de deglutição. Crary & Baldwin (1997), usando a EMGs demonstraram que os pacientes com derrame de tronco cerebral tendem a ter um episódio breve de deglutição, caracterizado por quantidades excessivas de atividade muscular com incoordenação significativa. Esses achados de EMGs, comparados com achados clínicos previamente relatados, levaram Crary (1995) a usar o termo "deglutição incompleta" para designar os padrões de deglutição em que a elevação hiolaríngea e a contração faríngea foram reduzidas no paciente com derrame de tronco cerebral. As conseqüências da deglutição incompleta incluem penetração ou aspiração de material nas vias aéreas superiores e resíduos pós-deglutição na valécula, no recesso piriforme ou na parede faríngea. Além disso, muitos dos pacientes demonstraram um pigarro forte e imediato. Crary (1995) também discutiu a questão da "descompensação funcional", descrevendo-a como aquela que ocorre quando atividades compensatórias voluntárias e involuntárias interferem na função da deglutição, em vez de melhorá-la. Exemplos de descompensação funcional na deglutição incluem posturas orais anormais, bombeamento lingual repetitivo, contração faríngea repetitiva e diminuída e pigarros imediatos. Acredita-se que esses comportamentos demonstrados por muitos pacientes com derrame de tronco cerebral interfiram nas tentativas de deglutir, em vez de melhorá-las.

Baseada nas observações acima, a terapia enfocou dois pontos específicos: aumentar ou melhorar a função de deglutição acometida pela lesão neurológica (incluindo a fraqueza e a incoordenação muscular), e diminuir a influência das descompensações funcionais. Com esses pontos em mente, o programa de reeducação da deglutição foi complementado pelo *biofeedback* de EMGs para dar aos pacientes uma resposta imediata sobre a atividade muscular durante a deglutição.

A reeducação da deglutição direciona-se no sentido de apresentar ao paciente um padrão específico de deglutição, substituindo as descompensações funcionais com outros comportamentos como checar a via aérea e métodos para a sua proteção, e usando deglutições múltiplas a fim de facilitar a limpeza de resíduos pós-deglutição. A complementação do *biofeedback* inclui: "treinamento de força" usando um limiar de ascensão; ênfase na melhoria da coordenação da deglutição, enfocando as contrações sustentadas durante as tentativas de deglutição; e uso do relaxamento específico da musculatura da garganta antes de tentar a deglutição. Inicialmente, os pacientes foram instruídos para manter um determinado bolo na boca, devendo, a seguir:

1. Manter o fechamento dos lábios durante todo o ciclo da deglutição.
2. Empurrar o bolo para o fundo da boca pressionando a língua contra o palato duro indo da parte da frente para trás.
3. Uma vez posicionado o bolo na parte de trás da boca, empurrar a língua para cima e para trás deglutindo com força.
4. Apertar os músculos da garganta e tentar manter este esforço pelo menos por 2 segundos.
5. Após a liberação dos músculos da garganta, inspirar gentilmente pelo nariz mantendo a boca fechada.
6. Fazer um "humm" suave para checar se há material nas pregas vocais.
7. Se houver material nas pregas vocais, inspirar gentilmente pelo nariz e pigarrear levemente.
8. Se não houver material nas pregas vocais ou se o material já tiver sido expulso das pregas vocais - veja passo anterior - deglutir novamente e repetir o processo.

Esta seqüência foi explicada para os pacientes, e praticada na tentativa de facilitar uma deglutição lenta, porém coordenada com postura faríngea e oral sustentada a fim de reduzir a atividade faríngea pós-deglutição, como respiração brusca e pigarro. O *biofeedback* de EMGs foi utilizado para fornecer ao paciente informações sobre sua capacidade de comprimir a musculatura faríngea e manter a contração por um curto período de tempo. Um nível de limiar específico foi estabelecido a partir da avaliação da linha base. Os pacientes foram instruídos para exercer uma força muscular suficiente para exceder esse nível quando então recebiam feedback auditivo e visual. Foram instruídos para continuar a contrair os músculos por dois ou mais segundos mantendo o sinal do feedback e então relaxar a deglutição e retomar o ciclo de procedimentos de deglutição. Este ciclo de deglutições combinado com o *biofeedback* de EMGs era repetido em cada tentativa de deglutição, até que o paciente deglutisse o bolo completamente ou até quando o paciente não conseguisse mais inibir o reflexo de tosse pós-deglutição. Se o paciente não conseguisse deglutir o bolo completamente, ele era instruído a expectorar o material.

As principais mudanças na fisiologia da deglutição foram: melhora na coordenação, aumento na duração e no esforço da deglutição. Conforme mencionado anteriormente, cinco dos seis pacientes retornaram à alimentação oral total, no acompanhamento dois anos depois eles continuavam a comer por via oral, haviam retirado as sondas de gastrostomia, conseguiam engolir a própria saliva e não apresentaram complicações posteriores. Além disso, todos os seis pacientes, incluindo o paciente que não conseguiu retornar à alimentação oral total pós-terapia, relataram que o progresso continuava subseqüente à cessação da terapia.

Neste relato, Crary (1995) demonstra que a terapia da deglutição assistida por EMGs tem custo-benefício positivo para os pacientes com disfagia crônica que falharam em outros tipos de terapia de deglutição. Atualmente, outros estudos em andamento têm avaliado mais rigorosamente os benefícios da terapia da deglutição com EMGs e o potencial das aplicações desta tecnologia num tratamento mais amplo das disfagias.

Comentários Finais

Este capítulo tentou abordar algumas questões introdutórias sobre as potenciais aplicações do *biofeedback* de eletromiografia de superfície à terapia de disfagia. Foram abordados conceitos básicos da aplicação do *biofeedback* de EMGs, incluindo conhecimento clínico, equipamento, princípios de aplicação básica, estratégias de avaliação e um exemplo de programa de treinamento. O *biofeedback* de EMGs não é uma panacéia no tratamento dos pacientes disfágicos. Percebeu-se pela experiência que alguns pacientes terão resultados melhores que outros ao usar esta abordagem. Infelizmente, ainda não dispomos de dados clínicos suficientes para tomar decisões realmente objetivas sobre quais pacientes irão se beneficiar ou não desta tecnologia. As impressões clínicas iniciais são de que os pacientes com nível cognitivo suficiente para entender a técnica, com capacidades sensoriais e motoras adequadas para interagir com a tecnologia, e com um prognóstico razoável para a melhoria dos componentes comprometidos da deglutição, terão chances de sucesso ao usar esta abordagem. Ainda há muito a ser aprendido, mas já existem informações valiosas a partir de poucos estudos clínicos e experiências realizadas. Atualmente, o conhecimento obtido pelas pesquisas indica que o uso do *biofeedback* de EMGs em terapia da disfagia pode ser valioso na abordagem de pacientes com disfagia orofaríngea.

Referências Bibliográficas

ANDREWS; WARNER, J.; STEWART, R.- EMG *biofeedback* and relaxation in the treatment of hyperfunctional dysphonia. *Brit. J. Disord. Commun.*, *21*:353-69, 1986.

BRYANT, M.- *Biofeedback* in the treatment of a selected dysphagia patient. *Dysphagia*, *6*:140-4, 1991.

CRARY, M.A.- A direct intervention program for chronic neurogenic dysphagia secondary to brainstem stroke. *Dysphagia*, *10*:1-18, 1995.

CRARY M.A. & BALDWIN, B.O.- Surface electromyographic characteristics of swallowing in dysphagia secondary to brainstem stroke. *Dysphagia*, *12*:180-7, 1997.

GENTIL, M.; AUCOUTRIER, J.L.; DELONG, V.; SAMBUIS, E.- EMG *biofeedback* in the treatment of dysarthria. *Folia Phoniatrica – Logopedics*, *46*:188-92, 1994.

NATHADWARAWALA, K.M.; MCGROARY, A.; WILES, C.M.- Swallowing in neurological outpatients; use of a timed test. *Dysphagia*, *9*:120-9, 1994.

NEMEC, R.E. & COHEN, K.- EMG *biofeedback* in the modification of hypertonia in spastic dysarthria; case report. *Arch. Physic. Med. Rehab.*, *65*:103-4, 1984.

RUBOW, R.T.; ROSENBEK, J.C.; COLLINS, M.J.; CELESIA, G.G.- Reduction of hemifacial spasm and dysarthria following EMG *biofeedback*. *J. Speech Hear. Disord.*, *49*:26-33, 1984.

Parte II
Relatos de Serviços de Atendimentos a Pacientes Disfágicos

Estaremos apresentando a seguir uma série de relatos sobre a atuação fonoaudiológica em disfagia no Brasil, escritos com o objetivo de mostrar como a Fonoaudiologia tem crescido, de forma assustadora e extremamente criativa, no que diz respeito ao assunto. Esta lista, contudo, não é exaustiva, pois deixa de apresentar outros relatos de grupos e/ou indivíduos atuantes na área.

Na verdade, esperamos que essa apresentação *já se tenha tornado totalmente ultrapassada,* uma vez que a área de disfagia tem crescido dia-a-dia, e essa coleção de relatos está limitada à data da edição!

Gostaríamos ainda de salientar que cada relato foi escrito livremente, ou seja, sem que houvéssemos estipulado regras ou formatos rígidos, e todas as informações contidas são única e exclusivamente de responsabilidade do autor.

Em decorrência do *gap* entre a data dos relatos e da publicação deste livro, sugerimos que as informações sejam confirmadas diretamente com cada centro ou grupo.

Aproveitem essa leitura descontraída, e muitas vezes inquietante, que mostra a diversidade e a criatividade do fonoaudiólogo ao abrir caminho na sua profissão, esperando que estes relatos sirvam de inspiração para todos.

Aos autores dos relatos, nossos sinceros agradecimentos e parabéns.

Ana Maria Furkim
Celia Salviano Santini

Nome da Instituição:

AACD (Associação de Assistência à Criança Defeituosa) - Hospital e Centro de Reabilitação.
Av. Professor Ascendino Reis, 724
CEP: 04027.000 - São Paulo - SP - Tel.: (011) 576-0777
Clínica de Disfagia - Telefone: (011) 576-0932

Diretor Clínico: Dr. Ivan Ferraretto.

Profissionais Responsáveis:

Diretor Clínico da AACD: Dr. Ivan Ferraretto.
Reabilitação Infantil: Dr[a]. Angela Maria C. de Souza.
Reabilitação Adulto: Dr[a]. Maria Eugenia Pebe Casalis.

Equipe da Clínica de Disfagia da AACD:

Coordenação: Fonoaudióloga Ana Maria Furkim.
Assistência Social: Adriana de Oliveira.
Fisiatria: Cristiane I. A. Camargo.
Fisioterapia Adulto: Cleuza Braga da Silva.
Fisioterapia Infantil: Adriane A. Figueiredo.
Fonoaudiologia Adulto: Cristiane Soares Henrique.
Fonoaudiologia Infantil: Stella Fabiane de Oliveira Martinez.
Gastrocirurgia: Edison Takehiko Yanagita.
Gastroenterologia: Ricardo Toma.
Neurologia: Lucia Maria Guimarães Santos.
Nutrição: Cristiane Érica Tanikauta.
Otorrinolaringologia e Coordenação Médica: Dayse Manrique.
Pediatria: Equipe de Pediatria da AACD.
Pneumologia e Clínica Geral: Alexandre Marine Isola.
Psicologia: Ines Marques da Silva.
Radiologia: Equipe de Radiologia da AACD.
Terapia Ocupacional e Clínica de *Seatting*: Carla Simone Moreira.

Clínica de Disfagia da AACD

Ana Maria Furkim

A Clínica de Disfagia da AACD iniciou oficialmente seus trabalhos em 18 de março de 1996, surgindo da necessidade verificada pelo Setor de Fonoaudiologia da Instituição de prestar atendimento interdisciplinar aos pacientes neurológicos com distúrbios da deglutição. Tal conduta justifica-se pela natureza das complicações provenientes deste sintoma, que prejudicam de maneira importante o estado clínico geral do paciente. Assim, o trabalho destaca-se pelo enfoque interdisciplinar na avaliação e reabilitação do paciente com disfagia neurogênica.

Clínica de Disfagia da AACD

Fonoaudiologia (Coordenação)

Área Terapêutica	**Área Médica**
Fonoaudiologia	Clínica Geral
Fisioterapia	Otorrinolaringologia
Terapia Ocupacional	Pediatria
Clínica de *Seatting*	Pneumologia
Psicologia	Gastroenterologia
Nutrição	Fisiatria
Serviço Social	Radiologia
	Neurologia

A inserção da Clínica de Disfagia no organograma da Instituição caracteriza-se pela prestação de serviços destinados à reabilitação do adulto e à reabilitação da criança. Cada uma destas grandes áreas de reabilitação é responsável pela organização de diversas clínicas, divididas basicamente de acordo com as patologias. Nestas clínicas os pacientes passam por uma triagem e são encaminhados aos outros setores, que por sua vez contribuirão com tratamentos para o progresso do paciente. Esta organização está descrita no organograma abaixo:

Reabilitação do Adulto	**Reabilitação da Criança**
Lesado Medular	Paralisia Cerebral
Hemiplégicos:	Malformação Congênita
acidente vascular encefálico	
trauma cranioencefálico	
Amputados	Mielomeningocele
Outros	Doenças Neuromusculares
	Outros

A AACD é formada pelo Centro de Reabilitação, Escola Especial, Oficina Ortopédica, Centro de Diagnóstico e Hospital, onde se distribuem os diversos setores. As clínicas citadas acima funcionam interdisciplinarmente com os seguintes setores: Psicologia, Terapia Ocupacional, Fisioterapia, Hidroterapia, Serviço Social, Arte Reabilitação, Fonoaudiologia e Pedagogia. Outros serviços que apóiam estas clínicas: Laboratório de Marcha, Cardiologia, Radiologia, Urologia, Oftalmologia, Odontologia, Neurologia e Neurocirurgia, Ortopedia, Fisiatria, Eletromiografia, UTI e Clínica de Disfagia.

As avaliações instrumentais oferecidas ao paciente, de que dispomos atualmente, para o diagnóstico diferencial das disfagias e suas complicações, contam com nasolaringofibroscopia (estrutural e funcional da alimentação), videofluoroscopia da deglutição, eletromiografia de superfície, endoscopia digestiva alta, oximetria de pulso, ausculta cervical, além de programas computadorizados para análise vocal e de deglutição.

A clínica atende disfagias neurogênicas de adultos e crianças (pacientes internos e externos). Se o paciente não for da AACD, ele deve ser encaminhado com laudo médico, ou fonoaudiológico que inclua um laudo médico, caracterizando a patologia neurológica: passará pelo processo de triagem da Instituição, na Clínica de sua patologia, sendo então encaminhado para a Clínica de Disfagia.

ATRIBUIÇÕES

Fonoaudiologia: coordena a equipe multidisciplinar responsável pela realização das videofluoroscopias da deglutição junto com o radiologista; acompanha a nasolaringofibroscopia funcional da alimentação com o otorrinolaringologista responsável pela avaliação clínica do sistema estomatognático, ausculta cervical, avaliação vocal e avaliação funcional da alimentação. O fonoaudiólogo é o profissional responsável e habilitado para a programação das terapias de reabilitação e reintrodução segura de via oral junto com a equipe interdisciplinar. Auxilia na indicação do tipo de tubo de alimentação, levando-se em conta o prognóstico de reabilitação do paciente, e é responsável por treinar a equipe de enfermagem, de familiares e cuidadores que alimentam o paciente disfágico; com a equipe da Nutrição faz a adaptação da consistência da dieta do paciente. Mantém toda a equipe informada e atualizada sobre a evolução do paciente no que se refere à sua disfagia.

Nutrição: acompanhamento nutricional periódico dos pacientes com cálculos das necessidades calórico-protéicas, análise da ingestão alimentar, aferição das medidas antropométricas, prescrição dietética e acompanhamento; orientação dietética nos casos com patologias associadas: *diabetes mellitus*, hipertensão, etc.; avaliação e acompanhamento dos pacientes com tubo de alimentação; adaptação da consistência da dieta do paciente por via oral em companhia da fonoaudióloga e acompanhamento da transição da sonda de alimentação para via oral total ou parcial; indicação de suplementos nutricionais e dietas enterais para os casos mais severos.

Terapia Ocupacional: orientação e prescrição de Sistemas de *Seating* - Tecnologia Assistiva (cadeira de rodas, carrinhos, mesas); orientação da atividade de vida diária (alimentação); adaptações a utensílios de alimentação; com o fonoaudiólogo, o terapeuta ocupacional faz a avaliação da funcionalidade da alimentação por via oral; seleção de materiais a serem utilizados para estimulação visual.

Fisioterapia: a fisioterapia motora não se distingue da fisioterapia respiratória no tratamento de pacientes com disfagia, pois ambas facilitam a biomecânica respiratória, com a regulação do tono e alongamento das cadeias musculares. A fisioterapia atua com o objetivo de inibir os reflexos patológicos, promovendo um melhor controle muscular e uma adequada postura do tronco e dos membros. Além disso, realiza higiene brônquica e reabilitação torácica, promovendo uma melhora na ventilação pulmonar e oferecendo um reequilíbrio toracoabdominal. A fisioterapêuta atua também em parceria com o fonoaudiólogo e o médico no manejo de pacientes traqueostomizados.

Serviço Social: na equipe, a assistente social é responsável por encaminhamentos (quando necessários), orientações diversas, organização, controle de prontuários e obrigações burocráticas perante a Instituição.

Psicologia: auxilia o paciente a elaborar as dificuldades advindas do seu quadro disfágico e físico atual. Nos casos mais graves são dadas orientações ao grupo familiar e/ou cuidadores, buscando adaptações a uma melhor qualidade da vida em grupo.

Pneumologia: avalia o histórico pneumológico do paciente tentando encontrar subsídios clínicos com a história disfágica, como: pneumonias de repetição, broncoespasmo, síndrome supurativa , dispnéia. Investiga doenças próprias da infância que possam ocasionar bronquiectasias e infecções de repetição. Avalia funcionalmente o sistema respiratório (com espirometria, quando possível), gasometria simples, radiografia e tomografia computadorizada de tórax (cortes finos helicoidais para avaliar a presença de bronquiectasias ou mesmo de fibrose).

Clínica Geral: avalia todos os sistemas do paciente antes e depois do quadro disfágico instalado, com anamnese detalhada do histórico e co-morbidades. Tenta reverter ou tratar as co-morbidades para minimizar as conseqüências da instalação do quadro disfágico, protegendo sistemas vitais (SNC, cardiovascular, pulmonar).

Otorrinolaringologia: avaliação e exame clínico otorrinolaringológico com ênfase nos aspectos de respiração e deglutição; nasolaringofibroscopia estrutural e funcional com avaliação da deglutição (o exame é gravado em sistema de vídeo); realização de tratamento cirúrgico para correção de aspiração traqueal, bem como outras afecções cirúrgicas otorrinolaringológicas; diagnóstico diferencial das alterações mecânicas da deglutição.

Gastroenterologia: avaliação clínica com ênfase nas patologias gastroenterológicas; tratamento e acompanhamento de patologias gastroenterológicas; indicação de exames radiológicos contrastados, pHmetria, cintilografia, ultra-som, endoscopia digestiva alta; realização de endoscopia digestiva alta e procedimentos afins; realização de procedimentos como locação, troca e seguimento das sondas enterais.

Fisiatria: estabelece com a equipe o prognóstico de reabilitação e as metas a serem acompanhadas.

NOME DA INSTITUIÇÃO:

Home Health Care Doctor
Av. Indianópolis, 2645 - Planalto Paulista
São Paulo - São Paulo
CEP: 04063-005

Trabalho Fonoaudiológico em Atendimento Domiciliar

(*Fono House* Serviços Fonoaudiológicos)

Iamara Jacintho de Azevedo Rios

A *Home Health Care Doctor* S/C Ltda é uma empresa constituída por uma equipe multiprofissional, com o intuito de realizar a internação do paciente em seu domicílio, com toda assistência médica, paramédica e hospitalar necessária.

A população atendida é a de convênios (seguro saúde - plano de saúde) e a de particulares.

O Serviço de **Fonoaudiologia** é terceirizado (*Fono House*), bem como como os das demais áreas afins.

Nesta empresa, composta de equipe multiprofissional, são feitas semanalmente reuniões clínicas para discussão dos casos que participam do nosso programa. Mediante essas reuniões, encaminhamentos são feitos e condutas são tomadas, e às vezes há solicitações de avaliações fonoaudiológicas pelo médico responsável pelo caso. Em alguns casos, na transferência do paciente do Hospital para casa, já existe esta solicitação.

Realizada a avaliação faz-se um relatório com o quadro do paciente e o diagnóstico fonoaudiológico. A partir deste relatório enviado ao convênio, a autorização é aguardada, iniciando-se em seguida o **gerenciamento** fonoaudiológico, que inclui compreensão das causas, eliminação ou mudanças de algumas delas, preocupação em providenciar alimentação e consistência adequadas, ensino de enfermeiras, da família e de outros sobre como alimentar o paciente (Campbell Tayllor, 1996).

Nossos casos são, basicamente, de **trauma cranioencefálico (TCE),** de **acidente vascular cerebral (AVC), pacientes dependentes de ventilação**

mecânica, entre outros. As hipóteses diagnósticas fonoaudiológicas mais freqüentes são: afasias e disfasias.

Neste gerenciamento damos ênfase aos casos de disfagia. Nos casos em que há disfagia e há alteração de linguagem os dois são trabalhados, mas assim que o paciente alcança o objetivo principal, que é a retirada de sonda naso-enteral (SNE) com alimentação exclusiva por via oral, ele é encaminhado para ser dada continuidade ao trabalho de linguagem à nível ambulatorial.

Na empresa temos também o serviço de ***Baby Care,*** coordenado por equipe de pediatras e também de áreas afins (Fonoaudiologia, Fisioterapia, Psicologia, etc.), em que o processo burocrático é o mesmo, e a Fonoaudiologia acompanha o trabalho de gerenciamento alimentar.

No *Baby Care* temos crianças com hipóteses diagnósticas como neuropatias diversas, síndromes congênitas, crianças com traqueostomias em aparelhos de ventilação mecânica, recém-nascidos prematuros, entre outros.

A Fonoaudiologia na Empresa tem como objetivo básico trabalhar com a alimentação, porém, nos casos de crianças, se necessário, faz-se a orientação quanto à linguagem.

Referência Bibliográfica

CAMPBELL TAYLLOR, I.- *Tratamento e gerenciamento das disfagias*. Carapicuiba, Pró-Fono, 1996. (Fita de Vídeo - 52 min.)

Nome da Instituição:

Hospital da Real e Benemérita Sociedade Portuguesa de Beneficência de São Paulo
Setor de Fonoaudiologia
Rua Maestro Cardim, 770 - Paraíso
CEP: 01323-001 - São Paulo - SP
Tels.: (011) 284-3614, 288-5449, 288-0773
Telefax: (011) 287-2014

Equipe do Setor de Fonoaudiologia:

Maria Ângela dos Santos Ueda Russo Martins - CRFa: 3971/SP
Fonoaudióloga Chefe da Equipe

Andréa Cristina Cardoso - CRFa: 5946/SP
Giszele Previato - CRFa: 5965/SP

Atendimento de Disfagias no Hospital da Real e Benemérita Sociedade Portuguesa de Beneficência de São Paulo

Maria Ângela dos Santos Ueda Russo Martins
Andréa Cristina Cardoso
Giszele Previato

O Setor de Fonoaudiologia do Hospital da Beneficência Portuguesa de São Paulo funciona em conjunto e sob a orientação do Setor de Otorrinolaringologia. Está vinculado a esta Instituição por meio de contrato de prestação de serviços.

Até a década passada, o fonoaudiólogo não reabilitava, neste Hospital, os pacientes disfágicos internados. Esperava-se que a recuperação da deglutição ocorresse espontaneamente, o que prolongava o tempo de hospitalização e, quando a alimentação por via oral não era restabelecida, o paciente ia para casa alimentando-se por sondas (nasogástrica, nasoenterais ou outras), e estas, em geral, garantem a sobrevivência e a manutenção de peso do paciente, porém deterioram muito sua qualidade de vida.

Visando retirar a sonda de alimentação mais rapidamente e antecipar a alta hospitalar do paciente, alguns médicos começaram a solicitar ajuda de fonoaudiólogos e, a partir de 1992, com a evidência de resultados satisfatórios da fonoterapia na recuperação destes pacientes, o número de solicitações das diversas equipes médicas para o acompanhamento fonoaudiológico foi aumentando. Em meados de 1994, o atendimento já estava sistematizado, com atendimentos diários aos pacientes disfágicos nos leitos das Unidades de Terapia Intensivas UTIs, nos quartos ou nas enfermarias, para avaliação e tratamento, e com orientação à enfermagem e aos cuidadores dos doentes sobre atendimento ambulatorial depois da alta hospitalar.

Como o Hospital da Beneficência Portuguesa é um Hospital Referência, contamos com Centros de Diagnósticos completamente equipados e com grupos de profissionais especializados em todas as áreas médicas e paramédicas.

Dentre os casos de disfagia deste Hospital, 75% dos atendimentos fonoaudiológicos são solicitados pela Neurologia e 25% por outras especialidades, como a Cardiologia, Pediatria, Otorrinolaringologia, Cabeça e Pescoço, Gastroenterologia, Clínica Geral, Geriatria, etc.

Para o diagnóstico da disfagia e verificação de seu grau de comprometimento, dispomos de exames como a videofibrolaringoscopia realizada por médicos otorrinolaringologistas da Clínica Dr. Ivan F. Barbosa e a videofluoroscopia realizada por médicos radiologistas da Med Imagem, ambos deste Hospital.

O fonoaudiólogo, durante o tratamento do paciente disfágico no Hospital, conta com a colaboração da Enfermagem, da Nutrição e da Fisioterapia Respiratória, além do suporte médico das equipes responsáveis pelo paciente.

Na assistência ambulatorial, o Setor de Fonoaudiologia atende aos pacientes que obtiveram alta hospitalar, mas que ainda necessitam de acompanhamento fonoaudiológico, e aos pacientes externos encaminhados, na maioria dos casos, por médicos otorrinolaringologistas, pneumologistas, neurologistas e clínicos gerais, com queixas de engasgos e tosse sem diagnóstico definido.

Em relação ao atendimento hospitalar, quando o fonoaudiólogo é solicitado, os casos de maior gravidade já estão utilizando sondas (para alimentação enteral) e os casos de risco de aspiração pulmonar em geral já estão traqueostomizados (com cânulas). Quase sempre apresentam quadros variados de aspiração salivar e/ou alimentar (líquido, sólido e/ou pastoso) decorrentes de neurocirurgias (principalmente da fossa craniana posterior) de acidentes vasculares encefálicos, de traumatismos cranioencefálicos e doenças encefálicas.

No Hospital da Beneficência Portuguesa, os médicos otorrinolaringologistas têm utilizado com freqüência a videofibrolaringoscopia como método investigativo de pacientes com distúrbio de deglutição, pelo fato de ser portátil e de fácil utilização nas UTIs, nos leitos ou no consultório.

Por este exame feito com anestesia tópico nasal, observa-se a função motora do palato e a musculatura faringolaríngea destes pacientes, mais a presença de estase salivar em seios piriformes e a "aspiração silenciosa", assim como manifestações de alterações sensitivas e reflexas. Em seguida, com o auxílio do fonoaudiólogo para orientar o paciente, é avaliada a eficácia da deglutição, utilizando-se gelatina de cor verde (a fim de facilitar a visualização), para observação de sua passagem pela valécula, seios piriformes e região cricofaríngea. Com este procedimento é possível observar e registrar qualquer aspiração pré, durante ou após a deglutição, bem como a presença de restos alimentares.

A videofluoroscopia da deglutição é solicitada nos casos em que a videofibrolaringoscopia não permite visualização clara do trânsito alimentar.

Os pacientes disfágicos atendidos no ambulatório, freqüentemente apresentam estado cognitivo satisfatório para compreender as orientações terapêuticas, o que nem sempre ocorre com os pacientes internados.

Na avaliação fonoaudiológica, alguns pacientes apresentam diminuição ou ausência de reflexos e sensibilidade orais, além de comprometimento da motricidade oral e de alterações ou dificuldade de deglutição de vários níveis.

Temos observado, com relação ao estágio preparatório oral, alguns casos de fechamento labial reduzido, inabilidade para movimentar ou lateralizar a mandíbula, dificuldade de movimentar a língua para formar o bolo alimentar, ou pouca coordenação para manter o bolo ou líquido sobre a língua em posição adequada antes da deglutição, e também casos de redução da sensibilidade oral.

Quanto ao estágio oral temos encontrado alterações de motricidade e coordenação da língua, como a reduzida elevação ou a dificuldade de impulsionar o alimento da região anterior para a posterior da boca, tornando vagaroso ou desorganizado o trânsito do alimento.

No que tange ao estágio faríngeo, temos encontrado casos de atraso ou ausência do reflexo de deglutição, fechamento velofaríngeo com presença de refluxo nasal e redução do peristaltismo faríngeo, que permitem que resíduos alimentares permaneçam na altura da valécula ou seios piriformes (temos constatado pelo exame videofibrolaringoscópico e também por observação que os pacientes apresentam tosses e/ou engasgos, minutos após a ingestão do alimento). Temos observado também dificuldade de elevação da laringe no ato da deglutição, principalmente nos pacientes traqueostomizados.

Alterações de voz e de respiração também têm sido constatadas em alguns casos.

O trabalho de reabilitação fonoaudiológica realizado neste Hospital serve-se de: estratégias específicas indiretas com terapia motora e funcional que não utilizam alimentos ou líquidos; estratégias específicas diretas que utilizam alimentos pastosos, sólidos e líquidos; estratégias compensatórias ou facilitadoras que visam orientar o paciente, os familiares e a enfermagem em relação à postura e atenção durante a refeição, à aprendizagem de manobras de proteção das vias aéreas e às características da consistência e volume do bolo alimentar.

Iniciamos a reabilitação fonoaudiológica estimulando toda musculatura envolvida na deglutição, induzindo reflexos bucais, tosse e sons laríngeos, quando possível. Enfatizamos o treinamento miofuncional específico para que se obtenha um satisfatório vedamento labial, adequada movimentação de língua, bochechas, palato mole e mandíbula, assim como, para facilitar a elevação da laringe, cujo movimento é importante no ato da deglutição para proteção das vias respiratórias. Exercícios de respiração e de voz também são utilizados, visando uma melhor coaptação das cordas vocais para se garantir a função esfincteriana das mesmas, imprescindível à proteção das vias aéreas. Para isso, utilizamo-nos de: manipulações intra e extra oral, vibradores de diversos formatos e potências, espelho laríngeo 00 mantido em estojo com gelo, chupetas e conjunto de escovas de dentes macias e especiais para treinamento da região oral, garrotes de látex de calibre grosso, halteres linguais e labiais adaptados às possibilidades do paciente, abaixadores de língua de madeira ou de plástico com sabor ou ainda enrolados em gaze modificando as texturas. Utilizamos, também, gaze umedecida com vinagre, limão e/ou soro glicosado, dependendo das condições clínicas do paciente e, muitas outras técnicas e materiais, conforme o caso.

O treino de deglutição alimentar propriamente dito é iniciado, em geral, com alimento de consistência pastosa (gelatina, mingau de maisena, pudim, banana amassada, sopa pastosa liquidificada e sem grânulos, coalhada, maçã cozida, sorvete de massa, etc.), até atingir a consistência de sólido, deixando-se o alimento líquido para a última fase, uma vez que é o mais fácil de se espalhar e penetrar nas vias respiratórias.

Os pacientes têm sido orientados para permanecer sentados com o tronco ereto e a cabeça abaixada a 30º em relação ao tronco, o que tem facilitado a deglutição e minimizado a probabilidade de aspiração. Nos casos de paralisia de corda vocal (unilateral), a lateralização ou inclinação da cabeça tem facilitado a deglutição e favorecido o fechamento do esfíncter laríngeo. O alimento é servido em pequenas quantidades e com uma colher de metal para a estimulação da sensibilidade oral, mantendo-se o ambiente calmo e orientando o paciente para que não se distraia ou converse durante as refeições. A cada colherada, o paciente é orientado para retirar o alimento da colher com o lábio superior e para pressionar os lábios para vedá-los, bem como para apoiar a ponta da língua no palato duro para facilitar o movimento ondulatório ântero-posterior da língua e a propulsão do alimento para a faringe. Após a deglutição de cada colherada, pedimos ao paciente para tossir produzindo um som laríngeo suave ("ham-ham") ou para emitir sons de vogais, de números ou o seu próprio nome para verificar se houve a introdução de resíduos de alimentos nas vias respiratórias. Para se evitar o refluxo gastroesofágico, recomendamos ao paciente manter-se sentado durante vinte minutos, no mínimo, após as refeições.

Geralmente, os pacientes internados estão acompanhados por seus familiares ou cuidadores, os quais são orientados em relação aos exercícios de terapia específica indireta (sem alimentos), motora e funcional; assim, poderão ajudá-los a praticar esses exercícios várias vezes ao dia, durante cinco ou dez minutos de cada vez. Os familiares também são orientados para ajudar o paciente no momento das refeições, quando ele inicia alimentação por via oral.

Embora seja nossa rotina prescrever no prontuário se o paciente está apto ou não a receber alimentação por via oral e orientar a equipe de enfermagem, nutricionista e familiares, observamos em nossa prática clínica que, às vezes, esta alimentação é dada por via oral imprópria, por algum cuidador não avisado. Por isso, introduzimos em nossa rotina o uso de cartazes que são afixados na cabeceira da cama do paciente, onde se lê claramente avisos do tipo:

ATENÇÃO :
O PACIENTE **NÃO DEVE** RECEBER ALIMENTAÇÃO POR **VIA ORAL**.

ATENÇÃO :
O PACIENTE **PODE** RECEBER **DIETA PASTOSA** POR VIA ORAL.
OBS.: DESDE QUE ESTEJA BEM ACORDADO E SENTADO A 90º.

ATENÇÃO :
O PACIENTE **NÃO DEVE** RECEBER **DIETA LÍQUIDA** POR **VIA ORAL**.

Os exames de videofibrolaringoscopia e/ou deglutogramas (videofluoroscopia) são repetidos durante o processo de fonoterapia como forma de reavaliação e como medida de segurança quando se quer comprovar se o paciente está apto a ingerir alimentação por via oral em suas diversas consistências e texturas.

Na maioria dos casos, o tempo médio de fonoterapia necessário para o início da alimentação por via oral pastosa e semi-sólida é de quinze a trinta dias. Em alguns casos, apenas com modificações de posturas, adaptações do padrão de deglutição e da consistência dos alimentos, é possível introduzir o alimento pastoso no segundo ou no terceiro dia de fonoterapia; contudo, este tempo médio pode ser bem mais extenso, dependendo da gravidade do caso.

Já concluindo, temos observado em nossa experiência clínica que a fonoterapia associada a rotinas de treinamento é usualmente necessária para se acelerar ou, até mesmo, para se atingir o processo de recuperação dos pacientes disfágicos, diminuindo sua estada no hospital e melhorando sua qualidade de vida.

Após a alta hospitalar, o paciente, se necessário, poderá dar continuidade ao tratamento fonoaudiológico em ambulatório.

A Fonoaudiologia Ambulatorial em que são atendidos pacientes externos particulares, conveniados ou sócios desta Instituição, funciona nos consultórios da Otorrinolaringologia, de segunda a sexta-feira, no horário das 8 às 18h.

As solicitações de avaliação de pacientes internados e/ou as consultas de pacientes externos devem ser marcadas no Setor de Fonoaudiologia, pessoalmente ou por telefone.

Nome da Instituição:

Hospital do Câncer - Hospital A.C. Camargo
Centro de Tratamento e Pesquisa
Rua Professor Antônio Prudente, 211 - Liberdade – CEP: 01509-900
Departamento de Fonoaudiologia - Centro de Reabilitação
Tel.: 3042-5123 / 3042-5124 - Fax: 3042-5088

Equipe:

Elisabete Carrara de Angelis (coordenadora)
Cristina Lemos Barbosa Fúria
Ana Paula Brandão Barros
Nívia Maria Santos Martins

Hospital do Cancer A.C. Camargo - Centro de Tratamento e Pesquisa

Elisabete Carrara de Angelis
Cristina Lemos Barbosa Fúria
Lúcia Figueiredo Mourão

O Hospital do Câncer A.C. Camargo, da Fundação Antônio Prudente, localizado na Região Central da Cidade de São Paulo, foi o primeiro hospital do Brasil planejado e construído exclusivamente para o tratamento do câncer, sendo atualmente o mais completo e especializado da América Latina. Desde a sua inauguração em 1953, vem se projetando como um centro de diagnóstico e tratamento do câncer e também como centro formador de profissionais especializados. O seu corpo clínico é composto de cerca de 240 especialistas em oncologia. Tem aproximadamente 250 mil pacientes matriculados; atende por volta de 5500 pacientes novos anualmente, 600 consultas ambulatoriais diárias, e realiza cerca de 500 cirurgias de médio e grande porte mensalmente.

O Hospital prima pelo modelo de atendimento multidisciplinar. Todos os casos que chegam ao Hospital do Câncer são analisados por equipes médicas de várias especialidades, que estudam em conjunto a conduta mais adequada para tratar cada paciente. O atendimento aos pacientes com disfagia segue este modelo multidisciplinar, envolvendo fonoaudiólogos, cirurgiões, radioterapeutas, radiologistas, estomatologistas, clínicos, enfermeiros, nutricionistas e psicólogos.

Os pacientes disfágicos atendidos no Hospital do Câncer, em sua maioria, apresentam disfagias como seqüelas das diferentes opções de tratamento do câncer, sejam elas cirúrgicas e/ou radioterápicas. A maior demanda de atendimento concentra-se nas disfagias mecânicas em pacientes submetidos a cirurgias de cabeça e pescoço, particularmente as ressecções de cavidade oral, orofaringe e laringe. Um menor número de pacientes apresenta disfagias neurogênicas. A camada sócio-econômica atendida abrange pacientes vinculados ao Sistema Único de Saúde (SUS), a convênios e a particulares, internos ou externos. Neste último caso, o encaminhamento deve ser realizado ao Centro de Reabilitação, Departamento de Fonoaudiologia, para a realização de uma avaliação funcional da deglutição.

O Departamento de Fonoaudiologia - Setores de Reabilitação Fonoaudiológica e de Audiologia - integra o Corpo Clínico do Hospital do Câncer em seu Centro de Reabilitação, com os Departamentos de Fisioterapia e Psicologia, e teve suas atividades iniciadas em agosto de 1997, atendendo a pacientes diariamente, em ambos os períodos. O Setor de Reabilitação Fonoaudiológica constitui-se em uma Sociedade Civil uniprofissional - Centro de Reabilitação e Estudos Fonoaudiológicos - sob o CGC 00649596/001-55.

A avaliação dos pacientes disfágicos no Hospital do Câncer compreende a avaliação clínica, a videofluoroscópica e a nasofibroscópica, se necessária. Na avaliação clínica procura-se identificar os sintomas clínicos por meio da anamnese e análise do prontuário, bem como da avaliação clínica propriamente dita. A avaliação videofluoroscópica é realizada por profissionais médicos do Departamento de Imagem e pelo Departamento de Fonoaudiologia. Por sua vez, a avaliação nasofibroscópica é realizada com o Departamento de Cirurgia de Cabeça e Pescoço. Todos os casos são discutidos multidisciplinarmente pelos profissionais envolvidos nas diferentes avaliações. O objetivo da avaliação das disfagias é identificar sua possível causa; avaliar a habilidade de proteção da via aérea e os possíveis riscos de aspiração; determinar a possibilidade de alimentação por via oral e a melhor consistência da dieta alimentar; indicar a realização de testes adicionais e procedimentos necessários ao diagnóstico e ao tratamento da disfagia e estabelecer o tipo de terapia indicada para cada caso.

Pelo fato de grande parte das cirurgias de cabeça e pescoço acarretarem seqüelas na deglutição, o atendimento fonoaudiológico aos pacientes internos, que serão submetidos a cirurgias de cabeça e pescoço, é iniciado no período pré-operatório para esclarecimento das possíveis seqüelas e formas de reabilitação. Embora seja impossível saber a extensão exata da disfagia, procura-se alertar o paciente sobre as possíveis alterações, garantindo-lhe que o fonoaudiólogo, em caso de necessidade, estará disponível para a reabilitação. A informação sobre a responsabilidade e o papel ativo do paciente, cooperando e realizando exercícios, é fundamental para a efetividade do processo terapêutico. Alguns pacientes acham que a deglutição se normalizará sem qualquer esforço, e quando isso não ocorre depois de algumas semanas, ficam deprimidos e diminuem a sua cooperação. Algumas vezes o paciente, quando não corretamente orientado, pode apresentar algum episódio de aspiração severa, com engasgos, saída de alimento pelo traqueostoma e obstrução aérea, reagindo ao episódio com medo e ansiedade, dificultando ou retardando o retorno à alimentação por via oral. Além disso, a orientação pré-operatória permite o estabelecimento de um melhor vínculo com o paciente e sua família, o que também facilita a reabilitação. Em geral o processo terapêutico tem início 15 dias após a cirurgia, quando não houver intercorrências. Nesta fase, pode-se iniciar um programa para melhorar as disfunções observadas, maximizar a mobilidade das estruturas remanescentes ou introduzir manobras compensatórias e/ou de proteção de via aérea para a deglutição. Geralmente o paciente com alimentação por sonda nasogástrica é atendido duas vezes por semana até o momento em que ela seja retirada, quando os atendimentos passam a ser semanais ou quinzenais, para permitir que as adaptações e compensações se efetivem. Todo o atendimento fonoaudiológico é realizado em consonância com o serviço de nutrição. Finaliza-se a terapia quando o fonoaudiólogo e o paciente estão de acordo com os objetivos alcançados, o que se dá com a estabilização da terapia, geralmente após um seguimento de 2 a 3 meses. Evidentemente a integração dos setores de Cabeça e Pescoço, Enfermagem, Fonoaudiologia, Nutrição e Estomatologia é imperativa em todos os casos.

A alimentação tem uma importância nutricional e social. O tratamento do câncer de cabeça e pescoço muitas vezes acarreta seqüelas no processo de deglutição que limitam a qualidade de vida do indivíduo. As disfagias associadas ao tratamento radioterápico ou cirúrgico nas regiões da cavidade oral, orofaringe e laringe, quando prontamente identificadas e avaliadas, permitem uma reabilitação mais rápida e efetiva da deglutição por via oral, a possibilidade de restabelecimento do estado nutricional do paciente e sua possível reintegração social.

NOME DA INSTITUIÇÃO:

Hospital do Servidor Público Municipal de São Paulo
Clínica de Otorrinolaringologia
Setor de Fonoaudiologia
Rua Castro Alves, 60 - 6º Andar - Aclimação
CEP: 01532-000 - São Paulo - SP
Tel.: (011) 278-2211
Ramais: 327 e 229 (Otorrinolaringologia); 387 (Fonoaudiologia)
Fax: (011) 278-1015

Hospital do Servidor Público Municipal de São Paulo

Zuleica Camargo
Monique Donata Tonini
Maria Carolina Prado Paes de Barros

O Hospital do Servidor Público Municipal, fundado há cerca de 40 anos, é uma autarquia que presta serviço exclusivamente à população de funcionários da Prefeitura de São Paulo, seus dependentes, pensionistas e aposentados, com exceção do pronto-socorro, em que são atendidos todos os munícipes, ou seja, moradores da Cidade de São Paulo não vinculados ao Serviço Público Municipal.

Dentro dessa Instituição, o Setor de Fonoaudiologia, criado há aproximadamente 27 anos, está vinculado à Clínica de Otorrinolaringologia, dentro da seguinte estrutura:

Superintendência

Divisão Médica | **Divisão Técnica** | **Divisão Administrativa**

Diretoria Técnica da Subdivisão

Otorrinolaringologia

Setor de Fonoaudiologia

Atualmente, o Setor conta com 11 fonoaudiólogos, distribuídos em várias áreas de atividade, contratados por concurso para atuar na própria Instituição ou comissionados de outros Serviços da Prefeitura Municipal. Todos os fonoaudiólogos integram a Clínica de Otorrinolaringologia, junto com 14 médicos (otorrinolaringologistas), 5 médicos residentes e 6 auxiliares de enfermagem. Além disso, o Setor de Fonoaudiologia conta com 14 estagiários, selecionadas anualmente, 10 das quais trabalham em atividade remunerada (obrigatoriamente para estudantes do 4º ano de Fonoaudiologia), pela Secretaria Municipal de Saúde

Apesar deste vínculo com a Otorrinolaringologia, a Fonoaudiologia recebe encaminhamento de vários outros Setores, de modo que atua em Ambulatórios, Enfermarias, Berçário e Unidade Terapia Intensiva (UTI) infantil e adulto. Em sua rotina de atendimento, destacam-se grandes áreas de atividade em Audiologia/ Otoneurologia e Fonoaudiologia Clínica e Hospitalar. Nesta última, enquadra-se o atendimento às disfagias.

O processo de estruturação do atendimento às disfagias no Setor de Fonoaudiologia teve início em 1991, com a reabilitação dos indivíduos submetidos às cirurgias de cabeça e pescoço, muitos dos quais apresentando sintomas importantes para o tratamento da deglutição.

A partir de então, começou a surgir uma demanda que anteriormente não chegava ao Setor. Passou-se a contar com encaminhamentos das Clínicas de Neurologia, Geriatria, Fisioterapia e com solicitações para avaliações de pacientes internados, sendo que atualmente a maior demanda advém de causas relacionadas com as intervenções em cabeça e pescoço e geriátricas. Vale ressaltar que não há uma equipe "formal" de disfagia na Instituição, porém, existe a mobilização e integração de vários profissionais, para a realização dos melhores procedimentos de avaliação e acompanhamento. A viabilização formal desse tipo de integração vem sendo idealizada, com propostas de criação de reuniões próprias, aquisição de materiais, além do estabelecimento de convênios para procedimentos não disponíveis na Instituição.

Atualmente, os casos encaminhados pelas diversas Clínicas passam por um processo de diagnóstico, constando de avaliação fonoaudiológica complementada por exame funcional da deglutição por fibra óptica (protocolo anexo). Ambos, o otorrinolaringologista e a Clínica responsável pelo encaminhamento do paciente na Instituição, podem sugerir novos exames: avaliação de função pulmonar, de nutrição, de gastroenterologia, ou encaminhamento a outras Instituições para realização de videofluoroscopia. A abertura de convênio, anteriormente citado, visando encaminhamento para a videofluoroscopia, vem sendo estudada a fim de facilitar o diagnóstico em alguns casos e diminuir o tempo de espera, quando há encaminhamento a Instituição não conveniada.

No atendimento fonoaudiológico, os critérios de acompanhamento e reavaliação variam de acordo com a evolução. Além do desenvolvimento de mecanismos compensatórios que dizem respeito ao próprio paciente, procura-se atuar com os familiares e/ou com responsáveis pelos cuidados do paciente, orientando-os sobre os distúrbios da deglutição e incentivando-os a criar condições mais adequadas à alimentação e à seleção do tipo de alimento, incluindo situações ambientais favoráveis.

A partir do ano de 1996, a Fonoaudiologia passou a atuar na Clínica Geronto-geriátrica, intervindo no Serviço de Assistência Domiciliária, no atendimento aos indivíduos portadores de patologias relacionadas com a senilidade, doenças neurológicas, síndromes degenerativas, entre outras, e ainda orientando a seus respectivos cuidadores. Integram esse projeto vários profissionais, tais como médicos, dentistas, enfermeiros, fonoaudiólogos, fisioterapeutas, terapeutas ocupacionais, psicólogos, assistentes sociais, que atuam com o objetivo de preparar ou aperfeiçoar estes cuidadores, no que se refere aos procedimentos mais adequados ao bem-estar dos pacientes. A Fonoaudiologia intervém orientando quanto à comunicação e à deglutição.

Nossa preocupação, ao expor as dificuldades com a alimentação do idoso, centra-se na tentativa de fornecer algumas sugestões práticas quanto aos aspectos emocionais decorrentes das mudanças da condição de "ter a capacidade de se alimentar para a de ser alimentado", visando, além disso: a importância de um ambiente agradável à situação de alimentação; aspectos do próprio alimento (consistência, sabor e temperatura); o que pode ser feito e o que deve ser evitado no momento de se oferecer o alimento (postura do paciente e de quem oferece, utensílios e manobras facilitadoras).

A dinâmica do grupo de cuidadores inclui situações que levam os participantes a perceber algumas das dificuldades vividas pelo paciente. As situações propostas visam também despertar nos cuidadores as queixas e as dificuldades nos cuidados com o paciente, de forma que se possa encontrar, em conjunto, a melhor solução para os problemas enfrentados.

A partir desse contato maior entre a Clínica Geronto-Geriátrica e o Setor de Fonoaudiologia, surgiu a necessidade de se inserir um fonoaudiólogo na Equipe do Serviço de Assistência Domiciliária, que visitasse periodicamente os pacientes em sua residência. Esta experiência inovadora dentro da atuação fonoaudiológica é, sem dúvida, extremamente promissora no sentido de possibilitar um atendimento mais amplo às necessidades do paciente e de quem cuida dele. Tal procedimento, que teve início no primeiro semestre de 1997, revelou que a atuação do fonoaudiólogo em Saúde Pública e Hospitalar transcende os limites da instituição de saúde, neste caso o hospital, chegando à realidade e ao habitat do paciente.

A viabilização e ampliação da atuação em casos de disfagia no Hospital do Servidor Público Municipal de São Paulo revela-nos a necessidade de procedimentos específicos e refinados de atendimento, de material adequado ainda não disponível nessa Instituição, e da conscientização dos demais profissionais quanto à atenção e cuidadosa atuação com os indivíduos portadores de disfagia. Além disso, pretende-se incrementar as iniciativas adotadas anteriormente com a formalização de uma equipe especializada em disfagia.

As guias de encaminhamento de **pacientes que tenham direito** ao Hospital do Servidor Público Municipal de São Paulo, ou seja, funcionários e seus respectivos dependentes, pensionistas e aposentados da Prefeitura Municipal de São Paulo, **podem ser enviadas diretamente à Clínica de Otorrinolaringologia, mencionando a necessidade de um acompanhamento da disfagia e de um encaminhamento ao Setor de Fonoaudiologia** (Fonoaudiólogas Zuleica Camargo e Maria Carolina Prado Paes de Barros).

ANEXO

HOSPITAL DO SERVIDOR PÚBLICO MUNICIPAL DE SÃO PAULO

CLÍNICA DE OTORRINOLARINGOLOGIA SETOR DE FONOAUDIOLOGIA

AVALIAÇÃO FUNCIONAL DA DEGLUTIÇÃO POR FIBRA ÓPTICA

Nome: RH:

Data de Nascimento: Idade:

Encaminhado por:

Examinador: Data:

Fita nº: Gravação nº:

1. Dados relevantes de histórico e evolução:

2. Sintomas e estado atual:

3. Dados otorrinolaringológicos gerais:

Presença de traqueostomia: ( ) N ( ) S

Cavidade nasal:

permeabilidade:

adenóide:

tuba auditiva:

presença de SNG/SNE: ( ) N ( ) S

( ) à direita ( ) à esquerda

Cavidade oral e orofaringe:

. mucosa:

aspecto geral:

lesões - localização:

alterações de coloração:

outros:

. dentes e arcadas:
presença/ausência:
estado de conservação:
prótese (ajustes, pontos de atrito, desgaste):
evidências de ressecção:
outros:
. língua, pilares, amígdalas, palato duro:
lesões e evidências de ressecções - descrição e localização:
reconstrução - aspecto:
alterações de mobilidade:
outros:
. palato mole:
lesões e evidências de ressecções - descrição e localização:
mobilidade:
fechamento velofaríngeo durante a deglutição:
fechamento velofaríngeo durante a fonação:

Faringe:
lesões estruturais:
mucosa - aspecto geral:
evidências de lesões - descrição e localização:
mobilidade:
outros:

Laringe:
mucosa - aspecto geral:
muco:
quantidade:
capacidade de eliminação:
acúmulo em:
evidências de lesões e ressecções:

epiglote	( )	
prega vocal	D ( )	E ( )
prega vestibular	D ( )	E ( )
aritenóide	D ( )	E ( )
comissura anterior	D ( )	E ( )
prega ariepiglótica	D ( )	E ( )

outros:
evidências de reconstrução (aspecto):
aspecto geral das estruturas remanescentes:

4. Funções:

Deglutição:

refluxo nasal:	S ( )	N ( )

acúmulo de líquido em:

( ) valécula D ( ) E ( )

( ) seio piriforme D ( ) E ( )

( ) vestíbulo laríngeo

( ) hipofaringe - localizar:

evidências de aspiração: S ( ) Antes ( ) Durante ( ) Depois ( ) N ( )

fechamento glótico: ( ) presente ( ) ausente

fechamento supraglótico: ( ) presente ( ) ausente

elevação de laringe: ( ) presente ( ) ausente

evidências de atraso no disparo da deglutição S ( ) N ( )

deglutição incompleta S ( ) N ( )

deglutições múltiplas S ( ) N ( )

tentativa de manobras facilitadoras (S - sólido; P - pastoso; L - líquido)

	inalterada	**+1**	**+2**
deglutição supraglótica	( )	( )	( )
apoio + pausa respiratória induzida	( )	( )	( )
manobras posturais de cabeça:			
para baixo	( )	( )	( )
para trás	( )	( )	( )
virada para direita	( )	( )	( )
virada para esquerda	( )	( )	( )
tombada para direita	( )	( )	( )
tombada para esquerda	( )	( )	( )
oclusão do traqueostoma	( )	( )	( )
manobras de coaptação glótica			
empuxe	( )	( )	( )
apoio - cadeira	( )	( )	( )
tosse	( )	( )	( )
pigarro	( )	( )	( )
pressão sobre a cartilagem tireóide	( )	( )	( )
deglutição incompleta + sonorização (“bum”)	( )	( )	( )
ataques vocais bruscos	( )	( )	( )
/b:/	( )	( )	( )
vocal fry	( )	( )	( )

Fonação:

ação esfinctérica:

estruturas participantes:

grau de fechamento: ( ) completo ( ) incompleto

ação vibratória

mucosa glótica:

mucosa supraglótica:

aspecto na região reconstruída/operada:

simetria de movimentos vibratórios: ( ) presente ( ) ausente

manobras facilitadoras	inalterada	+1	+2
vibração de lábios	( )	( )	( )
vibração de língua	( )	( )	( )
humming/vogais nasais	( )	( )	( )
escala musical	( )	( )	( )

evidências de elevação laríngea:

melhora da qualidade vocal depois destas manobras:( ) S ( ) N

diminuição de resíduos após emissões facilitadoras: ( ) S ( ) N

qualidade vocal imediatamente após a deglutição:

( ) úmida ( ) inalterada ( ) ruidosa

5. Outras observações:

6. Outros exames realizados:

7. Conduta:

8. Reavaliação em:

Fonação

Outras observações

Outros exames realizados

Conduta

Reavaliação clínica

Nome da Instituição:

Hospital Geriátrico e de Convalescentes D. Pedro II
Av. Guapira, 2674
CEP: 02265-002 - São Paulo - SP
Telefone: (011) 201-4411

Fonoaudióloga Responsável:

Ana Lucia Tubero

Atuação da Fonoaudiologia com Pacientes Disfágicos em um Hospital Geriátrico

Ana Lucia Tubero

O trabalho em Disfagia, desenvolvido no Hospital Geriátrico D. Pedro II da Santa Casa de Misericórdia de São Paulo, faz parte das atividades de estágio da Disciplina "Linguagem do Envelhecer", ministrada pela fonoaudióloga Ana Lucia Tubero, aos alunos do 4º ano da Faculdade de Fonoaudiologia da Pontifícia Universidade de São Paulo (PUC-SP).

Este estágio existe desde 1990, porém só nos últimos dois anos é que ele vem sucedendo de forma mais estruturada e sistemática.

O Hospital Geriátrico tem aproximadamente 700 leitos, e sua população é composta, basicamente, de idosos, com faixa etária média de 70 anos. A causa principal do asilamento desses idosos é a doença (75,3%). Os acidentes vasculares cerebrais e as síndromes demenciais são as patologias mais freqüentes. Portanto, quase 90% dos pacientes disfágicos atendidos têm distúrbios neurogênicos da deglutição.

Todos os pacientes que são aí internados passam pela triagem fonoaudiológica ambulatorial. As informações são dadas pelos pacientes e familiares. Existindo qualquer queixa em relação à alimentação, alterações articulatórias, alterações de voz, próteses dentárias mal adaptadas, perda de peso, antecedentes pulmonares, o paciente é encaminhado ao núcleo de disfagia para avaliação clínica da deglutição e da alimentação (são observadas, pelo menos, duas refeições, geralmente almoço e lanche). Atualmente estamos iniciando um trabalho ligado ao Hospital Central da Santa Casa de Misericórdia de São Paulo para complementar o diagnóstico por meio de videodeglutograma, que é realizado pela fonoaudióloga Laélia Cristina C.

Vicente, com o acompanhamento da estagiária responsável pelo paciente.

Depois da avaliação, o paciente é encaminhado à Terapia de Disfagia ou ao Programa de Acompanhamento em Disfagia.

A Terapia de Disfagia compreende, além da terapia propriamente dita, que é individual, toda a orientação ao paciente e aos auxiliares de enfermagem quanto à alimentação, postura, dieta, manobras compensatórias, higiene oral e supervisão da alimentação do paciente. Em nosso trabalho utilizamos a técnica de ausculta cervical, para monitorar a deglutição do paciente.

O Programa de Acompanhamento em Disfagia refere-se à orientação ao paciente e a auxiliares de enfermagem sobre a alimentação, postura, dieta, manobras compensatórias e, também, monitoramento, pelo estagiário, das condições de alimentação do paciente durante uma refeição, com freqüência quinzenal e com o uso de ausculta cervical.

Todos os pacientes com sonda nasoenteral (SNE) são também acompanhados pelo Setor de Fonoaudiologia.

O trabalho do Núcleo de Disfagia articula-se com o do Setor de Fisioterapia, fundamental nas orientações que se referem às condições cardiorrespiratórias e posturais dos pacientes, pois a maior parte de nossa população é acamada, com graves problemas ortopédicos, neurológicos e respiratórios.

Outro Setor importante no desenvolvimento de nosso trabalho é o de Nutrição. O principal desafio diz respeito à consistência das dietas, fator fundamental de compensação em casos de disfagias.

O trabalho de informação e orientação sobre Disfagia está estruturado no "Guia de Informação e Orientação dos Distúrbios da Deglutição / Disfagia: O que é?", desenvolvido pela Disciplina "Linguagem do Envelhecer", em 1995 (Tubero et al., 1995). A idéia deste Guia surgiu durante uma pesquisa iniciada em 1993 sobre o "Perfil de Comunicação de Idosos em Instituição Asilar" (Tubero et al., 1996), quando houve uma ocorrência significativa de pacientes disfágicos, geralmente com seqüela de pneumonia aspirativa. O Guia foi então desenvolvido com o objetivo de melhor preparar a equipe profissional que atua diretamente na alimentação desses pacientes, sendo composto de vários tópicos que objetivam esclarecer e propor condutas adequadas à Disfagia e ao paciente disfágico:

1. Alimentação normal: mastigação e deglutição.
2. O que é disfagia? Definição e causas.
3. Diagnóstico da disfagia / Sinais da disfagia: como detectar.
4. O paciente disfágico: alimentação.
5. O trabalho fonoaudiológico com pacientes disfágicos.

Todos estes tópicos são apresentados e discutidos pelos estagiários de Fonoaudiologia com o Setor de Enfermagem (enfermeiros e auxiliares de enfermagem), durante quatro palestras:

1. Alimentação: mastigação e deglutição normais.

2. Disfagia: definição, causas, caracterização dos problemas.
3. Sinais da Disfagia: como detectar (uso do "Roteiro para Observação da Alimentação").
4. Orientações e alertas para uma boa deglutição.

Atualmente o núcleo de Disfagia está desenvolvendo um projeto piloto intitulado "Almoçando sem Disfagia", com a participação dos Setores de Fisioterapia, Nutrição e Enfermagem, sob a supervisão do Setor de Fonoaudiologia. Formaremos um grupo de 10 a 15 pacientes do Núcleo de Disfagia que, reunidos para um almoço, terão a assistência de todos esses profissionais, o que possibilitará o intercâmbio de informações e orientações, de maneira bastante profícua, tanto para os pacientes quanto para os profissionais envolvidos.

Referências Bibliográficas

TUBERO, A.L.; NUNN, D.; NUNN, D. SARINGER, A.P. MATARAZZO, A.G., MOTTA, L.F.C.; BRAZ, M.; DIAMENT, M.; SOUZA, P.A.- Guia de informação e orientação dos distúrbios da deglutição. São Paulo, Santos, 1995. p. 1-14 (Apoio Byk Química)

TUBERO, A.L; NUNN, D.; SOUZA, P.A; BRAZ, M.; MATARAZZO, A.G.- A linguagem do envelhecer entre muros. *In*: MARCHESAN, I.R.; ZORZI, J.L.; GOMES, I.C.D.- *Tópicos em fonoaudiologia*. São Paulo, Lovise, 1996. p. 215-230.

Nome da Instituição:

Hospital Ipiranga - Unidade de Gestão Assistencial II
Serviço de Fonoaudiologia
Avenida Nazaré, 28 - Ambulatório - 6º andar - Sala 604 - Ipiranga
CEP: 04262-000 - São Paulo - SP
Fone: PABX (011) 215-7799 - Ramal 4670
Fone / Fax: 215-6449 / 273-7244

Responsável pela Implantação do Serviço de Fonoaudiologia:

Maria Carolina Prado Paes de Barros (Comissionada na Prefeitura Municipal de São Paulo)

Serviço de Fonoaudiologia:

Ambulatório - 6º Andar - Sala 604
Ramal: 4670

Fonoaudiólogos:

Francisco Carlos Matias
Maria Carolina Prado Paes de Barros

O Atendimento Fonoaudiológico nas Disfagias Orofaríngeas

Francisco Carlos Matias
Maria Carolina Prado Paes de Barros

O Hospital Ipiranga, de cunho preponderantemente assistencial, é coordenado pela Secretaria de Estado da Saúde - Coordenadoria de Saúde da Região Metropolitana da Grande São Paulo. Atende a pacientes oriundos de quaisquer Unidades de Saúde que integram o Sistema Único de Saúde (SUS).

O Serviço de Fonoaudiologia, dentro do organograma da Instituição, está vinculado à Divisão de Apoio Diagnóstico Terapêutico (DADT), que por sua vez responde diretamente ao Diretor Técnico de Departamento de Saúde do Hospital Ipiranga.

Diretoria Técnica
DADT
Serviço de Fonoaudiologia
- Terapêutica
- Ensino / Pesquisa
- Assistência a Laringectomizados

A implantação do Serviço de Fonoaudiologia Hospitalar teve seu início em 1991, depois da solicitação de uma fonoaudióloga especializada no atendimento de pacientes oriundos dessa Clínica, feita pela equipe de cirurgiões da Clínica de Cabeça e Pescoço.

A partir desta época, a fonoaudióloga Maria Carolina Prado Paes de Barros, comissionada na Prefeitura de São Paulo, vem com a área de Cirurgia de Cabeça e Pescoço, desenvolvendo atividades terapêuticas ou de ensino e pesquisa. Paralelamente, começou a estruturar também o Serviço de Fonoaudiologia Hospitalar.

Em 1995, depois da realização de Concurso Público, houve aumento do quadro efetivo de fonoaudiólogos, com a contratação de dois profissionais.

O trabalho abrange as seguintes atividades:

1. Atividades Terapêuticas:

. atendimento médico e fonoaudiológico: o paciente é avaliado pela equipe, havendo discussão de condutas e encaminhamentos;
. atendimento fonoaudiológico em ambulatório: individual e / ou grupo, trabalho terapêutico, orientação familiar;
. atendimento fonoaudiológico em enfermaria: atendimento pré e pós-cirúrgico, orientação familiar;
. discussão de casos com a equipe interdisciplinar: assistente social, enfermeiro, fonoaudiólogo, médico, psicólogo.

2. Atividade de Ensino e Pesquisa. Estágio em Fonoaudiologia Hospitalar, na área da Cirurgia de Cabeça e Pescoço, com promoção da Secretaria de Estado da Saúde, em convênio com a Fundação de Desenvolvimento Administrativo (FUNDAP), para alunos do último ano de graduação em Fonoaudiologia.

3. Associação Brasileira de Reabilitação do Laringectomizado (ABREL). Reuniões mensais, com participação de pacientes submetidos à cirurgia de cabeça e pescoço, bem como, com seus familiares e profissionais da saúde, que tenham interesse na área.

A população que procura o Serviço provém, em sua maioria, da Clínica de Cabeça e Pescoço. Atendemos ainda a outras Clínicas, como as de Neurologia, Cirúrgia Plástica, Pronto Socorro (PS) e Unidade de Terapia Intensiva (UTI). A Reabilitação Fonoaudiológica atua principalmente nas alterações miofuncionais (fala e funções neurovegetativas), e no padrão vocal.

Especificamente com o paciente disfágico é feita a avaliação e todo um processo de reabilitação, quanto às suas condições físicas, para uma postura mais adequada à alimentação: a motricidade, sensibilidade e propriocepção para o controle do alimento; a consistência do alimento; a periodicidade da alimentação; os progressos e as dificuldades; as manobras compensatórias, enfim, todo um processo que objetiva a retirada da sonda nasogástrica e as possibilidades de alimentação por via oral.

O Serviço de Fonoaudiologia tem como prioridade o atendimento aos pacientes internados. A triagem, avaliação e tratamento fonoaudiológico, para pacientes externos oriundos das Unidades do SUS, estão sujeitos à fila de espera.

No Hospital Ipiranga dispomos apenas de deglutograma, sendo que outros exames são solicitados a outras instituições da rede pública.

Com o avanço das técnicas cirúrgicas prolongou-se significativamente o tempo de vida do paciente portador de patologias de cabeça e pescoço. Diante disso, o fonoaudiólogo deverá aperfeiçoar-se, técnica e cientificamente, para poder atuar de modo mais adequado com esses pacientes, proporcionando-lhes, assim, uma melhor qualidade de vida.

Nome da Instituição:

Hospital Israelita Albert Einstein
Centro de Reabilitação - 3º Andar - Edifício Manoel Hidal
Avenida Albert Einstein, 627 / 701 - Morumbi
CEP: 05651-901 - São Paulo - São Paulo - Brasil
Tel.: (011) 3747-1352 - 3747-0917 - 3747-1018
Fax: (55-11) 3747-1315

Equipe de Fonoaudiologia:

Annica Mollerstrand
Beatriz Monteiro Vidigal Araújo
Karin Zazo Ortiz
Maria Inês Rebelo Gonçalves
Renata Soneghet

Atendimento Fonoterápico a Pacientes Disfágicos do Hospital Israelita Albert Einstein

Annica Mollerstrand

O Serviço de Fonoaudiologia do Hospital Israelita Albert Einstein (HIAE) vem atuando no diagnóstico e reabilitação dos pacientes disfágicos (bebês, crianças e adultos) internados e ambulatoriais, desde agosto de 1991.

O atendimento ao paciente internado é realizado mediante solicitação médica, devidamente encaminhada pela Enfermagem ao Serviço. O atendimento tem início com o estudo detalhado do caso, por meio da leitura do prontuário e contato com a Equipe Médica, Enfermagem e demais profissionais envolvidos. Em seguida, é realizada a anamnese fonoaudiológica, com o objetivo de coletar informações específicas referentes à deglutição; anamnese essa que pode ser feita com o próprio paciente, familiares ou cuidador. A avaliação abrange:

1. Aspectos globais: fatores que podem interferir no quadro de disfagia do paciente, tais como, estado de alerta, *status* respiratório, capacidade para a comunicação (emissão, recepção, articulação e fonação), nível cognitivo, habilidade motora geral e oral.
2. Aspectos específicos: pela observação da presença ou não de deglutição automática e/ou voluntária da própria saliva e de sinais de aspiração (engasgo, tosse, atraso no disparo da fase faríngea, ausculta cervical ruidosa, sialorréia, alteração da qualidade vocal depois da deglutição, falta de ar e secreção abundante).
3. Teste com oferta de alimento em pequena quantidade, na consistência pastosa e/ou líquida.

No final da primeira avaliação, determina-se as condutas a serem seguidas, tais como: indicação de avaliação objetiva; videofluoroscopia da deglutição e/ou nasolaringoscopia funcional e fonoterapia para reabilitação.

A reabilitação consiste em adequar funcionalmente as estruturas envolvidas no processo da deglutição, visando a reintrodução da alimentação por via oral (vo) por meio de técnicas passivas ou ativas, que promovam melhoria no tônus, mobilidade, coordenação e sensibilidade dos órgãos fonoarticulatórios e funcionamento das estruturas laringofaríngeas.

O atendimento é realizado diariamente (uma vez ao dia), nos diferentes estágios do processo da reabilitação. Excepcionalmente a freqüência pode ser intensificada de acordo com a necessidade específica do paciente.

Identificamos três estágios principais em relação à oferta por vo:

1. Inicial: consiste no treino de deglutição de saliva e na oferta por vo de pequena quantidade (até 10 colheres).
2. Intermediário: acompanhamento de refeição e início da orientação a familiares e cuidadores para realizarem oferta de alimento por vo.
3. Avançado: introdução de diferentes consistências (líquidos finos, alimentos semi-sólidos e sólidos) e retirada da sonda para alimentação.

A fonoaudióloga é responsável por determinar a consistência do alimento. A elaboração do cardápio e a informação quanto à necessidade de aumentar ou diminuir a ingestão de dieta por sonda são definidas com as nutricionistas.

Todo o processo de reabilitação fonoaudiológico é integrado, e realizado com médicos, fisioterapeutas, nutricionistas e enfermeiras.

O Serviço realiza em média 2000 atendimentos/ano de terapia de deglutição nos pacientes internados no Hospital Israelita Albert Einstein. A maior demanda vem de pacientes acometidos por traumatismo cranioencefálico e acidentes vasculares cerebrais.

O atendimento ao paciente ambulatorial é realizado de segunda a sexta-feira, das 8 às 18h, no Centro de Reabilitação localizado no 3º Andar do Edifício Manoel Hidal. É necessário agendamento prévio e solicitação médica.

Atualmente, a equipe do Serviço de Fonoaudiologia é composta de 5 profissionais contratados, sendo um chefe e 4 assistentes, com carga horária de 30 horas semanais. As fonoaudiólogas que compõem a equipe são: Annica Mollerstrand, Renata Soneghet, Beatriz Monteiro Vidigal Araújo, Maria Inês Rebelo Gonçalves, Karin Zazo Ortiz.

Nome da Instituição:

Hospital São Luiz - Complexo Hospitalar São Luiz
Setor de Fonoaudiologia
Rua Dr. Alceu de Campos Rodrigues, 95
CEP: 04544-000 - São Paulo - SP

Responsável pelo Setor de Fonoaudiologia da Unidade de Terapia Intensiva Adulto:

Maria Cristina Borges de Oliveira

Fonoaudiologia no Complexo Hospitalar São Luiz

Maria Cristina Borges de Oliveira

O Serviço de Fonoaudiologia no Complexo Hospitalar São Luiz (SP), para atendimento a pacientes com disfagia, foi implantado em 1994, e está vinculado à Unidade de Terapia Intensiva (UTI).

Atualmente, além da equipe da UTI, o Serviço também é solicitado pelas equipes de: Cirurgia de Cabeça e Pescoço, Clínica Médica, Endoscopia, Enfermagem, Fisioterapia, Neurocirurgia, Neurologia Clínica, Nutrição, Oncologia, Otorrinolaringologia, Radiologia e Suporte Nutricional.

Os pacientes atendidos apresentam etiologias diversas, dentre as quais: Acidente Vascular Cerebral, Trauma Cranioencefálico, Câncer de Cabeça e Pescoço, Broncopneumonia Aspirativa, Intubação Orotraqueal prolongada.

Levantada a hipótese de dificuldade na função "deglutição", a fonoaudióloga é chamada pelo médico responsável pelo paciente, sendo realizada uma avaliação, no leito. Se necessário é solicitada uma avaliação otorrinolaringológica para a realização da nasolaringofibroscopia, ou, com o médico radiologista, a fonoaudióloga realiza videofluoroscopia para finalizar o diagnóstico. A partir deste diagnóstico, são discutidas estratégias e manobras que devem ser tomadas com as equipes que estão atuando no caso.

Depois desta fase, antes de serem iniciadas as sessões, é dada orientação aos familiares sobre o quadro de disfagia, quando são informados sobre as dificuldades que o paciente apresenta em deglutir, para um melhor ajuste de sua postura, da realização de exercícios quando necessários e administração de dieta por via oral.

As sessões são diárias, com duração de quarenta minutos a uma hora, e são realizadas uma, duas ou três vezes ao dia, dependendo da necessidade do caso.

Para os pacientes que não estão em condições de receber alimentação por via oral, são feitos exercícios e manobras pela fonoaudióloga, até que possam estar aptos para iniciar este tipo de dieta. A partir deste estágio, segue-se a evolução da consistência de alimentos, prescrita em folha de evolução "Fonoaudiologia - Nutrição", onde são discriminados: horário, consistência, tipo e volume de alimentos a serem administrados. Depois que o paciente se alimenta é descrito, nesta mesma folha de evolução, como foi sua ingestão alimentar, para que a Equipe de Nutrição possa programar melhor a dieta seguinte e a Equipe de Suporte Nutricional possa administrar a diminuição da alimentação por sonda nasoenteral, adequando o aporte calórico e hídrico. Na evolução clínica, ainda no prontuário do paciente, é descrito o que foi realizado na sessão e como foi sua atuação.

O Serviço de Fonoaudiologia no Complexo Hospitalar São Luiz é terceirizado e atende a pacientes internados, de categoria Particular ou de Convênios.

A demanda de pacientes tem aumentado em virtude de uma melhor consciência das equipes médicas. Desde o início do trabalho, ocorre melhora no quadro de pneumonias de repetição por broncoaspiração, havendo realimentação por via oral em menor tempo.

NOME DA INSTITUIÇÃO:

Hospital São Paulo - Universidade Federal de São Paulo - Escola Paulista de Medicina - Setor Neuromuscular - Disciplina de Neurologia
Setor Foniatria - Departamento de Otorrinolaringologia
CEP: 04023-900 - Rua Botucatu, 740 - Vila Clementino - São Paulo - São Paulo
Setor Neuromuscular - Sala 5 - Ambulatório

FONOAUDIÓLOGA RESPONSÁVEL:

Ana Lúcia de Magalhães Leal Chiappetta

ORGANOGRAMA: Departamento de Neurologia e Neurocirurgia da Universidade Federal de São Paulo - Escola Paulista de Medicina - Setor Neuromuscular - Atendimento Fonoaudiológico.

VINCULAÇÃO DO SERVIÇO: Autorizado.

ATENDIMENTO: desde 1987.

ETIOLOGIA: Pacientes Portadores de Doenças Neuromusculares.

ATENDE: Sistema Único de Saúde (SUS).

PROCEDIMENTO: Encaminhamento ao Serviço de Neurologia - Setor Neuromuscular - Fonoaudiologia.

Nasofibrolaringoscopia em Disfagias Neurogênicas

Ana Lúcia de Magalhães Leal Chiappetta
Denise Marchi Ranieri

A atuação fonoaudiológica em pacientes portadores de doenças neuromusculares, como esclerose lateral amiotrófica, esclerose múltipla, síndrome de Guilain-Baré, atrofias musculares espinhais, miastenia grave adquirida, distrofias musculares e doença de Steinert, entre outras, vem sendo realizada desde 1987 no Setor de Neuromuscular, Disciplina de Neurologia da Universidade Federal de São Paulo - Escola Paulista de Medicina (UNIFESP - EPM).

As doenças neuromusculares apresentam distúrbios dos nervos periféricos e/ou distúrbios musculares, ou ainda da junção neuromuscular, e caracterizam-se pelo fato do portador mostrar alterações e dificuldades de movimento e das funções do sistema estomatognático decorrentes de fraqueza muscular, atrofia muscular, atonia, arreflexia, fasciculações, espasticidade, rigidez e miotonia, de acordo com a progressão específica da doença.

Em nossa experiência clínica, a diminuição da força mastigatória, por causa da atrofia e atonia dos músculos mastigatórios (masseter, temporal, pterigóide lateral e pterigóide medial) e da progressiva fraqueza da musculatura orofaríngea e da musculatura respiratória, que levam a um grande acúmulo de secreção brônquica, é fator responsável pelos distúrbios de deglutição, distúrbios de fala e distúrbios respiratórios.

Desta forma, durante a avaliação fonoaudiológica procuramos, além de avaliar estruturas e funções do sistema estomatognático, encontrar sinais da progressão da doença, pois em muitos pacientes estes sinais são diagnosticados em sua fase inicial, quando alterações ainda não são consideradas significativas. Os pacientes não se conscientizaram das alterações, ou pelo menos ainda não as consideraram importantes, a ponto de informá-las ao clínico, mudando por conta própria sua dieta e adquirindo manobras que nem sempre auxiliam ou efetivam a deglutição.

Assim, pela observação clínica da deglutição, quando se oferece ao paciente alimento líquido, pastoso e sólido, procuramos dados que possam auxiliar nossa orientação e tratamento.

Os dados obtidos são anotados em fichas individuais e catalogados por patologia, pois além de nossa atuação na prevenção, diagnóstico e reabilitação do paciente, procuramos com o Setor realizar pesquisas que nos permitam um maior conhecimento da disfagia nos portadores de doenças neuromusculares.

Em 1994, em virtude do crescente número de pacientes com alterações de deglutição e queixas associadas, e buscando uma melhor avaliação e orientação, começamos, com o Setor de Foniatria do Departamento de Otorrinolaringologia da UNIFESP-EPM, a realizar exames complementares como a nasofibrolaringoscopia, contribuindo assim para a melhoria da precisão diagnóstica.

O exame nasofibroscópico foi escolhido por ser rápido (cerca de 10 minutos), de baixo custo, de técnica simples, sem necessidade de locomover o paciente (no caso de fazer uso de cadeiras de rodas) sendo efetuado no próprio ambulátorio de Otorrinolaringologia (ORL), requerendo apenas a presença do otorrinolaringologista. Por ser gravado em fitas de videocassete, permite ao fonoaudiólogo a visão *in loco* das estruturas envolvidas no processo da deglutição e sua posterior análise e investigação. Em geral, exames realizados na presença do otorrinolaringologista e do fonoaudiólogo, enriquecem a tomada de dados.

Caso seja necessário maior número de informações ou mesmo complementar dados já obtidos, é realizada a avaliação videofluoroscópica.

Depois da realização da investigação clínica e de exames complementares, e com base nos resultados dos dados coletados, o paciente com seus familiares e cuidadores são orientados quanto à dieta alimentar (consistência, quantidade, qualidade e freqüência), postura corporal, posição de cabeça, manobras auxiliadoras da deglutição, cuidados após a alimentação, alimentação por sonda nasogástrica e posturas adequadas ao sono.

Inicia-se, então, o tratamento fonoaudiológico no Ambulátorio do Setor, sendo a periodicidade do retorno variável de acordo com a evolução e gravidade da doença.

Nossa abordagem terapêutica tem como principal objetivo melhorar a qualidade de vida de nossos pacientes, promover o bem-estar físico e mental, encorajar pequenos sucessos e minimizar o sofrimento e o isolamento surgidos com a progressão da doença.

Nome da Instituição:

STEP *(Swallowing Treatment and Educational Program) Associates*
5444 Yonge St. Suite 305A
Toronto – Ontario
M2N 6J4 – Canadá
Tel.: (416) 250-1797
Fax: (416) 250-8550
E-mail: step4u@ilap.com

PROGRAMA EDUCACIONAL: ESSENCIAL PARA PROFISSIONAIS DA SAÚDE E DEMAIS ENVOLVIDOS NA TERAPIA DE DISTÚRBIOS DA DEGLUTIÇÃO EM INSTITUIÇÕES DE CUIDADOS PROLONGADOS

Carla Brauer
Dyanne Frame

Em instituições de cuidados prolongados para idosos, duas tarefas de enfermagem que demandam um maior tempo estão relacionadas com a incontinência e com a alimentação.

Os custos envolvidos, em termos de qualidade de vida, tempo de enfermagem despendido, terapia antibiótica e admissões de casos agudos, são incalculáveis. Já foi demonstrado, inúmeras vezes, que a maioria dos pacientes idosos tende a comer menos por causa de dificuldades para deglutir, distúrbios gastrointestinais, perda de apetite causada por medicações, fadiga e depressão. Os itens mencionados acima podem levar à má nutrição e à desidratação deixando o paciente mais vulnerável a infecções e desequilíbrio eletrolítico com estado mental alterado aumentando a dificuldade do atendimento de enfermagem.

Um estudo realizado recentemente por Steele et al. (1997) demonstrou que as dificuldades na hora da alimentação foram documentadas em 87% dos 349 residentes de uma casa de idosos. Apesar de 68% apresentarem sinais de disfagia, 46% apresentavam baixa ingestão oral, 35% tinham problemas de posicionamento e 40% exibiam problemas de comportamento (relacionados com o comprometimento cognitivo). A ingestão oral era melhor entre os residentes com comprometimento cognitivo grave, muitos dos quais recebiam assistência parcial ou total para se alimentar. Os resultados, de acordo com a autora, demonstraram que a prevalência de uma grande variedade de problemas relacionados com a alimentação excede, e muito, as estimativas aceitas para disfagia isolada. Assim, torna-se essencial a existência de uma abordagem multidisciplinar para as intervenções em refeições de idosos institucionalizados, incluindo o treinamento da equipe.

Tendo essa realidade em mente foi criada a STEP *(Swallowing Treatment and Educational Program) Associates* (Tratamento de Deglutição e Programa Educacional) com a meta de fornecer consultoria e sugestões para melhorar o uso eficiente do tempo despendido pela equipe de enfermagem. Além disso, tenta-se fornecer educação profissional para a equipe, voluntários e familiares, que assim poderão proceder com a alimentação de maneira mais segura, proporcionando uma melhor qualidade de vida aos residentes disfágicos.

Nosso programa consiste em avaliações, sugestões adequadas e treinamento. Cada residente tem necessidades individuais, e a equipe, os voluntários e os familiares devem entender alguns aspectos básicos da deglutição para que possam garantir o cumprimento das recomendações feitas.

Cada casa de repouso ou asilo tem suas próprias necessidades; portanto, desenvolvemos nosso programa de acordo com essas necessidades. Antes, contudo, realizamos uma revisão do prontuário dos residentes, para obter informações sobre as dificuldades de deglutição que cada um apresenta. Essa revisão inclui: anamnese médica, medicamentos, exames laboratoriais (recentes) e avaliação nutricional. É extremamente importante que essas informações sejam obtidas antes da visita ao residente. Também é de grande importância a coleta de informações fornecidas pela equipe de enfermagem e pelos responsáveis pela alimentação, uma vez que esses trabalham diretamente com os residentes.

A seguir, a avaliação consiste na observação de duas refeições diferentes. Assim, podem ser comparados níveis de alerta, efeitos da medicação e influência de diferentes membros da equipe responsáveis pela alimentação no processo de deglutição. A ausculta cervical é feita para completar a avaliação clínica, observando riscos de aspiração, penetração traqueal ou entrada de corpos estranhos nas vias aéreas.

Terminadas as avaliações e feitas as recomendações, deve ser organizado um treinamento da equipe em serviço. Neste momento serão discutidos tópicos como: mecanismo normal da deglutição, mudanças esperadas na deglutição pelo envelhecimento, fatores que influenciam a deglutição (por exemplo, doenças, uso de medicação, comportamentos, posicionamento, etc.), implicações legais do tratamento da disfagia, problemas específicos e princípios gerais em relação à alimentação.

Em seguida, a equipe é preparada para o próximo passo, que é o ensino prático no refeitório. Os clínicos da STEP ensinam técnicas, estratégias e fazem recomendações específicas a cada um dos residentes.

Nós, na STEP, trabalhamos com os nutricionistas para garantir que as condições de nutrição e de hidratação sejam mantidas e que a consistência e textura dos alimentos estejam corretas.

Algumas casas de repouso ou asilos requerem uma avaliação completa da sala de refeições. Às vezes há problemas concretos como espaço limitado para o número de cadeiras de rodas, carrinhos de cozinha, etc. Há ainda pacientes que comem lentamente e um grande número de pacientes dependentes de ajuda junto com pacientes mais independentes; todos trazem desafios específicos. Por todos esses motivos é importante ter uma abordagem em equipe, com fonoaudiólogos, nutricionistas, enfermeiros, fisioterapeutas, etc.

A seguir podemos ver um exemplo de algumas questões discutidas no treinamento da equipe em serviço:

1. Problemas específicos:

- mandíbula rígida;
- mandíbula flácida.

2. Armazenamento de comida na boca.
3. Deglutição ineficiente.
4. Engasgos com líquidos.
5. Engasgos com sólidos.

Faz parte do nosso programa educacional expandir essas questões e dar sugestões de tratamento para problemas específicos, como: diferentes texturas, técnica da "deglutição seca", manter o queixo para baixo, e ainda uso de talheres e materiais adequados para a alimentação.

Conforme mencionamos antes, alguns princípios gerais devem ser também ensinados:

Alimentação - Princípios Gerais

1. A pessoa que auxilia a alimentação deve estar sempre sentada ao alimentar alguém.
2. A pessoa que auxilia deve ficar na altura dos olhos do paciente a ser alimentado.
3. O alimento deve ser oferecido em porções do tamanho de uma colher de chá de cada vez.
4. Cada auxiliar deve alimentar no máximo três residentes de cada vez.
5. Não se deve raspar com a colher os excessos de comida deixados nos cantos da boca.
6. Usar sempre guardanapo ou papel absorvente para limpar os resíduos.
7. Nos casos de derrame ou paralisia unilateral, alimentar pelo lado não afetado do paciente, como por exemplo, nos casos de derrame.
8. Utilizar pistas verbais.
9. Não ter pressa.

Deve-se enfatizar a importância de não se ter pressa durante as refeições e de usar utensílios adequados, com uma quantidade pequena de alimento em cada porção. Também recomendamos não raspar os cantos da boca com a colher para retirar restos de comida mas sim usar sempre guardanapo ou papel absorvente para limpar os resíduos.

Os familiares e os auxiliares devem também aprender estratégias para oferecimento dos alimentos sólidos e líquidos. Devem também aprender a perceber dificuldades de deglutição, entendendo porque um residente pode estar tossindo, engasgando ou cuspindo a comida. Devemos nos lembrar de que a alimentação é uma experiência social prazerosa e de que, com algumas modificações, os pacientes disfágicos podem continuar a desfrutar de suas refeições e a manter uma boa qualidade de vida.

REFERÊNCIA BIBLIOGRÁFICA

STEELE, C.; GREENWOOD, I.E.; ROBERTSON, C.; SEIDMAN-CARLSON, R.- Mealtime difficulties in a home for the aged; not just dysphagia. *Dysphagia J.* *12*(1)43:50, 1997.